TRAITÉ

DE

MATIÈRE MÉDICALE.

TOME I.

TRAITÉ

DE

MATIÈRE MÉDICALE,

Par C. J. A. SCHWILGUÉ,

Docteur-Médecin, de la Société de l'École de Médecine de Paris, Professeur de Matière Médicale et
de Nosographie interne.

TROISIÈME ÉDITION,

Revue, corrigée et augmentée de notes et de formules du nouveau Codex pharmaceutique, par P. H. NYSTEN, Docteur
en médecine, Professeur de Matière Médicale, Médecin de
l'Hospice des Enfans, de la Société de l'École de Médecine
de Paris, etc.

TOME PREMIER.

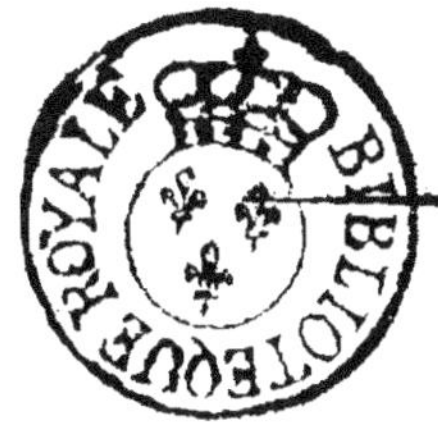

A PARIS,

Chez J. A. BROSSON, Libraire, rue Pierre-Sarrazin, nᵒ. 9.

1818.

DE L'IMPRIMERIE DE FEUGUERAY,
ruc du Cloître Saint-Benoît, n° 4.

A

M. Ph. PINEL,

MEMBRE

DE L'INSTITUT ET DE LA LÉGION D'HONNEUR,

PROFESSEUR A L'ÉCOLE DE MÉDECINE,

ET MÉDECIN EN CHEF DE L'HOSPICE DE LA SALPÊTRIÈRE.

C. J. A. Schwilgué.

Explication des signes et des abréviations.

⊙ *Annuelle.*
♂ *Bisannuelle.*
♃ *Vivace.*
♄ *Ligneuse.*

Eur. *Europe.*
Afr. *Afrique.*
Am. *Amérique.*
Am. m. *Amérique méridionale.*
Am. s. *Amérique septentrionale.*
As. *Asie.*
Autr. *Autriche.*
Ind. or. *Indes orientales.*
Ind. occ. *Indes occidentales.*
F. *France.*
F. m. *France méridionale.*
Esp. *Espagne.*
All. *Allemagne.*
Isl. *Islande.*

Bé. *Baumé.*
Desf. *Desfontaines.*
J. *Jussieu.*
Lmk. *Lamarck.*
L. *Linnée.*
Mich. *Michaux.*
Murr. *Murray.*
V. *Ventenat.*
Willd. *Willdenow.*

NOTICE

Sur Charles-Joseph-Antoine Schwilgué.

———————

Charles-Joseph-Antoine Schwilgué naquit à Schelestat, département du Bas-Rhin. Peu favorisé de la fortune, il sut vaincre, par un grand courage et beaucoup d'assiduité au travail, les obstacles nécessairement attachés au défaut d'aisance. Il fit ses premières études en médecine à l'École spéciale de Strasbourg, et s'y distingua. Bientôt il sentit les avantages que lui offrait la capitale pour se perfectionner dans la carrière qu'il avait embrassée, et il vint à Paris en l'an 6 (1797). Il y profita, pour l'anatomie et la physiologie, des leçons de Bichat, et pour l'hygiène, de celles de M. Hallé. Bien pénétré de leur doctrine, il se livra spécialement à la pathologie et à la clinique internes : dans l'une et l'autre de ces branches de l'art, le célèbre auteur de la Nosographie philosophique fut son maître. Schwilgué ne tarda pas à se faire remarquer par sa sagacité et son application. Le Professeur le distingua dans la foule des étudians qui suivaient ses cours, l'aida de ses conseils, devint son appui et son protecteur.

Reçu Elève interne à l'infirmerie de la Salpêtrière, ce fut dans cet établissement que Schwilgué se fortifia dans l'habitude d'observer, et recueillit un grand nombre de faits qui devinrent dans la suite la base de ses travaux. Après avoir soutenu avec honneur, en l'an 9 (1800), ses examens pour le doctorat, il écrivit une dissertation inaugurale sur le croup aigu des enfans. Cet ouvrage, publié en l'an 10 (1801), fut généralement accueilli et placé au rang des meilleures thèses soutenues à l'École.

Bientôt après, il ouvrit des cours sur la Matière Médicalc et sur la Pathologie interne; il professa ces deux parties essentielles de la science avec tant d'ordre, de précision et de clarté, qu'il s'attira un concours nombreux d'élèves.

A-peu-près à la même époque, il fit un grand nombre d'expériences sur le pus, et les présenta à la Société de l'École de Médecine, qui le reçut au nombre de ses membres, et jugea ce travail digne d'être inséré parmi ses mémoires.

Il fit paraître en l'an 13 (1805) son Traité de Matière Médicale, et peu de temps après il publia son Manuel Médical, dans lequel, après avoir tracé le tableau des médicamens et des préparations pharmaceutiques les plus usités, il fit une exposition abrégée des maladies internes et de leur traitement, d'après la Nosographie du professeur Pinel (1).

Nous avons à regretter beaucoup d'expériences que Schwilgué avait faites sur différentes substances médicamenteuses, dont il avait observé les effets tant physiologiques que thérapeutiques pendant sept à huit mois qu'il remplaça, dans son service, M. Landré-Beauvais, médecin-adjoint de la Salpêtrière.

Enfin, il venait, lorsque la mort l'a enlevé, de terminer un travail assez étendu sur la maladie qui avait fait le sujet de sa dissertation inaugurale. Le 4 juin 1807, le Ministre de l'Intérieur avait proposé pour sujet d'un prix

---

(1) Après la mort de Schwilgué, M. Nysten fut chargé de revoir son Manuel, dont il a publié une édition. Depuis cette époque, les progrès de la chimie et les changemens faits par M. Pinel dans sa Nosographie ont forcé de le refondre entièrement ; et le succès du *Manuel Médical* de Nysten en garantit le mérite et l'utilité.

L'abrégé de la Nosographie de M. Pinel publié en latin sous le titre de *Nosographiæ compendium*, etc., est aussi, par la pureté du style, l'exactitude des descriptions et l'exposition des moyens curatifs, un très-bon guide pour les candidats et un excellent manuel pour les praticiens.

de la valeur de douze mille francs, de déterminer le caractère et le traitement de cette maladie encore peu connue.
L'École de Médecine, qui avait été chargée de rédiger le
programme du concours, résolut, pour faciliter les travaux des concurrens, d'imprimer un recueil de tous les
faits que contiennent sur le croup les ouvrages de médecine
publiés jusqu'alors, et fit faire dans cette vue des extraits
de tous les écrits connus sur cette maladie. Schwilgué fit la
plus grande partie de ces recherches, et fut chargé, sous
la direction de la Commission de l'École, de mettre en
ordre les divers matériaux. Il s'en acquitta avec le talent
qu'on lui connaissait; mais ce travail ne fut publié qu'après
sa mort. Schwilgué succomba à une fièvre ataxique, le 9
février 1808, âgé de trente ans. J'ai parlé de ses qualités
sociales; j'ai dit qu'elles lui avaient mérité de vrais amis;
j'ajoute qu'il ne pouvait avoir d'ennemis, et qu'il n'aurait
pas dû avoir d'envieux.

NOTICE

Sur M. NYSTEN.

IL y avait à peine deux ans que le Traité de Matière médicale de Schwilgué était publié, et déjà la réimpression en était devenue nécessaire, lorsqu'une maladie imprévue enleva l'auteur au milieu de ses travaux.

Plus à portée qu'aucun autre, par la nature de ses occupations, d'apprécier les talens de Schwilgué, et par là même peut-être plus capable d'entrer dans ses vues et de saisir l'esprit dans lequel il écrivait, M. *Nysten* fut chargé de revoir la deuxième édition de cet ouvrage.

Il crut devoir respecter l'ordre établi par l'auteur : seulement, dans la première partie, qui donne l'exposé des caractères distinctifs des médicamens, il fit une classe particulière pour les sulfures et hydro-sulfures, que Schwilgué avait placés dans les substances salines ; et il rangea dans cette classe le gaz hydrogène sulfuré qui avait été placé dans les acides. Dans la classe des eaux minérales, il supprima, comme inexacte, la division que Schwilgué avait faite des eaux sulfureuses en hydro-sulfurées et en sulfurohydrogénées, parce qu'il n'existe pas d'eau minérale naturelle qui dégage l'hydrogène sulfuré par les acides sans précipiter le soufre, caractère que devraient avoir les eaux hydro-sulfurées. La gomme adragant avait été placée parmi les fécules amilacées ; il la rangea dans les substances muqueuses, parce que c'est une gomme. Enfin, il corrigea dans le texte même quelques erreurs de chimie qui avaient échappé à l'auteur, et qu'il aurait sans doute fait disparaître s'il avait donné lui-même cette seconde édition.

Dans la seconde partie, appelée par Schwilgué *Pharmacopée clinique*, M. *Nysten* ne toucha pas au fond du texte; mais il ajouta des notes, soit pour faire connaître des applications nouvelles de quelques médicamens, soit pour rectifier des opinions qui lui paraissaient hasardées. Ces notes sont distinguées de celles de Schwilgué par la signature *P. H. N.*

M. *Nysten* rejeta un grand nombre de mots nouveaux que contenait la première édition, et que l'auteur avait lui-même l'intention de supprimer. Ainsi les mots *décuit, infusé, distillé*, que Schwilgué avait employés substantivement pour désigner les produits de l'infusion, de la décoction et de la distillation, furent remplacés par les termes reçus en pharmacie. Les noms latins des plantes qui avaient été francisés furent remplacés par leur nom vulgaire : ainsi M. *Nysten* substitua les mots *trèfle d'eau, pomme épineuse, raifort sauvage, ciguë officinale*, aux mots *ményanthe trifoliée, dature stramoine, cochléaria armoracie, conium maculé*, etc.; le mot *cérat* à celui de *huile-cire*; il supprima les mots *pilation, rasion, comminution, salépifié*, etc.

Tels furent les changemens auxquels M. *Nysten* crut devoir se borner dans l'édition publiée en 1809; mais, d'après les découvertes faites en chimie depuis cette époque, il sentit la nécessité de refondre entièrement, dans cette nouvelle édition, toute la pharmacologie. Il avait achevé ce travail, qui met la Matière médicale de Schwilgué au niveau des connaissances actuelles; il avait placé en notes dans le courant de l'ouvrage un certain nombre de formules du nouveau Codex de Paris; il venait, en un mot, de mettre la dernière main à cette troisième édition, et de rendre ainsi un nouvel hommage à la mémoire de son ami, lorsque lui-même a doublé nos regrets d'une manière bien douloureuse : il a été foudroyé par une attaque apoplectique dans l'après-midi du mardi 3 mars 1818, et sa mort est une véritable perte pour la médecine et pour les sciences.

M. *Pierre-Hubert Nysten* était né à Liége, d'une famille honnête de cultivateurs et de commerçans. Il avait été destiné à la carrière du barreau : mais son goût l'entraînait vers la Médecine ; et au milieu des études que lui commandait la volonté de ses parens, il lisait avec avidité les livres d'anatomie qu'il pouvait se procurer. Il fut soutenu et secondé dans ses inclinations par un oncle, chanoine de Liége. Il fit le voyage de Strasbourg, où il commença ses études, et se lia avec Schwilgué ; il se rendit ensuite à Paris avec cet ami pour y perfectionner ses études. Il perdit bientôt l'oncle qui était son protecteur et son appui ; mais ce malheur ne changea pas sa courageuse résolution.

Les écoles de médecine se relevaient alors avec un nouvel éclat, ainsi que presque toutes les autres parties de l'instruction publique. Entourés de débris, il semblait qu'on voulût en couvrir la honte par des constructions vastes, et qu'on eût pu même regarder comme gigantesques, s'il n'en était pas resté de beaux et honorables établissemens qui, malgré les haines et les rivalités, sont, pour la plupart, devenus des modèles pour les nations étrangères.

M. *Nysten* se fit distinguer dans le cours de ses études par une grande activité et une solidité de jugement qui lui attirèrent l'estime et lui méritèrent l'intérêt de ses maîtres. Des expériences sur l'excitabilité et les restes de vie subsistans dans les diverses parties du corps des animaux, après la cessation de la vie générale, furent la matière de sa thèse. Ces expériences furent faites, la plupart, au moyen de l'appareil galvanique, sur des animaux et sur les corps d'hommes qui avaient subi le dernier supplice. Elles ont été vérifiées et reconnues comme très-exactes ; elles ont à présent la force d'une autorité.

A peine était-il entré dans la carrière de la médecine pratique, que le Gouvernement jeta les yeux sur lui pour vérifier les causes de la mortalité des vers à soie dans nos magnauderies du Midi ; il fit pour cela deux voyages dont les résultats ont été imprimés par ordre du Gouvernement, et sont regardés comme un ouvrage exact et précieux sur cette partie de l'économie manufacturière.

Il fut chargé, une fois seul, et deux fois avec des confrères estimables, du traitement d'épidémies alarmantes répandues dans diverses provinces, et ses travaux eurent le succès qu'on en devait attendre.

Il fut adjoint à la Commission que le Gouvernement envoya en Espagne, avant les guerres qui ont désolé ce beau pays, pour constater tout ce qui était relatif à l'origine, aux progrès et au caractère de la fièvre jaune. Les notes qu'il recueillit formèrent une partie du rapport que la Commission fit au Ministre.

Dans l'épidémie des fièvres typhoïdes qui effrayèrent, non-seulement les provinces, mais Paris même, il fut chargé presque seul du traitement des malades réunis à la maison de Bicêtre. Son zèle et son assiduité, dans cette honorable et dangereuse fonction, ne connurent ni bornes ni obstacles.

La Faculté de Médecine permit à M. *Nysten* de faire des cours de Matière Médicale dans l'amphithéâtre de son Hospice de perfectionnement, et la foule d'élèves qui se portèrent constamment à ses leçons fut un certificat bien honorable de leur utilité.

Attaché au service des pauvres qui reçoivent les secours de la Société philanthropique, il a rempli cette tâche avec le même dévouement avec lequel il s'acquittait de ses autres devoirs, et les malheureux trouvèrent toujours en lui, non-seulement les secours d'un médecin éclairé, mais l'intérêt tendre d'un consolateur et d'un ami.

Dans tous ces travaux, M. *Nysten* ne trouva de véritable récompense que dans son zèle et dans la satisfaction d'avoir bien fait.

Enfin, ce ne fut point à ses sollicitations, mais à l'activité de ses amis, affligés de voir tant de services toujours oubliés, qu'il dut sa nomination à la place de médecin de l'Hospice des enfans malades, vacante par la mort de M. *Mongenot*, qui était survenue, comme celle de M. *Nysten*, d'une manière foudroyante. Il dut cette justice tardive à la puissante protection d'un prince aussi juste que bon, de S. A. R. *Monsieur*, frère du Roi.

Outre la thèse dont nous avons parlé, M. *Nysten* a laissé un recueil de Mémoires, tous sur des matières importantes, et tous établis sur un grand nombre d'expériences exactes, et dont les conséquences peuvent être considérées comme des vérités constantes. On y remarquera surtout de nouvelles expériences sur l'objet important dont il avait fait le sujet de sa thèse ; des expériences sur les effets de l'introduction des divers gaz dans les voies de la circulation ; et des recherches curieuses et d'une grande utilité sur le siége et la nature de la roideur des membres après les divers genres de mort (1).

Dans une carrière où l'on ne peut s'appuyer solidement que sur l'observation , où le temps seul amène et consacre les grandes vérités, et où la gloire durable ne s'attache qu'aux résultats d'une longue expérience, M. *Nysten* n'a point cherché à se faire un nom anticipé par ces conceptions précoces qu'on appelle de *grandes vues*, qui ne manquent pas d'admirateurs et de prôneurs, mais qui ne peuvent captiver un esprit exact et sévère, auquel il faut du temps et de la réflexion pour voir, et qui ne se permet de croire et d'assurer que ce qu'il a bien vu.

M. *Nysten*, indépendamment des soins qu'il a donnés

____

(1) Recherches de Physiologie et de Chimie pathologiques, pour faire suite à celles de Bichat sur la vie et la mort, 1 vol. in-8. *Paris*, 1811.

aux éditions de la *Matière médicale* et du *Manuel* de son ami Schwilgué, a travaillé avec M. *Capuron* à la publication d'un Dictionnaire de Médecine, dont il a ensuite donné seul une édition remarquable par la précision des définitions, et par là très-utile aux jeunes étudians. Il a donné au Dictionnaire des Sciences médicales plusieurs articles très-bien faits, et concouru à la rédaction de quelques autres avec M. *Hallé*, qu'il aimait à appeler son maître, et qui s'honorera toujours d'avoir été son ami.

M. *Nysten* était membre de la Société de Médecine établie dans la Faculté de Paris, de l'Athénée de Médecine, de la Société philomatique, etc. ; et il avait lu à l'Académie des Sciences plusieurs Mémoires qui avaient été accueillis par cette Compagnie.

L'opinion publique, qui, pour les vrais médecins, se déclare presque toujours fort tard, commençait à l'environner de la considération et de l'estime qu'il avait depuis long-temps si bien méritées par ses talens, sa délicatesse, son désintéressement, et lui présentait enfin une perspective brillante qui ne sera pas réalisée.

M. *Nysten* est mort à l'âge de quarante-six ans ; un grand nombre de personnes et la douleur la plus profonde et la plus générale ont honoré ses obsèques, au milieu desquelles M. Esquirol a rendu à ses vertus et à ses talens un témoignage auquel tous les cœurs ont applaudi.

M. *Nysten* laisse une veuve inconsolable, et deux filles en bas âge.

INTRODUCTION

De la première édition, par Schwilgué.

La Matière Médicale (1) a pour objet de changer l'état actuel des propriétés vitales et des fonctions. Son but est de préserver des maladies, ou d'influer sur leur cours d'une manière avantageuse. Elle choisit ses moyens parmi tous les corps de la nature, en faisant également usage et des êtres physiques, et de ceux qui sont du ressort des sciences morales.

La Matière Médicale, établie, comme elle doit l'être, sur des faits exacts et suffisamment multipliés, devient une science expérimentale ; elle a, sous ce rapport, quelque analogie avec la physiologie expérimentale et avec l'hygiène ; mais elle n'est ni la thérapeutique, ni l'histoire naturelle médicinale, ni la chimie médicinale, ni la science pharmaceutique.

La thérapeutique a pour sujet l'homme malade,

---

(1) Rien n'a plus varié jusqu'ici que l'acception qu'on a attachée au mot *Matière Médicale*. Sous ce nom, les uns entendent l'histoire naturelle médicinale, d'autres la chimie médicinale, d'autres la thérapeutique, d'autres enfin la science qui traite de l'action des corps extérieurs sur les organes vivans. Cette dénomination vague et peu exacte devrait être remplacée par une autre qui indiquât mieux l'objet de la science ; mais je n'ai pas cru devoir me permettre une pareille innovation.

et pour objet de le soulager ou de le guérir ; elle puise ses moyens autant dans l'hygiène que dans la Matière Médicale ; elle n'a pour elle que des probabilités plus ou moins grandes.

L'histoire naturelle médicinale a pour objet de faire connaître les corps qui peuvent devenir les instrumens de la Matière Médicale. Elle indique leur origine, la manière de les obtenir, leurs propriétés physiques et caractéristiques, ainsi que leurs sophistications. Elle les classe sous le rapport de leurs caractères extérieurs, et indique même, par analogie, de nouveaux instrumens que la Matière Médicale confirme ou rejette.

La chimie médicinale fait connaître le mode d'extraction ou de composition des corps médicamenteux, leur nature, leurs caractères spécifiques, leur sophistication, la manière dont ils se comportent avec les dissolvans, les altérations qu'ils éprouvent par les corps avec lesquels on les met en contact, et par les milieux dansleq uels ils se trouvent. Elle les classe sous le rapport de leur composition moléculaire. C'est d'elle que nous apprenons quels sont les intermèdes les plus convenables pour préparer les médicamens sans les altérer, et quelles sont les substances avec lesquelles il faut éviter de les mêler, si on ne veut pas changer leur nature. C'est à elle que nous sommes redevables de corps médicamenteux plus simples et plus constans dans leur composition. C'est elle qui a démontré qu'on employait souvent la même substance sous des noms variés, et des corps différens sous une même dénomination. C'est elle qui a fait rejeter beaucoup de corps inertes qu'on décorait du nom de médicamens. C'est elle encore qui a fait connaître ce que la plupart des mélanges pharmaceutiques ont de défectueux. Elle indique même quelquefois, par analogie, de nouveaux instrumens que la Matière Médicale confirme ou rejette.

La science pharmaceutique, éclairée par l'histoire naturelle et par la chimie, a pour objet d'extraire et de composer des corps médicamenteux, de les purifier, de les conserver, et de les disposer convenablement pour qu'ils puissent servir d'instrumens à la Matière Médicale.

Toutes ces sciences ne constituent donc pas la Matière Médicale proprement dite; elles ont un objet différent; mais elles s'en rapprochent sous d'autres rapports. Les unes, telles que l'histoire naturelle médicinale, la chimie médicinale et la science pharmaceutique, ont pour but de lui apprêter des instrumens; d'autres, telles que la thérapeutique, y puisent des moyens propres à soulager ou à guérir. Ce qui constitue la Matière Médicale, ce sont les changemens immédiats opérés dans les organes vivans.

La science dont il s'agit ici ne peut remplir son objet si elle n'est éclairée par l'anatomie, la physiologie, la chimie animale, la nosographie et l'hygiène.

Toutes ces sciences sont même d'une nécessité absolue; sans elles nous n'avons aucune connaissance du sujet; nous recueillons des faits inexacts, et déduisons de fausses conséquences; nous confondons les maladies les unes avec les autres; nous méconnaissons leur marche spontanée et leurs diverses variétés; nous pouvons rapporter aux instrumens que nous employons des effets qui sont dus aux influences hygiéniques, ou à l'exercice spontané des fonctions saines et malades. On voit facilement d'après cela pourquoi la Matière Médicale a fait si peu de progrès pendant long-temps. Et comment pouvait-elle en faire? les sciences naturelles, chimique et zoonomique, étaient encore dans l'enfance; on caractérisait mal les substances qu'on employait; on les confondait souvent les unes avec les autres; les préparations auxquelles on soumettait les corps médicamenteux étaient défectueuses et changeaient souvent leur nature; on négligeait de déterminer les circonstances dans lesquelles on agissait, ou, si on le faisait, c'était d'une manière inexacte. On méconnaissait la marche spontanée des maladies; on n'observait pas les changemens immédiats notables, et on se perdait dans les hypothèses; on tronquait les observations, et on vouait à l'oubli les résultats qui n'étaient pas couronnés de succès; on attribuait indifféremment à l'instrument qu'on employait tous les phénomènes qui se manifestaient après son application; et souvent même on se contentait d'agir sur des organes privés de la vie, ou sur des liquides retirés des cavités qui les renferment; on tentait des expériences sur des animaux très-différens de l'homme sous le rapport de leur organisation, et on en appliquait les résultats à l'homme vivant. Peu de médecins observaient par eux-mêmes; la plupart copiaient leurs prédécesseurs sans choix et sans discernement; le plus souvent ou

se contentait de changer quelques dénominations,
de modifier quelques divisions, de remplacer une
hypothèse par une autre ; ou, si on suivait une marche plus judicieuse et plus analytique dans les conséquences et les rapprochemens, on travaillait sur des
faits tronqués, faux, non ou mal déterminés. Et
qu'en est-il résulté ? la Matière Médicale n'a été,
ainsi que l'observe Bichat, qu'un incohérent assem-
blage d'opinions elles-mêmes incohérentes, un ensemble informe d'idées inexactes, d'observations
souvent puériles, de moyens illusoires, de formules aussi bizarrement conçues que fastidieusement
assemblées.

L'époque à laquelle nous vivons ne permet plus
de suivre une marche aussi vicieuse. L'histoire
naturelle, la chimie, l'anatomie, la physiologie,
l'hygiène et la nosographie sont parvenues à un tel
degré de précision, que celui qui ose traiter la Matière
Médicale sans s'éclairer de leurs lumières ne saurait
être excusé. Mais ce serait tomber dans un défaut
opposé que de vouloir asservir la Matière Médicale
à l'une ou à l'autre de ces sciences.

De ce que, sous le nom de Matière Médicale, on
a souvent traité l'histoire naturelle médicinale, la
chimie médicinale et la thérapeutique, on ne doit
pas être étonné si on a suivi des classifications si opposées. Je ne parlerai pas ici de celles qui ont pour
base la distribution des corps médicamenteux d'a-
près leurs caractères extérieurs et d'après leur composition chimique ; elles appartiennent à l'histoire
naturelle médicinale dans un cas, et à la chimie dans
un autre. Je ne dois m'occuper que des divisions qui

sont en rapport avec l'idée de la Matière Médicale
que je viens d'émettre. Or, on peut prendre l'objet
où les moyens de cette science pour base de classification.

Examinons successivement ces différentes divisions, et tâchons de déterminer celle qui, dans l'état
actuel de nos connaissances, paraît la plus convenable.

La classification des faits, d'après l'objet de la Matière Médicale, a été peu employée jusqu'ici. Elle
fixe plus particulièrement l'attention sur les changemens immédiats introduits dans les organes. Elle en
fait connaître la marche, le type, la durée, les ter-
minaisons, les variétés, les influences actives et passives, et les groupe selon leur plus grande analogie.
Elle précise la préparation et le mode d'administration les plus convenables des instrumens qu'elle emploie, écarte tout le merveilleux que l'imagination
est disposée à attendre des substances désignées sous
le nom de médicamens, a une base fixe pour pouvoir
diriger ses instrumens, ainsi que pour pouvoir les
comparer entre eux et les apprécier à leur juste valeur. Elle éclaire la thérapeutique d'une manière
très-notable. En effet, lorsqu'il convient d'agir dans
une maladie, c'est le changement qui est l'objet
essentiel, et non le médicament ; or, on parvient au
but desiré pourvu qu'on détermine le changement
indiqué, quelque moyen qu'on emploie d'ailleurs ;
tandis que le corps médicamenteux n'est utile qu'autant qu'il produit l'effet immédiat desiré.

La classification de la Matière Médicale d'après les
moyens qu'elle emploie, peut avoir lieu de plusieurs

manières différentes. C'est ainsi qu'on a rangé les médicamens tour-à-tour d'après des effets immédiats notables ou hypothétiques, d'après des effets thérapeutiques, ou d'après les organes sur lesquels on présume qu'ils agissent d'une manière spécifique. On a souvent suivi toutes ces classifications dans le même ouvrage : on y a même quelquefois ajouté des divisions établies sur les caractères chimiques et naturels. Ai-je besoin de faire voir que l'esprit public, en médecine, ne permet plus de classer les médicamens d'après leurs effets imaginaires et hypothétiques ?

Pour pouvoir classer les médicamens d'après leurs effets secondaires ou thérapeutiques, il faudrait qu'ils guérissent directement les maladies : or , on sait, et Bichat insistait tant sur cette vérité fondamentale, qu'ils ne sont utiles dans les maladies qu'en modifiant les propriétés vitales des organes. Aussi rien n'est-il plus vague, plus variable, que ce qu'on désigne communément sous les noms de *calmans* , d'*anti-spasmodiques* , de *fébrifuges* , d'*anti-scorbutiques* , etc. Je n'ai pas , par conséquent, besoin d'insister plus long-temps sur cet objet. D'ailleurs, que de difficultés pour reconnaître l'effet thérapeutique d'un medicament ! Qu'elles sont chancelantes les bases sur lesquelles on est obligé de se fixer ! Ne sait-on pas que le traitement d'une maladie n'est point en rapport avec le genre ni avec l'espèce, mais seulement avec la variété , et , je pourrais même dire, avec l'individu ? Et que ceux qui doutent de ce que j'avance examinent avec quelle lenteur on est obligé de procéder, même en déterminant les cas maladifs avec précision , en multipliant les essais à l'infini , et en suivant la marche la plus rigoureuse dans les rapprochemens et les conséquences. On voit par la lecture du rapport fait à l'Institut par M. Hallé, sur l'utilité de la gélatine dans les fièvres intermittentes, que, malgré un très-grand nombre de faits observés avec toute l'exactitude possible, et soumis à une analyse sévère, l'auteur n'a pu établir encore des résultats positifs. Et que penser alors de cette foule de médecins qui, d'une ou de plusieurs observations souvent mal caractérisées et le plus ordinairement tronquées, concluent aussitôt à l'effet thérapeutique d'un corps médicamenteux ? Et comment ont-ils soutenu leur réputation, ces prétendus anti-syphilitiques, anti-épileptiques, anti-scrophuleux, etc. ?

La classification des médicamens d'après leur mode d'action sur les organes est une de celles qui ont été le plus adoptées. Elle est plus susceptible de précision que celle qui a pour base les effets thérapeutiques. La propriété vomitive du tartrate de potasse antimonié est plus rigoureuse que la propriété anti-scorbutique du cochléaria officinal : cependant ce sel n'est pas essentiellement vomitif ; il peut produire la purgation, l'inflammation, l'escarre, etc. Les effets des corps médicamenteux varient selon les doses et le degré de concentration, selon la durée de l'application, et ensuite selon les organes avec lesquels on les met en contact. Les effets immédiats des médicamens sont donc relatifs aux circonstances que je viens d'indiquer ; cette classification n'est donc pas la plus méthodique possible ; elle est donc moins avantageuse que celle qui a pour base les changemens immédiats ; elle éclaire moins que celle-ci la thérapeutique, et cela pour les raisons que j'ai exposées plus haut.

La classification des médicamens d'après leur action spécifique sur les organes, a été tour-à-tour adoptée et rejetée d'une manière trop générale. Pour pouvoir établir qu'un corps jouit d'une action spéciale ou spécifique sur un organe, il faut qu'il détermine cet effet non-seulement par application directe, mais encore par voie d'absorption et par injection dans les veines. C'est ainsi qu'on ne peut mettre en doute la propriété qu'ont les oxydes et sels mercuriaux d'exciter les organes salivaires, les cantharides d'irriter la vessie urinaire, l'opium d'agir sur l'encéphale, etc. Mais le plus grand nombre des corps médicamenteux jouit-il de la même propriété? Et où sont les expériences authentiques qui le démontrent? La propriété d'agir spécifiquement sur un organe n'est donc départie qu'à quelques corps; ceux qui en jouissent ne l'exercent pas constamment, et leur action spécifique locale est le plus souvent accompagnée d'une action générale analogue ou différente.

Ce serait abuser du mot *spécifique*, que de donner ce nom aux substances qu'on a l'habitude d'appliquer directement sur un organe pour exercer une action locale; le quinquina n'est pas plus un excitant gastrique spécifique, qu'un excitant intestinal, cutané, etc. Ce serait en abuser, que de ranger parmi les spécifiques d'un organe les substances auxquelles il ne fait que servir de voie d'absorption. Ce serait encore en abuser que de donner ce nom aux substances qui ne modifient un organe éloigné que d'une manière générale, ou que d'en décorer les corps qu'on emploie plus particulièrement dans les maladies d'un organe, sans que leur action y soit perceptible et constante : ne serait-ce pas prendre des effets accidentels ou de simples soupçons pour des vérités ? Mais supposons qu'il soit démontré que tous les corps ont une action spécifique sur quelque organe ; ces notions peuvent-elles suffire ? N'est-ce pas le mode d'action qu'il importe surtout de connaître, puisque cette notion indique en même temps l'organe dans lequel le changement s'opère ? Ne faut-il pas soudiviser les prétendus spécifiques d'organes selon leurs effets particuliers ; les médicamens gastriques, par exemple, en toniques, atoniques, vomitifs, etc. ; les cutanés en toniques, atoniques, rubéfians, escarrotiques, etc. ? On est donc obligé d'y réunir la classification qui est établie sur le mode d'action des médicamens. Et pouvons-nous déjà nous permettre de regarder comme démontré tout ce qu'elle suppose déterminé ? Cette classification n'est donc pas entièrement admissible dans l'état actuel de nos connaissances ; elle généralise et particularise trop ; elle est en partie établie sur de simples soupçons. Mais éclaire-t-elle plus la thérapeutique que ne le fait la division des médicamens qui est établie sur leur mode d'action ? Il est facile de voir que ce n'est pas comme médicament gastrique en général que le tartrate de potasse antimonié est utile dans l'embarras stomacal, mais comme vomitif ; car s'il détermine sur l'estomac tout autre effet que le vomissement, son emploi sera le plus souvent sans succès. L'utilité thérapeutique de ce mode de classification ne consiste donc que dans ce qu'il a emprunté au mode précédent.

Cette comparaison succincte suffit pour indiquer quelle classification est la plus convenable : si on excepte la division qui est établie sur l'objet de la Matière Médicale, la base de toutes les autres est variable et relative. La base de la classification des médicamens d'après leurs effets thérapeutiques n'est, si on en excepte quelques cas peu nombreux, susceptible d'aucune précision ; celle de la classification des médicamens d'après leur mode d'action est subordonnée au mode d'administration ; celle de la classification des médicamens d'après leur action spécifique sur les organes est, si on en excepte quelques cas, assise sur des faits trop généraux ou trop particuliers, et souvent sur de simples soupçons. La classification établie sur l'objet même de la Matière Médicale est donc celle qui présente le plus d'avantages : elle est la plus méthodique. En effet, on classe les différentes sciences d'après leur objet ; la chimie d'après la composition moléculaire des corps ; l'histoire naturelle d'après l'organisation et les caractères extérieurs ; la physiologie d'après les fonctions ; la nosographie d'après les lésions des organes ; la médecine opératoire d'après les opérations. Par-tout on classe les faits d'après l'objet de la science qu'ils composent, et rarement d'après ses moyens. La classification la meilleure, celle qui n'admet rien d'hypothétique, celle qui ne généralise et ne particularise qu'autant qu'il le faut, est donc celle qui est établie sur l'objet de la Matière Médicale.

On conçoit facilement, d'après cela, quelle classification j'adopterai dans cet ouvrage : mais je ne prétends pas que cette méthode soit nouvelle ; elle a dû se présenter dans l'esprit de tout médecin qui se sert de l'analyse, et qui cherche à éclairer la Matière Médicale par les autres sciences.

Cet ouvrage est divisé en deux parties. La première traite des corps médicamenteux, c'est-à-dire, des substances à l'aide desquelles on prépare les médicamens. J'y expose, avec le langage le plus laconique et d'après un ordre constant, leurs caractères physiques et chimiques, leur solubilité et leurs principales altérations. Je groupe toutes les propriétés qu'il est nécessaire de connaître pour pouvoir distinguer les corps médicamenteux, pour savoir s'ils sont purs ou sophistiqués, pour pouvoir employer les dissolvans convenables et dans les proportions nécessaires. J'ai tenté moi-même les expériences propres à déterminer la solubilité de la plus grande partie des corps en question. J'ai groupé les minéraux et les eaux minérales d'après la distribution méthodique de M. Fourcroy, avec la seule différence que j'ai annexé les acides végétaux aux minéraux, afin de ne pas éparpiller l'histoire des sels alcalins, terreux et métalliques. J'ai divisé les êtres organisés d'après leurs matériaux immédiats et médiats, d'après leurs produits organiques, et enfin d'après leurs parties. J'ai tenté d'éclairer plusieurs produits organiques par l'analyse chimique : je publierai incessamment les expériences que j'ai faites à cet effet. J'ai subdivisé les parties des corps organisés d'après leur saveur et leur odeur : ces propriétés sont celles qui correspondent le plus avec leur composition chimique et leur action médicale. L'analyse chimique des végétaux n'est pas encore assez avancée pour qu'on puisse la prendre pour base de classification ; en établissant d'ailleurs la première division des végétaux sur leurs parties usuelles, j'ai cherché à rendre leurs caractères physiques plus évidens et à faciliter leur comparaison (1).

La deuxième partie traite des changemens immédiats introduits dans les organes : si je leur donne le nom déjà usité de *médications*, c'est afin de pouvoir m'exprimer plus brièvement. Cette partie est divisée en deux livres : le premier traite des médications en général ; j'y trace d'abord l'histoire générale des médications, leurs caractères, leur marche, leurs variétés, leurs influences actives et passives ; j'indique la manière d'apprendre à les connaître, à les classer, à les provoquer et à les diriger ; j'expose en quoi elles diffèrent des changemens secondaires qui surviennent dans les maladies. Je traite ensuite des médicamens en général, de leur différence avec les corps médicamenteux, de leur action immédiate et de ses variétés ; je fais connaître la manière de les comparer entre eux ; j'expose les circonstances qui influent

----

(1) J'annexe ordinairement les caractères chimiques aux caractères extérieurs ; et, pour établir un point de comparaison, je prends des proportions respectives constantes. C'est ainsi que sur dix parties d'eau distillée, ou d'alcool à 25° $+$ o, je prends constamment une partie du végétal pulvérisé ; j'entretiens la macération pendant cinq heures, et la décoction pendant quelques minutes. Je n'ai cru devoir exposer ces caractères dans cet ouvrage, que lorsqu'il s'agit de corps souvent altérés, et qu'on confond facilement les uns avec les autres.

sur leur action ; je cherche à déterminer la concordance qui existe entre celle-ci et leur organisation, ainsi que leur composition moléculaire ; j'établis leurs caractères essentiels ; je tâche de faire connaître les inconvéniens de leur mélange, et je trace les circonstances principales dans lesquelles il est permis d'en réunir plusieurs. Je pose enfin les règles à suivre pour leur préparation : elles font l'objet de sept paragraphes. Dans le premier, je m'occupe de la dose et de la manière de la déterminer ; j'établis des résultats généraux propres à faciliter son étude ; je cherche à démontrer les inconvéniens des mesures médicinales ordinaires, et surtout de celles de capacité, et j'indique les divisions du poids décimal, dont je me sers dans cet ouvrage. Le deuxième paragraphe est consacré au degré de concentration et à son influence sur l'action des corps ; j'expose les instrumens dont je me sers à cet effet, et les raisons qui m'ont porté à modifier la graduation de la portion de l'échelle de l'aréomètre de Baumé qui est au-dessus de zéro. Le troisième paragraphe traite de l'influence de la température des corps sur leur action ; j'indique le thermomètre centigrade à mercure comme celui dont je fais usage dans cet ouvrage. Dans le quatrième paragraphe, j'examine les différentes formes sous lesquelles on administre les corps médicamenteux. Ces formes se réduisent aux états pulvérulent, mou, liquide, vaporeux et gazeux. J'indique les différens intermèdes nécessaires à cet effet, leurs caractères, l'état dans lequel il convient de les employer, leur propriété dissolvante, leurs avantages et leurs inconvéniens réciproques. J'expose le résultat des expériences que j'ai tentées sur la suspension des corps ; je tâche de dénommer avec précision les différens modes de solution, ainsi que leurs produits ; je termine par l'exposition des vaisseaux les plus convenables pour la préparation et la conservation des médicamens. Dans le cinquième paragraphe, je traite de l'influence que les propriétés physiques et chimiques des corps médicamenteux exercent sur les formes et sur les intermèdes. Dans le sixième, je m'occupe de l'influence qu'exercent sur ces dernières les surfaces avec lesquelles on met les médicamens en contact immédiat. Je passe en revue les différentes surfaces sur lesquelles on peut appliquer ces derniers ; je fais connaître les différentes formes sous lesquelles on peut les administrer sur chacune d'elles, et les instrumens que leur application nécessite. Je tâche d'annexer des dénominations rigoureuses à chacune de ces formes, de simplifier leur préparation, et de la rendre, autant que possible, extemporanée. Je tâche, en un mot, de ramener la préparation des médicamens à des règles invariables, qui soient établies d'après l'état actuel des connaissances chimiques et physiologiques. Le septième paragraphe a pour objet d'exposer les règles qu'il faut suivre pour tracer les formules médicamentaires ; je tâche d'élaguer tout ce qui est superflu, et de faire éviter toutes les méprises auxquelles les abréviations et les signes ont donné lieu.

Le deuxième livre traite des médications en particulier. J'ai tâché de les ranger sous le rapport de leur plus grande analogie ; d'après cela je les ai divisées en plusieurs ordres naturels. Pour plus de commodité, j'ai groupé ces différens ordres en trois sections purement systématiques. La première comprend les ordres de médications qu'on peut déterminer dans la plupart des parties. La deuxième réunit ceux qu'on ne peut provoquer que dans un système ou dans un appareil d'organes. La troisième traite de ceux qui ont pour objet de produire des effets spécifiquès.

Les ordres de la première et de la deuxième section ont une numération continue ; il n'en est pas de même des ordres de la troisième , car ils diffèrent beaucoup de ceux des deux sections précédentes. La succession des ordres de la deuxième section n'est pas entièrement analogue à la division actuelle des fonctions ; celle-ci ne pouvait tout-à-fait convenir à mon objet. Il m'a fallu traiter d'abord des fonctions les moins compliquées avant de passer à celles qui sont plus composées. Les ordres de la première section sont dénommés d'après le changement immédiat lui-même, ou d'après les phénomènes les plus essentiels; ceux de la deuxième d'après la fonction qui est le sujet de la médication ; ceux de la troisième d'après les moyens spécifiques.

Je suis une marche uniforme dans l'exposé de chaque ordre. Je fais d'abord l'histoire générale de la médication ; j'indique ses variétés , ses influences actives et passives. J'expose ensuite les différens corps dont on peut faire usage pour opérer la médication , je les groupe, non sous le rapport de leurs caractères naturels et chimiques , mais sous celui de leur plus grande analogie d'action sur les organes vivans. Je fais connaître toutes les formes sous lesquelles on peut les administrer individuellement, et que j'ai déterminées à l'aide d'expériences particulières. Je fais connaître les doses et le mode d'administration les plus convenables ou indispensables pour déterminer la médication. Je trace les effets immédiats particuliers que chaque corps médicamenteux peut occasionner selon la dose, le mode d'administration et la durée de l'application : cela me conduit naturellement à faire connaître leurs avantages et leurs inconvéniens, et à déduire les circonstances dans lesquelles ils sont plus particulièrement convenables ou nuisibles. J'indique aussi les moyens propres à remédier aux accidens que leur emploi inconsidéré aurait pu occasionner. C'est de l'examen analytique de leurs différens effets immédiats que je m'élève souvent pour indiquer les circonstances maladives dans lesquelles ils pourraient être plus particulièrement indiqués ; c'est à l'expérience clinique à confirmer ou à rejeter ce résultat. J'indique ensuite les cas maladifs dans lesquels ils sont plus fréquemment usités : je n'en conclus pas pour cela qu'ils y sont plus convenables, car de ce qu'il est venu dans l'esprit de quelques médecins d'en faire usage dans quelques circonstances, peut-on en conclure qu'ils y sont plus particulièrement indiqués, et qu'ils ne conviennent pas dans celles où on a omis de les employer jusqu'ici ? Le génie expérimental a encore si peu présidé aux applications thérapeutiques de la Matière Médicale !

Après avoir exposé successivement les différens corps médicamenteux usités pour provoquer la médication ; après avoir examiné leurs avantages et leurs inconvéniens réciproques et avoir cherché à les réduire à leur juste valeur, je résume les différens genres et espèces de médications qui peuvent appartenir à chaque ordre, et je groupe les médicamens selon l'espèce de médication qu'ils peuvent déterminer plus particulièrement.

Les ordres de la troisième section ont dû nécessairement être traités de manière différente. Le premier expose les moyens propres à détruire les miasmes contenus dans les *circumfusa*, les *applicata* et les *ingesta*. Le deuxième est consacré à ceux qui peuvent détruire la disposition organique spécifique à contracter la contagion de certaines maladies. J'y traite de la vaccine, de ses caractères, de ses avantages, des différens moyens propres à conserver le vaccin (1), et de la manière de l'inoculer. L'ordre troisième comprend les moyens propres à

---

(1) M. Auber, médecin à Pont-l'Évêque, a fait connaître un procédé à l'aide duquel il a conservé du vaccin pendant dix-huit mois, sans qu'il ait perdu la propriété de communiquer la vraie vaccine. Ce procédé consiste à entourer des verres plats chargés de vaccin avec du mucilage épaissi de gomme arabique, à les envelopper ensuite dans de la soie noire, à les renfermer dans une boîte remplie de sciure de bois inodore et sec, qu'on plonge dans une autre boîte de chêne pleine de charbon en poudre. J'avais oublié de faire mention du procédé de M. Bretonneau : il consiste à faire usage de tubes capillaires ; on y fait une légère aspiration, et le vaccin ne tarde pas à monter ; on bouche le tube à ses deux extrémités avec de la cire. On peut aussi les fermer à la lampe de l'émailleur ; mais il est à craindre que la chaleur n'altère le vaccin. Celui-ci s'y conserve à l'état liquide : on l'en extrait à l'aide d'une aiguille d'argent. On peut conserver ce tube chargé de vaccin d'après le procédé de M. Auber.

détruire les corps morbifiques introduits ou développés dans les organes. J'examine les spécifiques
des virus syphilitique et rabiéique, du venin de la
vipère, des piqûres des sangsues et de différens insectes, les antidotes de l'empoisonnement par ingestion et par application cutanée, ainsi que les ver-
mifuges. J'examine les moyens proposés pour dissoudre les calculs urinaires et biliaires, et ceux
qu'on a recommandés pour neutraliser l'acide de
l'estomac, ainsi que la matière des flatuosités, etc.

Je m'étais proposé d'annexer à cet ouvrage des résultats généraux sur l'application de la Matière Médicale à la thérapeutique, ainsi que j'ai l'habitude de le
faire dans mes cours de Matière Médicale; mais l'espace ne me l'a pas permis. Je me serais élevé aux différentes méthodes de traitement; j'aurais exposé les
cas maladifs qui exigent plus particulièrement chacune
d'elles; j'aurais classé ces cas maladifs sous le rapport
thérapeutique; j'aurais surtout insisté sur les modifications que le traitement doit éprouver selon l'âge, le
sexe, le tempérament, le climat, l'état des forces vitales, l'espèce, la variété, le degré d'intensité et la
période de la maladie, etc.; j'aurais envisagé particulièrement le traitement des causes, des symptômes,
etc., etc.; j'aurais exposé la manière dont il faut procéder pour s'élever à la connaissance des effets thérapeutiques des médicamens; j'aurais donné un précis
des expériences que j'ai tentées, à cet égard, avec
M. Pinel et avec M. Landré-Beauvais. M. Pinel se
propose d'ailleurs de publier incessamment un traité de
Thérapeutique médicale fondée sur l'histoire des maladies, et qui doit servir de point de contact entre sa

Nosographie et ce traité de Matière Médicale : cette raison est plus que suffisante pour m'empêcher d'écrire sur cette matière.

Des médecins observateurs ont depuis long-temps dénoncé à l'opinion publique les mélanges informes encore si usités par beaucoup de praticiens. M. Fourcroy avait surtout insisté sur ce point dans son *Traité sur l'art de connaître et d'employer les médicamens*, publié en 1785. « Tant qu'on fera usage, dit-il, des
» remèdes composés de la pharmacopée galénique,
» tant que la routine continuera à dicter aux méde-
» cins les formules compliquées d'un plus ou moins
» grand nombre de médicamens, on ne pourra ja-
» mais rien savoir d'exact sur leurs véritables pro-
» priétés. L'ancienne École de Cos employait des
» remèdes simples; elle ne se servait point de ces
» mélanges informes qui surchargent nos dispensai-
» res; elle ne mêlait point dans les mêmes décoctions
» une douzaine de plantes qui ne peuvent que les
» rendre épaisses, visqueuses et dégoûtantes ; elle ne
» connaissait point les apozèmes compliqués, les ti-
» sanes royales; ces indications multipliées, qui font
» la base de l'art de formuler, n'existaient pas pour
» elle; simple comme la nature dans ses opérations,
» elle ne présentait aux malades qu'un seul remède,
» et elle ne les administrait que l'un après l'autre,
» lorsque les circonstances exigeaient qu'on en chan-
» geât la nature. Si on ne renonce à ce luxe dange-
» reux introduit par l'ignorance et la superstition, si
» l'on tient toujours au mélange d'une base médica-
» menteuse, d'un adjuvant ou auxiliaire, d'un ou de
» plusieurs correctifs, mélange dont on a fait un art

» que je ne dois pas craindre de présenter comme il-
» lusoire et dangereux, la science restera dans l'état
» où elle est. »

Si on compare les pharmacopées entre elles, on observe que leurs réformes ont particulièrement porté sur le nombre de ces mélanges officinaux ; mais elles n'ont encore osé secouer tout-à-fait le joug galénique. Les pharmacopées les plus remarquables, sous le rapport des réformes dont il s'agit ici, sont surtout celles d'Edimbourg, de Londres, de Genève, de Berlin, et le code pharmaceutique de M. Parmentier. Les pharmacopées générales, à ce qu'il me paraît, devraient se borner à indiquer les corps médicamenteux, leur origine, leur choix, leur mode d'extraction ou de composition, leur purification et leur conservation ; elles devraient présenter des tables de solubilité et de miscibilité de ces différens corps. C'est aux pharmacopées particulières ou magistrales qu'il appartient d'indiquer les formes particulières, les doses et les mélanges, lorsque ceux-ci sont toutefois nécessaires. On ne peut douter que les pharmacopées générales cesseront bientôt de contenir des mélanges sur des formes particulières, si on fait attention qu'elles en ont successivement diminué le nombre. Le code de Paris contient quatre-vingt-deux sirops, celui de Wirtemberg quatre-vingt-neuf, celui de Nancy vingt-quatre, celui de Genève vingt-un, celui de Berlin dix-sept, ceux de Londres et d'Edimbourg quinze, celui de M. Parmentier treize. Le code de Paris contient vingt-sept électuaires, celui de Wirtemberg dix-huit, celui de Londres sept, ceux d'Edimbourg et de Genève cinq, ceux de Berlin et de M. Parmentier trois. Le code de Paris contient trente-deux conserves, celui de Wirtemberg trente, celui de Londres quinze, celui de Genève six, celui d'Edimbourg cinq, ceux de Berlin, de Nancy et de M. Parmentier deux. Le code de Wirtemberg contient trente-trois pilules, celui de Paris vingt-trois, celui de Genève dix, ceux d'Edimbourg et de M. Parmentier huit, celui de Londres sept, celui de Berlin une. Le code de Wirtemberg contient dix-sept pastilles, celui de Paris vingt et une, celui de Londres six, celui d'Edimbourg cinq, celui de M. Parmentier trois, celui de Berlin n'en contient pas. Le code de Wirtemberg contient soixante-quatre emplâtres, celui de Paris trente-deux, celui de Berlin quinze, celui de Londres dix, celui de Genève neuf, celui d'Edimbourg huit, et celui de M. Parmentier six. Le code de Wirtemberg contient soixante onguens, celui de Paris trente, celui de Berlin dix-sept, celui d'Edimbourg quinze, celui de Londres quatorze, celui de Genève huit, et celui de M. Parmentier cinq.

M. Pinel n'a cessé d'éveiller l'attention sur l'abus des mélanges médicamenteux, tant dans ses cours publics et particuliers que dans ses ouvrages : il n'emploie qu'une à deux substances à-la-fois. Bichat suivait une marche analogue, lorsqu'il nous a été enlevé au milieu de ses nombreuses recherches. Toutes les expériences que j'ai tentées, je les ai faites avec des corps employés isolément; j'ai choisi ceux-ci aussi purs que possible, et ne leur ai fait éprouver que les préparations les plus simples, que celles qui étaient indispensables pour leur administration ; je les ai dosés avec soin, et je les ai administrés moi-même. J'ai surveillé les personnes auxquelles j'en faisais faire usage; j'ai noté leur état antérieur et actuel, ainsi que les circonstances hygiéniques. A l'abri de toute prévention, et indifférent sur les résultats, j'ai noté les effets immédiats évidens qui tombaient sous mes sens. Ces expériences, je les ai pour la plupart tentées sous les yeux de M. Pinel : j'en ai fait un certain nombre avec lui, et lorsque je manquai d'occasions favorables, ou lorsque je voulais juger des effets d'une manière plus rigoureuse, je n'ai pas balancé à me rendre moi-même le sujet de la médication. Je suis loin d'avoir épuisé cette matière ; il faudrait à cet effet des circonstances plus favorables que celles où je me suis trouvé. Il fallait ramasser les matériaux les plus solides, imprimer à la science une marche plus sévère, plus rigoureuse, et c'est ce que j'ai hasardé.

Depuis que le poids décimal a été adopté en France, les médecins et les pharmaciens n'ont pas balancé d'en faire usage dans les traités de médecine-pratique, de matière médicale et de pharmacie qui ont paru depuis; mais les uns indiquaient en même temps les fractions, et rendaient ainsi l'usage de ces mesures très-embarrassant ; d'autres négligeaient, à la vérité, ces fractions ; mais ils appliquaient aux poids décimaux les multiples et les sous-multiples du poids médicinal et du poids de marc. Il fallait un travail général ; il était surtout nécessaire de tenter de nouvelles expériences avec les poids décimaux, et d'y suivre les progressions du système décimal. J'ai tenté ce travail : j'ai dosé en grammes, en multiples et en sous-multiples du gramme les différens corps médicamenteux que j'ai administrés ; j'ai suivi les progressions décimales dans la préparation des mé-

dicamens, et telle est aussi la marche que j'ai adoptée dans cet ouvrage. Il en résulte une masse de
données propres à rendre l'emploi du poids décimal
plus facile; il devient plus aisé de graduer les proportions des médicamens, et surtout de les comparer
les uns aux autres sous le rapport de leur dose et de
leur degré de concentration.

J'ai indiqué un nombre considérable de corps médicamenteux; j'ai exposé en même temps toutes les
formes dont ils sont susceptibles. En agissant ainsi,
j'avais en vue de les apprécier à leur juste valeur,
de faire connaître la raison pour laquelle beaucoup
d'entre eux sont discrédités, et de faciliter les expériences qu'on voudrait tenter avec eux. C'est dans
mon Manuel médical qu'on trouvera les médicamens
les plus nécessaires et les formes les plus convenables : il est, pour ainsi dire, une conséquence rai-
sonnée de ce Traité de Matière Médicale.

Cet ouvrage est le précis des cours de Matière
Médicale que je fais depuis plusieurs années. Voici
l'esprit dans lequel il est conçu. Ne sacrifiant à aucune secte, j'ai banni toute hypothèse et toute conséquence trop générale. J'ai tâché d'être rigoureux
dans le choix des faits que j'ai recueillis chez les auteurs. J'ai tâché de réunir tout ce qui m'a paru constituer essentiellement la science que j'ai traitée; mais
je n'ai exposé qu'elle : c'est dans les livres d'histoire
naturelle, de chimie, d'anatomie, de physiologie,
d'hygiène et de nosographie qu'il faut lire ce qui appartient plus particulièrement à ces sciences. J'ai
tâché d'isoler la thérapeutique de la Matière Médicale; car c'est en partie faute de les avoir distinguées

que l'une et l'autre ont fait si peu de progrès. J'ai rejeté tout étalage d'érudition : rien n'est plus facile, en Matière Médicale, que de faire des citations : je n'ai ambitionné que l'érudition des faits. J'ai tâché d'être constamment à la hauteur de l'histoire naturelle, de la chimie, de la physiologie, de l'hygiène et de la nosographie. J'ai dénommé les organes d'après M. Chaussier, et les propriétés vitales d'après Bichat ; je me suis aidé des travaux des physiologistes français pour ce qui concerne les fonctions ; des leçons de M. Hallé pour ce qui a trait à l'hygiène, et de la Nosographie de M. Pinel pour les maladies. J'ai emprunté les nomenclatures méthodiques des naturalistes et des chimistes modernes pour désigner les corps médicamenteux ; j'ai choisi les dénominations qui m'ont paru plus conformes aux choses que je voulais indiquer, et j'ai tâché de leur donner une acception constante. Je ne me suis pas permis de créer de nouvelles dénominations, ou je ne l'ai fait que le plus rarement possible. Si j'ai modifié la désinence de quelques mots, c'était pour pouvoir mieux préciser ce que je voulais indiquer, ou pour éviter de fréquentes périphrases. J'ai enfin tâché d'être clair et précis. Si j'ai pu contribuer à rendre la Matière Médicale digne de figurer à côté des autres sciences zoonomiques, si mes efforts peuvent mériter l'indulgence et l'encouragement des savans qui s'occupent avec tant de zèle et de succès de l'étude de la nature, j'aurai atteint le but que je me suis proposé, et j'attendrai des circonstances le moyen de mettre la dernière main à l'essai que je soumets aujourd'hui au jugement des observateurs et à la sanction de l'expérience.

MATIÈRE MÉDICALE.

PREMIÈRE PARTIE.

PHARMACOLOGIE,

OU

EXPOSÉ

DES CARACTÈRES DISTINCTIFS DES MÉDICAMENS.

CLASSE PREMIÈRE.

Corps inappréciables par leur masse, ou impondérables.

CES corps sont : 1° le calorique; 2° la lumière; 3° le fluide électrique; 4° le fluide magnétique. Nous ne parlerons pas de ce dernier, parce qu'il intéresse pour ainsi dire exclusivement la physique.

Calorique (matière du feu des anciens chimistes). Principe généralement répandu, ayant pour caractères, 1° de faire éprouver à nos organes la sensation connue sous le nom de *chaleur*; 2° de se propager d'un corps à un autre sous forme de rayons, et de tendre continuellement à établir entre eux l'équilibre de température ; 3° de déterminer dans les corps une augmentation de volume plus ou moins sensible ; 4° de changer l'état d'un grand nombre de corps, et de déterminer entre leurs élémens constituans des actions mutuelles et des combinaisons nouvelles.

La propagation du calorique d'un corps dans un autre se fait d'autant plus promptement qu'ils sont meilleurs *conducteurs* de ce principe.

C'est sur la dilatation des corps par le calorique qu'est fondée l'invention des thermomètres. La quantité de calorique qui s'accumule sur un corps quelconque se partage constamment en deux portions, dont l'une élève sa température, tandis que l'autre sert à le dilater. La première portion, qui seule excite la sensation de la chaleur ou du froid, selon ses rapports avec nos organes, a reçu le nom de *calorique sensible ;* la seconde, qui est toute employée à la dilatation, sans contribuer en rien à la température, a reçu la dénomination de *calorique latent*. Les corps ont la propriété d'absorber et de contenir une plus ou moins grande quantité de calorique pour parvenir à une même température, et cette propriété est appelée *capacité des corps pour le calorique*. La quantité de calorique que contient chaque corps, quand il est élevé de o à un degré donné de température, constitue ce qu'on nomme *calorique spécifique* , etc.

Le calorique est un excitant de toutes les actions organiques : appliqué à l'extérieur du corps, il peut, suivant son degré d'intensité et son mode d'action, déterminer la rubéfaction, la vésication, la cautérisation. Les effets de l'étuve sèche sont entièrement dus au calorique ; ceux de l'étuve humide sont dus au calorique associé à la vapeur de l'eau, etc.

Lumière. La lumière, constamment associée au calorique, partage plusieurs de ses propriétés ; elle tend toujours à se mouvoir en ligne droite, et avec une telle vitesse, qu'elle parcourt plus de quatre millions de lieues par minute. Si elle rencontre un corps opaque, elle se réfléchit, et l'angle de réflexion est toujours égal à l'angle d'incidence. Si elle passe d'un milieu dans un autre dont elle rencontre perpendiculairement la surface, elle continue sa route sans changer de direction ; mais si l'incidence est oblique, le rayon lumineux se brise au point d'immersion, et s'appelle *réfraction.* Lorsque le second milieu est plus dense que le premier, le rayon rompu se rapproche de la perpendiculaire au point d'immersion ; il s'en éloigne au contraire quand le second milieu est plus rare que le premier. C'est sur les considérations relatives au mouvement direct de la lumière, à sa réflexion et à sa réfraction, que sont basés tous les phénomènes de l'*optique*, de la *dioptrique* et de la *catoptrique.*

Chaque rayon de lumière est composé de sept rayons primitifs différemment colorés, qui, n'étant pas réfrangibles au même degré, se séparent les uns des autres quand on fait passer la lumière à travers un prisme triangulaire de verre. Ces rayons primitifs se rangent dans l'ordre suivant, d'après leur degré de réfrangibilité : 1° le rouge, qui est le moins réfrangible ; 2° l'orangé ; 3° le jaune ; 4° le vert ; 5° le bleu ; 6° l'indigo ; 7° le violet, dont la réfrangibilité est la plus faible.

La lumière pénètre un grand nombre de corps et se combine avec eux. Quelquefois cette combinaison est si faible, que la lumière s'en dégage ensuite spontanément, comme on l'observe dans les corps nommés *phosphorescens ;* d'autres fois la combinaison est si forte, que la lumière ne s'en émane nullement, à moins qu'on n'altère la nature ou l'état du corps. La lumière peut se combiner en totalité, ou se décomposer en partie pour se combiner. C'est sur l'absorption d'un plus ou moins grand nombre de rayons lumineux primitifs, et la réflexion des autres, qu'est basée la théorie des couleurs.

La lumière produit des changemens chimiques dans beaucoup de substances oxygénées, en leur enlevant l'oxygène. Les végétaux dégagent continuellement du gaz oxygène pendant le jour, et du gaz acide carbonique pendant la nuit. C'est à la lumière qu'ils doivent leur couleur, leur saveur et leur énergie vitale. C'est l'obscurité qui produit l'*étiolement.* Les hommes qui vivent long-temps dans des souterrains perdent aussi leur couleur et leur force.

La lumière solaire n'est utile à la thérapeutique qu'associée au calorique. Elle agit de la même manière que celui-ci.

Fluide électrique. Le fluide électrique, soit *vitré,* soit *résineux,* existe dans tous les corps de la nature, mais en état de combinaison. On peut le mettre en liberté ou le rendre sensible à l'aide du frottement, de la chaleur ou du contact. L'une et l'autre électricité, devenue libre, jouit d'une force expansive qui tend à en écarter les parties, les porte à la surface des corps, et détermine la répulsion mutuelle des corps revêtus d'une électricité de même nature. L'une des électricités est au contraire entraînée vers l'autre par leur tendance mutuelle à se combiner ; cette tendance est la cause de l'attraction qui porte les uns vers les autres les corps revêtus d'électricité différente. L'électricité, soit vitrée, soit résineuse, a une tendance à se porter vers les corps qui sont propres à la recevoir facilement et à lui donner un libre passage, et qui, pour cette raison, ont été appelés *conducteurs*; elle tend définitivement, de conducteur en conducteur, à se perdre dans le réservoir commun, qui est la terre. La communication de l'électricité d'un corps à un autre s'arrête lorsqu'elle rencontre quelques-unes des substances qu'on a nommées *non conductrices* ou *isolantes*. L'air est d'autant plus isolant qu'il est plus sec ; il est en conséquence la cause de la *tension électrique* que l'on observe à la surface des conducteurs isolés qui ont été électrisés. L'électricité influe non-seulement sur l'état des corps, mais encore sur la combinaison de leurs élémens. Elle est devenue, depuis la découverte de la pile voltaïque, un moyen puissant d'analyse chimique. Enfin, le fluide électrique, soit vitré, soit résineux, est un excitant des actions organiques, et surtout du système nerveux et de la contractilité musculaire.

CLASSE SECONDE.

Cette classe est formée par l'oxygène et les corps combustibles non métalliques : ceux ci sont au nombre de neuf ; savoir : l'hydrogène, le bore, le diamant, le charbon, le phosphore, le soufre, l'iode, le chlore et l'azote. Nous ne parlerons ni du bore, ni du diamant, ni de l'iode, parce qu'ils n'intéressent aucunement la matière médicale.

Oxygène. Ce corps entre dans la composition de beaucoup de produits minéraux, de toutes les substances végétales et animales. Il est une des parties constituantes de l'eau, de l'acide nitrique, et d'un très-grand nombre de gaz. Jusqu'à présent on n'a pu l'obtenir pur qu'à l'état gazeux. On doit le retirer de préférence de la distillation du chlorate de potasse (muriate suroxygéné de potasse). Le gaz oxygène est incolore, inodore et insipide ; il est plus pesant que l'air atmosphérique, dont il forme les 0,22 parties en volume ; il est peu soluble dans l'eau, se décompose, à l'aide de la chaleur, par tous les corps combustibles qui fixent l'oxygène, en dégageant beaucoup de lumière et de calorique. Il résulte, de la combinaison de l'oxygène avec les corps combustibles, des oxydes ou des acides. La respiration de ce gaz favorise la conversion du sang noir en sang rouge ; mais, dans l'air atmosphérique, il est modifié par le gaz azote ; respiré pur, il exciterait trop fortement les organes pulmonaires.

Hydrogène. Il entre dans la composition de toutes les substances organiques, dans celle de l'eau, des acides hydro - chlorique, hydriodique et hydro-sulfurique, de l'ammoniaque, etc. On ne l'obtient pur qu'à l'état de gaz, en décomposant l'eau par la limaille de fer et un acide. Le gaz hydrogène est incolore, insipide et inodore ; sa pesanteur spécifique est à celle de l'air comme 1 est à 13; c'est le plus léger des gaz connus ; il est insoluble dans l'eau, n'est pas respirable, et brûle avec une flamme bleue. Il forme de l'eau lorsqu'on le brûle dans la proportion de 2 parties en volume sur une de gaz oxygène : de là son usage dans l'analyse de l'air par l'eudiomètre de Volta. Il dissout plusieurs corps combustibles, et leur fait partager sa fluidité élastique. Il forme des acides avec le soufre, le chlore et l'iode. Sa combinaison avec l'azote constitue l'ammoniaque.

La respiration du gaz hydrogène mêlé avec l'air atmosphérique, se borne à ralentir les phénomènes chimiques de la respiration. Respiré pur, il détermine l'asphyxie ; il donne, comme l'a prouvé M. le professeur Chaussier, une teinte bleuâtre au sang.

Carbone. Ce corps est très-répandu dans la nature : c'est la matière charbonneuse dans son état de pureté ; mais on ne peut jamais l'obtenir à cet état. Le charbon le plus pur qu'on puisse se procurer, lors même qu'il a été calciné, contient, outre le carbone, de l'oxygène, de l'hydrogène et des matières salines. Le charbon de bois est le moins impur ; il est noir, insipide, inodore, sonore, brillant, poreux, très-cassant ; mais, pulvérisé, il a beaucoup de dureté ; il absorbe promptement l'humidité atmosphérique ; il absorbe tous les gaz sans se combiner avec eux. Il est très-mauvais conducteur du calorique, rougit sans se dilater et sans se fondre par la chaleur. Il forme, en brûlant, de l'acide carbonique et de l'hydrogène carburé : les substances salines restent dans les cendres.

La propriété que présente le charbon d'absorber

les gaz et les émanations putrides le rend quelquefois utile à la thérapeutique.

Phosphore. Ce corps n'a jamais été trouvé dans la nature qu'à l'état de combinaison. On le retire des os, qui sont presqu'entièrement composés de phosphate calcaire, en décomposant ce sel par l'acide sulfurique, et en traitant l'acide phosphorique mis en liberté à la cornue avec du charbon qui lui enlève son oxygène. Le phosphore pur est une substance solide, demi-transparente, d'un blanc jaunâtre, de la consistance de la cire, d'une odeur alliacée, d'une saveur désagréable, d'une pesanteur spécifique de 1,770 ; il se colore en rouge par la lumière, est inflammable spontanément, et dégage une flamme bleue qui ne s'aperçoit que dans l'obscurité ; il est ductile à la température de 25 degrés, fusible à 32 ; cristallisable en aiguilles par refroidissement, et se réduit en vapeur à 76 degrés ; il est insoluble dans l'eau, qu'il décompose peu à peu, en donnant lieu à la formation du gaz hydrogène phosphoré ; il est un peu soluble dans l'alcool, l'éther sulfurique, les huiles fixes et volatiles ; se convertit en acide phosphorique par la combustion rapide, et en acide phosphoreux par la combustion lente.

Le phosphore est un excitant très-puissant, mais dangereux ; il excite surtout les organes de la génération.

Soufre. Substance solide, très-répandue dans la nature, d'une couleur jaune-citron, inodore, insipide, d'une pesanteur spécifique de 1,990, très-fragile, d'une cassure vitreuse, se cassant avec un cri particulier quand on la presse dans la main, ce

qui tient à son peu de dilatabilité ; développant l'é-
lectricité résineuse par le frottement ; insoluble dans
l'eau ; fusible à la température d'environ 130 degrés ;
se volatilisant à une chaleur plus élevée ; cristallisant
en octaèdres ; répandant en brûlant une vapeur suffocante ; brûlant avec une flamme bleuâtre si la combustion est lente , et avec une flamme blanche si la
combustion est rapide ; formant, dans le premier cas,
de l'acide sulfureux , et dans le second de l'acide sulfurique.

Le soufre est un excitant de toute l'économie
animale ; il excite surtout l'exhalation cutanée.

Chlore (acide muriatique oxygéné). Il suffit de
distiller ensemble un mélange d'hydro - chlorate
(muriate) de soude , d'acide sulfurique affaibli , et
d'un peu de peroxide de manganèse, pour dégager le
chlore sous forme de gaz. Ce gaz est d'une couleur
jaune-verdâtre, d'une odeur suffocante , d'une saveur désagréable , d'une pesanteur spécifique de
2,470 ; il détruit les couleurs bleues végétales , au
lieu de les rougir, comme le font les acides ; il détruit également les odeurs les plus fétides ; il éteint
les bougies allumées , après en avoir ranimé la
flamme ; il irrite les yeux et la muqueuse nasale , et
produit l'enchifrènement. Introduit en quantité très-
modérée dans les voies aériennes, il provoque la toux,
et peut occasionner l'inflammation de la muqueuse
bronchique et l'hémoptysie. Si on le fait respirer pur
à un animal, il le tue avant le temps nécessaire pour
déterminer l'asphyxie. Parfaitement sec , il n'éprouve
aucune altération ni de la part du calorique , ni de
celle de la lumière ; mais s'il contient de l'eau , celle-

ci est décomposée. Son oxygène se dégage en partie ; l'autre partie forme, avec le chlore, de l'acide chlorique qui se combine avec l'hydrogène du même liquide pour former de l'acide hydro – chlorique (muriatique). Le chlore gazeux n'est altéré ni par l'électricité ni par le gaz oxygène. Mis en contact avec le gaz hydrogène, il se convertit, à l'aide de la lumière ou de la chaleur, en acide hydro-chlorique. Le charbon, en raison de l'hydrogène qu'il contient, produit le même phénomène. Le chlore gazeux dans lequel on fait passer un morceau de phosphore se convertit en *chlorure de phosphore*, en dégageant beaucoup de calorique et de lumière. Il se combine, à toutes les températures, avec le soufre, et forme un chlorure de soufre qui est liquide, d'un rouge brun, très-volatil, etc. Le chlore gazeux se dissout dans l'eau, et cette dissolution constitue le chlore liquide.

Le chlore gazeux a la propriété de désinfecter l'air ; liquide, il irrite les tissus de l'économie animale, et agit en même temps comme un astringent très-puissant.

Azote. Il entre dans la composition de toutes les substances végétales et animales ; comme l'oxygène, on ne l'obtient pur qu'à l'état de gaz. Pour cela, on brûle sous une cloche pleine d'air du phosphore, qui absorbe l'oxygène et laisse le gaz azote. Ce gaz est plus léger que le gaz oxygène ; il est sans couleur et sans saveur ; il est moins soluble dans l'eau que le gaz oxygène ; il asphyxie les animaux, éteint les bougies allumées, ne précipite pas l'eau de chaux de sa dissolution, et ne rougit pas les couleurs bleues végétales. Ce gaz forme les 0,78 parties en volume de l'air atmosphérique. Il est le radical des acides nitrique et nitreux, et un des principes constituans de l'ammoniaque. Respiré en certaines proportions, il ne fait que ralentir les phénomènes chimiques de la respiration sans déterminer l'asphyxie.

CLASSE TROISIÈME.

Des Acides qui ont pour base un des corps combustibles simples non métalliques.

Ces acides sont divisés en deux sections : l'une est formée par ceux qui ont pour radical l'oxygène, et l'autre par ceux qui ont pour radical l'hydrogène.

SECTION PREMIÈRE.

Des Acides qui ont l'oxygène pour radical.

Les seuls dont nous parlerons sont : 1° l'acide borique ou boracique ; 2° l'acide carbonique ; 3° l'acide phosphorique ; 4° l'acide sulfureux ; 5° l'acide sulfurique ; 6° l'acide nitrique. Les acides hypo-phosphoreux, phosphoreux, phosphatique, iodique, chloreux, chlorique et nitreux, qui appartiennent à la même section, ne sont pas usités.

Acide borique ou *boracique*. On l'obtient en décomposant le borax par l'acide sulfurique. Il cristallise en lames micacées, hexaèdres, blanches, brillantes ; il a une saveur fraîche, est d'une pesanteur spécifique de 1,479 ; il ne rougit que faiblement le bleu de tournesol; est fusible et inaltérable par la chaleur; est décomposé par la pile électrique; se dissout dans environ 5o parties d'eau bouillante, et se précipite en cristaux par le refroidissement. Cet acide a été employé et l'est encore quelquefois comme anti-spasmodique. Hombert, qui l'a découvert, l'avait appelé *sel sédatif.*

Gaz acide carbonique. On l'obtient en décomposant le carbonate de chaux par l'acide sulfurique. Ce gaz est incolore, d'une odeur piquante, d'une saveur aigrelette. Sa pesanteur spécifique est de 1,5; il rougit la teinture de tournesol; il éteint les corps enflammés, asphyxie les animaux; il n'est pas décomposé par le calorique ni par le gaz oxygène; mais le gaz hydrogène, à l'aide de la chaleur rouge, le décompose, et il en résulte de l'eau et du gaz oxyde de carbone. Ce gaz est très-soluble dans l'eau, qui en dissout, à l'aide de la pression, cinq à six fois son volume. L'acide carbonique liquide forme les eaux minérales acidules, naturelles et factices, qui sont rafraîchissantes, diurétiques et modérément toniques.

Acide phosphorique. On l'obtient en décomposant le phosphate de chaux des os par l'acide sulfurique. L'acide phosphorique, ainsi obtenu et purifié, est solide et à l'état vitreux; il est incolore, transparent, inodore, d'une saveur très-piquante, sans être caustique, d'une pesanteur spécifique de 2,85i6. Comme il est très-déliquescent, il se résout promptement à l'air en un liquide épais, dont la pesanteur spécifique est encore de 1,4i7. Il est inaltérable par le calorique. Il est décomposé par la pile de Volta en oxygène et en phosphore. Le gaz oxygène n'a pas d'action sur lui ; mais le gaz hydrogène que l'on fait passer à travers un tube de porcelaine rouge, contenant de l'acide phosphorique, le décompose, donne lieu à la formation de l'eau, de gaz hydrogène phosphoré, et met du phosphore à nu. Il est également décomposé, à une haute température, par le charbon, et il en résulte du gaz oxyde de carbone, du gaz acide carbonique et du phosphore. L'acide phosphorique se dissout dans 4 à 5 parties d'eau. Sa solution précipite par l'eau de chaux ; elle n'est pas altérée par l'hydro-chlorate (muriate) de baryte ; mais elle forme avec la baryte pure un précipité qui se dissout sans effervescence dans l'acide hydro-chlorique. Il ne précipite pas en noir, comme l'acide phosphoreux, par le nitrate d'argent. Il est formé, d'après M. Thomson, de 100 parties de phosphore et de 121,28 d'oxygène. Cet acide est un excitant qui a été peu employé jusqu'à présent.

Acide sulfureux. Cet acide se forme par la combustion lente du soufre ; mais on le fait ordinairement en traitant à la cornue l'acide sulfurique avec des matières combustibles, minérales ou végétales, telles que le charbon ou le mercure, qui lui enlèvent une partie de son oxygène.

L'acide sulfureux existe sous forme de gaz et sous forme liquide. Le gaz a une odeur piquante de soufre qui brûle ; il est sans couleur ; il est le double plus pesant que l'air ; il éteint les bougies allumées et suffoque les animaux ; il rougit et décolore les bleus végétaux tendres ; il n'est décomposé ni par le calorique ni par le gaz oxygène ; il est décomposé, dans un tube de porcelaine incandescent, par le gaz hydrogène, qui forme de l'eau en lui enlevant l'oxygène, et met le soufre à nu. Il est également décomposé à une haute température par le charbon. Le gaz acide sulfureux, condensé dans l'eau distillée, constitue l'acide sulfureux liquide, qui participe des propriétés du gaz. Ce liquide se transforme en acide sulfurique par le chlore, par l'iode et par plusieurs oxydes métalliques; versé dans l'eau de chaux, il produit un précipité quand la saturation est complète, ce que ne fait pas l'acide sulfurique, parce que le sulfite de chaux neutre est moins soluble que le sulfate, qui est plus soluble que la chaux.

Le gaz acide sulfureux est formé, d'après M. Gay-Lussac, de 100 parties de soufre et de 92 d'oxygène en poids.

Le gaz acide sulfureux est un excitant très-énergique; il fait la base des fumigations sulfureuses, très-employées dans la gale et les dartres. On s'en sert aussi comme désinfectant.

Acide sulfurique. On le fabrique en brûlant du soufre, dont on active la combustion par un peu de nitrate de potasse. Cet acide, rectifié et concentré, est un liquide transparent, inodore, lintescent, pesant de 1,800 à 2000, marquant alors de 66 à 70 degrés à l'aréomètre; très-caustique, charbonnant en quelques momens les substances organiques avec lesquelles on le met en contact; très-fixe, se congelant et cristallisant à la température de 8 à 10 degrés, et ne se volatilisant qu'à celle d'environ 225. Il est précipité de tous les liquides où il se trouve, même en très-petite quantité, par les sels solubles de baryte. C'est le plus fort des acides; il déplace tous les autres des combinaisons qu'ils formaient avec les bases; il est décomposé par le fluide électrique ; il est également décomposé, à l'aide de la chaleur, par le gaz hydrogène, par le charbon, et plusieurs autres corps combustibles; il est formé, d'après M. Gay-Lussac, de 2 parties de gaz acide sulfureux et de une partie de gaz oxygène en volume; de 100 parties de soufre et de 138 parties d'oxygène en poids.

Cet acide est rafraîchissant, tonique, astringent, caustique , suivant son degré de concentration.

Acide nitrique. Pour l'obtenir, on décompose le nitrate de potasse en le distillant avec de l'argile ou de l'acide sulfurique. L'acide nitrique rectifié est un liquide incolore, d'une odeur particulière, qu'on a comparée à celle des pommes de reinette, répandant, lorsqu'il est concentré , des fumées blanches dans l'atmosphère ; d'une pesanteur spécifique de 1,40 à 1,50, marquant alors de 36 à 46 degrés à l'aréomètre ; dégageant, à la lumière solaire , du gaz oxygène, et prenant une couleur légèrement jaunâtre , due à la formation d'un peu de gaz nitreux ; jaunissant les substances animales, et celles des substances végétales qui contiennent de l'azote ; ne précipitant pas, lorsqu'il est pur, les sels solubles de baryte ni ceux d'argent. Il est formé, d'après M. Gay-Lussac, de 100 parties en volume de gaz azote et de 250 d'oxygène.

Cet acide est rafraîchissant, diurétique, astringent, irritant, escarrotique , suivant son degré de concentration. On le volatilise pour purifier l'air.

SECTION II.

Des Hydracides, ou des Acides qui ont l'hydrogène pour radical.

Ces acides sont au nombre de quatre ; savoir : l'acide hydro-chlorique, l'acide hydriodique, l'acide hydro-sulfurique et l'acide hydro-phtorique (fluorique). Nous ne parlerons que des acides hydro-chlorique et hydro-sulfurique, les seuls qui soient employés.

Acide hydro-chlorique (muriatique). On le retire de l'hydro-chlorate (muriate) de soude, en décomposant ce sel par l'acide sulfurique concentré, qui le dégage sous forme de gaz ; et, pour l'avoir à l'état liquide, on condense ce gaz dans l'eau distillée en le recevant dans des flacons de l'appareil de Woulf.

Le gaz acide hydro-chlorique est transparent et incolore ; il a une odeur particulière très-irritante ; il est près du double plus pesant que l'air ; il éteint les bougies allumées après avoir verdi le bord de la flamme ; il se change, par le contact de l'air humide, en une fumée ou vapeur blanche, épaisse, due à sa combinaison avec l'air atmosphérique ; il asphyxie et tue les animaux qui le respirent pur : il est en conséquence délétère ; il est décomposé, par un courant d'étincelles électriques, en hydrogène et en chlore gazeux. Ce gaz est très-soluble dans l'eau, qui peut en dissoudre quatre cent soixante-quatre fois son volume à la pression ordinaire de l'atmosphère. L'acide hydro-chlorique liquide est incolore, d'une odeur semblable à celle du gaz. Le plus concentré ne pèse que 1,196 à la pression ordinaire de l'air, et ne marque que 20 à 22 degrés à l'aréomètre; il n'est altéré ni par la lumière, ni par la chaleur, ni par aucun des corps combustibles simples non métalliques, qui tous décomposent les acides sulfurique et nitrique; il a plus d'affinité avec les oxides métalliques que les autres oxydes, qu'il chasse de leurs combinaisons avec ces substances. C'est un bon réactif pour reconnaître la présence de l'argent par-tout où il se trouve dissous; il le précipite à l'état d'hydro-chlorate d'argent; et ce précipité, insoluble dans l'eau et dans les acides, se dissout très-bien dans l'ammoniaque.

L'acide hydro-chlorique gazeux peut être employé pour purifier l'air, et pour exciter les sens et les organes pulmonaires. Liquide, il est diurétique, astringent, rubéfiant, escarrotique suivant son degré de concentration.

Acide hydro-sulfurique (*gaz hydrogène sulfuré*). On l'obtient en décomposant un sulfure, tel que celui de potasse ou de fer, par l'acide sulfurique étendu. Ce gaz est incolore, d'une odeur très-fétide, analogue à celle des œufs pourris. Il est un peu plus léger que l'air atmosphérique, rougit la teinture de tournesol, éteint les corps enflammés : respiré pur et même mélangé d'air, il asphyxie et tue d'autant plus promptement les animaux, qu'ils sont plus petits; c'est le plus délétère de tous les gaz; il fait même périr, comme l'a prouvé M. le professeur Chaussier, des animaux qui n'y sont plongés que jusqu'au cou, et qui respirent à l'air libre. Il est très-inflammable, et dépose, en brûlant, du soufre sur les parois du vase qui le contenait. Il est décomposé par un courant d'étincelles électriques; il est décomposé par le chlore et par l'acide nitreux, qui en précipitent le soufre. C'est le meilleur réactif pour reconnaître la présence d'un métal dans un liquide quelconque.

Le gaz acide sulfurique, dissous dans l'eau, est un excitant de l'exhalation cutanée. Il entre dans les eaux minérales sulfureuses.

CLASSE QUATRIÈME.

Bases salifiables, alcalines et terreuses.

On n'emploie en médecine, parmi les alcalis, que la potasse, la soude, l'ammoniaque et la chaux. La magnésie est la seule des substances terreuses dont on fasse usage.

Potasse (hydrate de deutoxyde de potassium). On l'obtient en faisant bouillir la potasse du commerce (sous-carbonate de potasse) avec de la chaux vive et suffisante quantité d'eau, et en évaporant la liqueur filtrée jusqu'à ce que, coulée sur une surface de marbre, elle se prenne en masse solide.

La potasse pure est solide, blanche, inodore, d'une saveur âcre et caustique; elle absorbe avec avidité l'humidité et l'acide carbonique de l'air. Elle verdit fortement les couleurs bleues végétales; se dissout dans l'eau, l'alcool, les graisses et les huiles fixes, et détruit avec rapidité la plupart des tissus organiques. Sa dissolution dans l'eau précipite l'hydro-chlorate de platine, ce que ne fait pas la soude. Elle se décompose en *potassium* et en oxygène par l'action de la pile de Volta ; elle forme avec les huiles fixes et l'axonge un savon déliquescent. La potasse solide constitue la *pierre à cautère*, qui est employée comme escarrotique. Dissoute dans beaucoup d'eau elle est employée comme excitant, altérant, et comme dissolvant des calculs urinaires composés d'acide urique et d'urate d'ammoniaque.

Soude (hydrate de deutoxyde de sodium). On la retire de la pierre de soude du commerce. Pour cela on la réduit en poudre, on la fait bouillir avec la chaux vive et suffisante quantité d'eau ; on filtre la liqueur ; on en sépare l'eau par l'évaporation, et on coule la matière. La soude présente la plupart des propriétés de la potasse ; mais, au lieu de tomber comme celle-ci en *déliquium*, elle s'effleurit au contraire à l'air, et ne forme pas de précipité avec la dissolution hydro-chlorique de platine. Elle forme, avec les huiles fixes un savon solide, non déliquescent.

Ammoniaque. On l'obtient en traitant à la cornue un mélange d'hydro-chlorate d'ammoniaque et de chaux vive. On reçoit le gaz qui se dégage sous des cloches à l'appareil au mercure, ou dans l'eau à l'aide de l'appareil de Woulf, suivant qu'on veut avoir cet alcali à l'état gazeux ou liquide. Le gaz ammoniac est incolore, d'une odeur pénétrante et d'une saveur âcre ; il est moitié plus léger que l'air atmosphérique, verdit le sirop de violette, éteint les bougies allumées, asphyxie mortellement les animaux, se décompose par une chaleur rouge en gaz hydrogène et en gaz azote dans le rapport de 3 à 1. L'eau froide en dissout un tiers de son poids, ce qui fait environ quatre cent trente fois son volume, et la pesanteur spécifique de cette dissolution saturée est de 0,9654. L'ammoniaque liquide attire l'acide carbonique atmosphérique ; elle a une grande affinité pour les oxydes métalliques ; elle agit même sur le zinc et le manganèse métaux, en provoquant la décomposition de l'eau ; elle colore en bleu les sels de cuivre, etc. L'ammoniaque, soit gazeuse, soit liquide, irrite les parties vivantes avec lesquelles on la met en contact ; elle peut déterminer l'inflammation, la vésication, et même la cautérisation.

Chaux (*oxyde de calcium*). On la retire d'un carbonate calcaire par la calcination. C'est une substance d'un blanc grisâtre lorsqu'elle est privée d'eau, et blanche lorsqu'elle en contient ; d'une saveur âcre, brûlante, moins caustique que la potasse et la soude, verdissant fortement le sirop de violette, et rougissant la couleur de curcuma, d'une pesanteur spécifique de 2,330 ; elle est très-difficilement fusible, se gonfle, se ramollit, se fond et se pulvérise par l'action de l'eau, en dégageant une chaleur considérable due à la solidification de ce liquide. Pure, elle ne fait pas d'effervescence avec les acides ; mais elle absorbe avec avidité l'acide carbonique atmosphérique, et forme avec cet acide un sel insoluble ; elle est très-soluble dans les acides nitrique, hydrochlorique et acétique ; l'acide oxalique la précipite de toutes ses dissolutions ; elle est décomposée par la pile de Volta en oxygène et en calcium.

La chaux est très-irritante ; très-étendue d'eau, elle est quelquefois employée à titre d'absorbant, d'astringent et de dissolvant. A l'extérieur, on s'en sert comme cathérétique.

Magnésie (oxyde de magnesium). Pour l'obtenir, on décompose le sulfate de magnésie dissous dans l'eau par la potasse du commerce sous forme liquide. On calcine ensuite le carbonate de magnésie précipité, pour lui enlever son acide carbonique.

La magnésie pure est en poudre blanche, inodore, d'une saveur fade, pesant 2,350; insoluble dans l'eau, absorbant l'acide carbonique atmosphérique; très-soluble dans les acides, avec lesquels elle forme des sels amers. La magnésie est employée comme absorbant, et quelquefois comme purgatif.

CLASSE CINQUIÈME.

Combinaisons des bases salifiables avec les corps combustibles simples non métalliques.

Les seules de ces combinaisons qui intéressent la matière médicale sont les sulfures de potasse et de soude.

Sulfure de potasse, ou oxyde de potassium sulfuré (foie de soufre). On obtient le sulfure de potasse en faisant fondre dans un creuset 2 parties de potasse ou de sous-carbonate de potasse, et une de soufre. Ce sulfure est solide, d'une couleur brune; il est dur, fragile, d'une cassure vitreuse, d'une saveur âcre, caustique et amère; il verdit le sirop de violette, attire fortement l'humidité atmosphérique, la décompose, devient jaune, tombe en déliquescence, et passe à l'état d'hydro-sulfate sulfuré de potasse et de sulfite sulfuré ; il est très-soluble dans l'eau, qui lui fait subir la même altération que l'air humide : de manière que le sulfure de potasse n'existe qu'à l'état solide. C'est un excitant très-puissant de l'exhalation cutanée et des sécrétions muqueuses.

Sulfure de soude, ou *oxyde de sodium sulfuré*. On peut l'obtenir en décomposant le sulfate de soude par le charbon, ou en faisant fondre dans un creuset 2 parties de sous-carbonate de soude et une de soufre. Le sulfure de soude présente des propriétés très-analogues à celles du sulfure de potasse ; mais il s'effleurit à l'air au lieu de tomber en déliquescence. Il a la même action sur l'économie animale.

CLASSE SIXIÈME.

Substances salines, alcalines et terreuses.

Toutes sont excitantes et déterminent la purgation. Nous ne parlerons que de celles qui sont employées.

Sulfate de potasse (tartre vitriolé, sel de duobus, sel polychreste de Glazer, arcanum duplicatum). Il se trouve dans les cendres des végétaux ligneux ; on peut le faire de toutes pièces. Il cristallise en prismes hexaèdres terminés par des pyramides à trois ou à six faces. Il a une saveur amère, désagréable, se dissout dans 16 parties d'eau froide et dans 25 d'eau bouillante. Il forme, avec l'hydro-chlorate de baryte, un précipité blanc, insoluble dans l'acide hydrochlorique ; il précipite en jaune la dissolution de platine; il est précipité en petits cristaux grenus par les acides tartarique et oxalique; il fait cristalliser sur-le-champ la dissolution concentrée de sulfate acide d'alumine, etc. Il est composé d'environ **0,40** acide sulfurique, 0,62 potasse, et 0,8 eau.

Sulfate de soude (sel de Glauber). **On le** retire de plusieurs sources salées à l'aide de l'évaporation. On peut le faire de toutes pièces. Il cristallise en prismes à six pans, striés, avec des sommets à biseau; il a une saveur amère, fraîche; il s'effleurit à l'air et diminue de plus de la moitié de son poids par la perte de son eau de cristallisation; il se dissout dans 3 parties d'eau froide, et dans moins de son poids d'eau bouillante; il cristallise par refroidissement; il forme, avec l'hydro - chlorate de baryte, un précipité insoluble dans l'acide hydro-chlorique; ne précipite pas la dissolution de platine, ni le sulfate acide d'alumine concentré; il n'est pas précipité par l'acide tartarique. Il est composé de 0,27 acide, 0,15 soude, et 0,58 eau.

Sulfate de magnésie (sel d'Epsom, sel de Sedlitz, sel cathartique amer). On l'obtient par l'évaporation des eaux de Sedlitz et de plusieurs autres sources; on peut aussi le faire de toutes pièces. Ce sel cristallise en prismes à quatre pans, terminés par des pyramides à quatre faces. Il a une saveur très-amère et fraîche; il s'effleurit légèrement à l'air; il est soluble dans son poids d'eau froide, et dans beaucoup moins d'eau bouillante. Sa solution forme, avec l'hydro-chlorate de baryte, un précipité insoluble dans l'acide hydro - chlorique. Elle forme un précipité par l'ammoniaque, qui ne précipite pas la chaux ; et ce précipité diffère de celui que forme l'alumine avec le même alcali, en ce que ce dernier précipité est soluble dans la potasse caustique, qui ne dissout nullement la magnésie. Il est formé de 0,33 acide, 0,19 magnésie, et 0,48 eau.

Sulfate acide d'alumine et de potasse (alun). On peut le faire de toutes pièces ; mais on en retire beaucoup des mines alumineuses. Il cristallise en octaèdres réguliers ; il a une saveur âpre, très-acerbe ; il est légèrement efflorescent, se dissout dans 14 parties d'eau froide et dans moins de son poids d'eau bouillante, se boursouffle considérablement au feu, se fond, perd son eau de cristallisation ; et si on chauffe davantage, il perd une portion de son acide, et devient insoluble en formant alors de l'alun avec excès de base. Sa dissolution dans l'eau forme avec l'hydro-chlorate de baryte un précipité blanc insoluble dans l'acide hydro-chlorique, et avec l'ammoniaque un précipité blanc soluble dans la potasse. Il est composé d'environ 0,11 potasse ; 0,11 alumine, 0,30 acide, 0,48 eau ; il est employé comme astringent.

Sulfite sulfuré de soude. On le prépare en faisant bouillir du soufre dans une dissolution de sulfite de soude. Il cristallise en prismes à quatre pans rhomboïdaux, terminés par des pyramides très-courtes ; il a une saveur sulfurée un peu amère ; il est soluble dans trois parties d'eau froide, dégage des vapeurs piquantes d'acide sulfureux, et précipite du soufre par l'acide sulfurique. En raison du soufre qu'il contient, ce sel excite l'exhalation cutanée.

Nitrate de potasse (nitre). On l'obtient en lessivant les plâtres et les terres des caves des vieilles maisons. Il cristallise en prismes cannelés, à six pans terminés par des pyramides à six faces; il a une saveur fraîche et un peu amère, est inaltérable à l'air, fuse sur les charbons ardens, et donne par l'action du feu, à vaisseau clos, du gaz oxygène mêlé de gaz azote; il détonne lorsqu'on le chauffe avec un corps combustible, et dégage des vapeurs blanches par l'acide sulfurique; il est soluble dans 7 parties d'eau froide et dans près de son poids d'eau bouillante. Sa solution ne précipite, ni avec le nitrate d'argent, ni avec les sels barytiques, ni avec les alcalis; mais elle précipite en jaune la dissolution de platine. Il ne contient pas sensiblement d'eau de cristallisation; il est composé, d'après M. Thenard, de 0,43 potasse et de 0,57 acide. Ce sel excite la sécrétion urinaire.

Sous-phosphate de soude (*phosphate sursaturé de soude*). Pour l'obtenir pur, on traite le carbonate de soude par l'acide phosphorique pur. Ce sel cristallise en rhomboïdes aigus et en prismes à six pans. Il a une saveur salée, un peu amère; il est efflorescent et verdit le sirop de violette, est fusible en verre par une forte chaleur, se dissout dans 5 à 6 parties d'eau froide et dans une demi-partie de son poids d'eau bouillante; ne dégage pas de vapeurs blanches par l'acide sulfurique comme les nitrates et les hydrochlorates; forme avec l'eau de chaux un précipité blanc, soluble avec effervescence dans les acides nitrique et hydro-chlorique.

Sous-borate de soude (*borax du commerce, borate sursaturé de soude*). Ce sel, qui nous arrive à l'état brut de la Perse et de la Chine, se raffine en

Europe par des procédés particuliers ; il est en gros cristaux irréguliers , qui paraissent être des prismes terminés par des pyramides ; il a une saveur fade, alcaline , verdit le sirop de violette, est un peu efflorescent , se boursouffle considérablement en perdant jusqu'à o,6o de son poids par la calcination , et se fond en un verre dur et transparent par la continuation de l'action du feu ; il se dissout dans 18 parties d'eau froide et dans 3 d'eau bouillante , est décomposé par la plupart des acides , qui en précipitent des cristaux lamelleux , brillans ; il est décomposé par la baryte , la strontiane , la chaux , la magnésie et beaucoup de substances salines.

Sous-carbonate de potasse. Pour l'avoir pur , on brûle dans un creuset un mélange de 2 parties de tartre et d'une de nitrate de potasse ; on lessive le résidu de la combustion et on évapore la liqueur filtrée. Le sous-carbonate de potasse cristallise en prismes carrés , terminés par des pyramides ; il a une saveur âcre , verdit fortement le sirop de violette, est très-déliquescent, se dissout dans 4 parties d'eau froide , et dans moins de son poids d'eau bouillante ; est insoluble dans l'alcool , dégage de l'acide carbonique avec effervescence par tous les acides , précipite des cristaux grenus par les acides tartarique et oxalique , précipite la dissolution de platine , forme, avec les sels de baryte et avec le nitrate d'argent, des précipités solubles dans l'acide nitrique.

Sous-carbonate de soude. On l'obtient par l'évaporation et la cristallisation de la lessive des cendres des végétaux maritimes , ou par la décomposition de l'hydro-chlorate de soude. Il cristallise en prismes rhomboïdaux à quatre faces ; il a la même saveur que celui de potasse, s'effleurit promptement à l'air, et perd une partie de son eau de cristallisation ; il est très-soluble dans l'eau, est décomposé par les mêmes réactifs que celui de potasse, excepté qu'il ne précipite ni par la dissolution de platine, ni par l'acide tartarique.

Sous-carbonate d'ammoniaque. On l'obtient en traitant à la cornue un mélange d'hydro-chlorate d'ammoniaque et de carbonate de chaux. Il est cristallisé en octaèdres irréguliers ; il a l'odeur de l'ammoniaque, verdit les couleurs bleues végétales, se volatilise à une douce chaleur, se dissout dans quelques parties d'eau froide et dans moins de son poids d'eau bouillante, dégage du gaz acide carbonique avec effervescence par les acides, et du gaz ammoniac par la chaux. C'est un excitant très-actif, surtout de la transpiration cutanée et de la respiration.

Carbonate de chaux (*craie*). Cette substance, que l'on retire du sein de la terre où elle est universellement répandue, est sous forme de masses blanches. Elle est insoluble dans l'eau, devient un peu soluble dans ce liquide à l'aide d'un excès d'acide carbonique, dégage de l'acide carbonique avec effervescence par tous les acides.

Sous-carbonate de magnésie. On l'obtient en décomposant le sulfate de magnésie par le sous-carbonate de potasse. Il est sous forme de pains ou de poudre blanche, insipide, insoluble dans l'eau, à moins qu'elle ne soit chargée d'acide carbonique; il dégage du gaz acide carbonique avec effervescence par les acides, est soluble dans l'acide acétique et précipite alors par l'eau de chaux et par l'ammoniaque, qui ne précipite pas la chaux.

Chlorate de potasse (*muriate suroxygéné de potasse*). On l'obtient en faisant passer du chlore gazeux à travers une dissolution de potasse du commerce. Il cristallise en rhombes, a une saveur fraîche analogue à celle du nitrate de potasse, est inaltérable à l'air, dégage du gaz oxygène par la chaleur, fuse sur les charbons ardens, détonne par la trituration ou par la percussion avec la plupart des corps combustibles simples, enflamme le phosphore sous l'eau, pétille et dégage une lumière vive par son contact avec l'acide sulfurique concentré; est soluble dans 16 parties d'eau froide et dans $2.\frac{1}{2}$ d'eau bouillante; ne trouble pas la dissolution de nitrate d'argent.

Hydro-sulfates (*hydro-sulfures*) *de potasse et de soude.* On les obtient en faisant passer un excès de gaz acide hydro-sulfurique à travers une dissolution de potasse ou de soude. Ces sels cristallisent; ils sont décomposés et transformés en hydro-chlorates par le chlore, qui s'empare de l'hydrogène de l'acide hydro-sulfurique, et précipite le soufre. Ils ne sont employés qu'à l'état d'hydro-sulfates sulfurés. (*Voyez* ci-dessus *sulfure de potasse,* et *sulfure de soude.*)

Hydro-chlorate de potasse (*muriate de potasse, sel fébrifuge de Sylvius*). On le prépare en traitant la potasse par l'acide hydro-chlorique, ou en décomposant l'hydro-chlorate d'ammoniaque par la potasse. Il cristallise en cubes, a une saveur amère, est inaltérable à l'air, décrépite au feu, se dissout dans 3 parties d'eau froide et dans 2 d'eau bouillante;

dégage des vapeurs blanches d'acide hydro-chlorique par l'acide sulfurique, précipite la dissolution de platine et l'acide tartarique ; forme, avec le nitrate d'argent, comme tous les hydro-chlorates, un précipité blanc insoluble dans l'acide nitrique, etc.

Hydro-chlorate de soude (*sel commun, muriate de soude*). On l'obtient en grand par l'évaporation des sources salées dans les bâtimens de graduation, ou par l'évaporation des eaux de la mer dans les marais salans. Il cristallise en cubes, a une saveur salée franche, décrépite au feu, est soluble dans 3 parties d'eau froide et autant d'eau bouillante ; dégage des vapeurs blanches d'acide hydro-chlorique par l'acide sulfurique ; ne précipite ni par la dissolution de platine, ni par l'acide tartarique, etc.

Hydro-chlorate d'ammoniaque (*sel ammoniac, muriate d'ammoniaque*). On l'obtient, en Egypte, par la sublimation de la suie des cheminées de ce pays, où le seul combustible employé est la fiente des chameaux desséchée au soleil. On le prépare aujourd'hui, en Europe, en formant du sulfate d'ammoniaque par la combustion simultanée des matières animales et d'un sulfure, et décomposant ce sulfate par l'hydro-chlorate de soude. Ce sel cristallise en octaèdres ou en pyramides à six faces ; il a une saveur âcre, piquante, urineuse ; est inaltérable à l'air ; se volatilise en entier par la chaleur, ne décrépite pas sur les charbons ardens, se dissout dans 3 parties d'eau froide et dans son poids d'eau bouillante ; dégage des vapeurs blanches d'acide hydro-chlorique par l'acide sulfurique, et du gaz ammoniac par la potasse, la soude et la chaux. Ce sel est un excitant très-puissant de toute

l'organisation, et spécialement du système lymphatique.

Hydro-chlorate de baryte (muriate de baryte).
On l'obtient en traitant par l'acide hydro-chlorique
l'hydro-sulfate sulfuré de baryte provenant de la
décomposition du sulfate de baryte par le charbon,
ou en dissolvant le carbonate de baryte dans l'acide
hydro-chlorique. Il cristallise en lames rhomboïdales,
a une saveur âcre, styptique, est inaltérable à l'air;
se dissout dans 5 parties d'eau froide et dans beaucoup moins d'eau bouillante; dégage des vapeurs
blanches d'acide hydro-chlorique par l'acide sulfurique; précipite ce dernier acide de tous liquides où
il se rencontre. Ce sel est un irritant des plus violens.

CLASSE SEPTIÈME.

Métaux proprement dits, et Composés métalliques.

Les métaux sont des corps combustibles opaques,
d'une couleur éclatante; ils se divisent en quatre
sections d'après leur degré de malléabilité et d'oxyda-
bilité: 1re, métaux cassans et acidifiables; 2e, métaux
cassans et oxydables; 3e, métaux malléables et facilement oxydables; 4e, métaux malléables et difficilement oxydables.

SECTION PREMIÈRE.

Métaux cassans et acidifiables.

Cette section est formée par l'arsenic, le tung-
stène, le molybdène, le chrôme et le colombium.

L'arsenic est le seul qui intéresse la matière médicale,
et seulement à l'état d'oxyde et d'arséniate.

Oxyde d'arsenic (*acide arsénieux, arsenic blanc ,
mort-aux-rats*). Tout l'oxyde d'arsenic que l'on
trouve dans le commerce provient des travaux que
l'on fait subir en grand aux mines de cobalt; il se
forme et se sublime pendant le grillage de ces mines ,
qui toutes contiennent de l'arsenic. Il est en masses
blanches, demi-transparentes, inodore, d'une saveur
âcre et corrosive, d'une pesanteur spécifique de 5,00,
très-volatil, et répandant, en se volatilisant, des vapeurs blanches, d'une odeur alliacée, inaltérable par
le calorique et le gaz oxygène ; il est soluble dans 80
parties d'eau à la température atmosphérique, et
dans 15 parties d'eau bouillante. Cette solution saturée donne par le refroidissement des cristaux d'o-
xyde d'arsenic en prismes tétraèdres; elle ne rougit
pas la teinture de tournesol ; elle verdit au contraire
le sirop de violette , et rétablit la couleur du papier de
tournesol rougi par un acide ; elle donne avec l'eau
de chaux un précipité blanc formé de chaux et d'o-
xyde d'arsenic , et soluble dans un excès de ce dernier
corps; elle donne, par l'acide hydro-sulfurique (hydrogène sulfuré), un précipité jaune doré qui est du
sulfure jaune d'arsenic. L'oxyde d'arsenic forme
avec les diverses bases des composés qu'on appelle
arsenites. Il est composé, suivant M. Thenard , de
34,6 d'oxygène et de 100 parties de métal. Cet oxyde
est un des corrosifs les plus puissans.

Arséniates de potasse et de soude. On les obtient
en traitant directement la potasse et la soude avec
l'acide arsenique. L'arséniate de potasse ne cristallise

qu'autant qu'il contient un excès d'acide. Dans ce cas, il prend la forme de prismes à quatre pans terminés pas des pyramides tétraèdres, et constitue le *sel neutre arsenical de Macquer,* qui est un sur-arséniate. Il est très-soluble dans l'eau. Cette solution rougit la teinture de tournesol ; elle précipite par les eaux de baryte, de strontiane et de chaux. Lorsque l'arséniate de potasse ne contient pas d'excès d'acide, il est déliquescent, verdit le sirop de violette et n'altère pas la teinture de tournesol; il est à l'état de *sous-arséniate.* L'arséniate de soude cristallise, à l'état neutre, en prismes quadrangulaires ou hexaèdres, non déliquescens et très-solubles dans l'eau; tandis qu'à l'état de sur-arséniate, il est incristallisable et déliquescent. Ces propriétés sont, d'après cela, inverses de celles de l'arséniate de potasse. Toutes ces substances sont corrosives.

SECTION II.

Métaux cassans et oxydables.

Neuf métaux composent cette section ; savoir : l'antimoine, le bismuth, le manganèse, le nickel, le cobalt, le tellure, le titane, le cérium et l'urane. Les trois premiers sont les seuls employés; l'antimoine à l'état de deutoxyde, de chlorure, de sous-hydro-sulfate d'antimoine et de sous-hydro-sulfate sulfuré d'antimoine; le bismuth à l'état de sous-nitrate, et le manganèse à l'état d'oxyde.

Deutoxyde d'antimoine (peroxyde d'antimoine, oxyde d'antimoine au maximum d'oxydation, antimoine diaphorétique). On fait déflagrer, dans un creuset rouge de feu, parties égales d'antimoine à l'état métallique et de nitrate de potasse. L'oxyde formé par la décomposition de l'acide nitrique est combiné à la potasse du nitrate ; on la lui enlève en le lavant. L'antimoine diaphorétique lavé est une poudre blanche, insipide, insoluble dans l'eau, se volatilisant à une chaleur modérée, et prenant, par la sublimation, la forme de cristaux prismatiques, d'un blanc argentin. Il s'unit difficilement aux acides, et ne se combine pas avec le tartrate de potasse. Il contient 77 antimoine et 23 oxygène. C'est un excitant de la transpiration cutanée.

Sous-hydro-sulfate d'antimoine (*kermès minéral, oxyde d'antimoine hydro-sulfuré brun*). Pour l'obtenir, on fait bouillir dans une certaine quantité d'eau du sulfure d'antimoine avec un carbonate alcalin, et on filtre la liqueur bouillante : par le refroidissement, elle dépose le kermès, qu'on recueille sur un filtre et qu'on lave à froid. C'est une poudre d'un rouge brun, inodore, insipide, insoluble dans l'eau, se décolorant à l'air et à la lumière en perdant une partie de son hydrogène, se décomposant par la chaleur à vaisseaux clos, et se transformant en eau, en gaz acide sulfureux et en oxyde d'antimoine sulfuré , exhalant des vapeurs sulfureuses sur les charbons allumés, donnant, lorsqu'on le calcine avec du charbon, un culot d'antimoine métallique, dégageant du gaz acide hydro-sulfurique par les acides, soluble dans la potasse, et donnant, lorsqu'il est dissous dans cet alcali, un précipité orangé par les acides. Le kermès est spécialement employé comme excitant de la muqueuse bronchique, et quelquefois comme émétique.

Sous-hydro-sulfate d'antimoine sulfuré (soufre doré d'antimoine, oxyde d'antimoine hydro-sulfuré orangé). On le précipite par un acide faible, tel que le vinaigre, de la liqueur qui a laissé déposer le kermès par le refroidissement. Il ne diffère du kermès qu'en ce qu'il contient plus de soufre. Il est sous forme de poudre, d'une couleur orangée; il est insipide, inodore, insoluble dans l'eau comme le kermès; il donne, lorsqu'on le calcine avec du charbon, un culot d'antimoine métallique. On l'emploie comme excitant de la muqueuse bronchique et de l'exhalation cutanée.

Chlorure d'antimoine (muriate d'antimoine sublimé, beurre d'antimoine). On l'obtient en sublimant un mélange de chlorure de mercure (sublimé corrosif) et de sulfure d'antimoine ou d'antimoine métallique. Il est solide, transparent, incolore, d'une grande causticité; il cristallise en prismes tétraèdres lorsqu'on le fait fondre et qu'on le laisse refroidir lentement; il est fusible au-dessous de 100 degrés du thermomètre centigrade; il est volatil, attire l'humidité de l'air, et forme alors un liquide oléagineux; il précipite par l'eau du sous-hydro-chlorate d'antimoine (poudre d'Algaroth, muriate d'antimoine avec excès d'oxyde). Il précipite de l'oxyde d'antimoine par les alcalis, et du kermès par les hydro-sulfates sulfurés (sulfures hydrogénés). Il est employé comme caustique.

Sous-nitrate de bismuth (blanc de fard, magistère de bismuth, nitrate de bismuth avec excès d'oxyde). On l'obtient en traitant la dissolution nitrique de bismuth par l'eau. Le sous-nitrate se précipite sous forme d'une poudre blanche, inodore, insipide, insoluble dans l'eau, noircissant avec l'acide hydro-sulfurique ; soluble dans l'acide nitrique, qui le précipite par l'eau. Ce sel est quelquefois employé comme anti-spasmodique.

Tritoxyde de manganèse (oxyde de manganèse au maximum d'oxydation). Il se trouve très-abondamment dans la nature, sous forme de masses d'un gris noirâtre, dont la texture présente un grand nombre de cristaux aiguillés, accolés les uns aux autres. Il est friable, noircit les doigts et le papier ; est insoluble dans l'eau, dégage du gaz oxygène par la chaleur, donne par le soufre, à une haute température, du gaz acide sulfureux et du sulfure de manganèse, et convertit l'acide hydro-chlorique en acide chlorique. On l'emploie à l'extérieur comme excitant de l'organe cutané.

SECTION III.

Métaux malléables et facilement oxydables.

Ils sont au nombre de sept ; savoir : le nickel, le mercure, le zinc, le cuivre, le fer, l'étain et le plomb. Le nickel n'est pas employé.

Mercure métallique. On le retire en grand de ses mines, et spécialement du cinnabre ou sulfure rouge de mercure ; on le broie avec la chaux, qui s'empare du soufre, et on distille. Ce métal est d'un blanc très-éclatant, d'une saveur et d'une odeur particulières, fluide jusqu'à la température de 32 degrés de Réaumur, et cristallisant à cette température, d'une pesanteur spécifique de 13,568 ; volatil, malléable lorsqu'il a été solidifié par le froid ; inaltérable par l'action de l'air et du gaz oxygène à froid, se transformant en deutoxyde rouge à un degré de chaleur voisin de celui auquel il se volatiliserait dans des vaisseaux fermés ; il est inaltérable par l'action de l'hydrogène, du bore et du carbone ; se transforme, lorsqu'on le triture ou qu'on le chauffe avec le soufre, en un produit noir que les anciens appelaient *éthiops minéral*, et qui, au lieu d'être un sulfure particulier (*sulfure de mercure noir*), comme on l'avait cru, n'est qu'un mélange de sulfure de mercure rouge et de mercure métallique. Il se combine avec l'iode en deux proportions, et forme un *iodure* et un *sous-iodure* ; se combine avec le chlore gazeux, à froid, sans occasionner de phénomène particulier, et, à l'aide de la chaleur, en produisant une flamme d'un rouge pâle, et passant par là à l'état de *chlorure* ; il forme, avec plusieurs métaux, des amalgames qui cristallisent ; se dissout facilement dans l'acide nitrique, et forme des nitrates à différens degrés d'oxydation, suivant que l'acide a agi à la température atmosphérique ou à une chaleur plus élevée. Il est précipité de sa dissolution par le cuivre, qui se recouvre d'une lame de mercure métallique. Il a été employé à l'intérieur dans certaines coliques qu'on attribuait au volvulus. L'eau dans laquelle on a fait bouillir du mercure a été employée comme anthelmintique.

Sulfure rouge de mercure (*cinnabre*). Quoiqu'il forme la plus abondante des mines de mercure, on le prépare presque toujours artificiellement en faisant chauffer l'éthiops minéral (sulfure de mercure noir) dans un matras de verre à long col ; le sulfure rouge se sublime sous la forme de belles aiguilles violettes ; il est rouge lorsqu'il est pulvérisé, et porte le nom de *vermillon*. Il n'est pas altéré par l'action de l'air ni par celle du gaz oxygène à froid ; mais, à l'aide de la chaleur, il se transforme en acide sulfureux et en mercure. Traité à la cornue avec de la chaux, il lui cède son soufre et passe à l'état métallique. Il est également décomposé, à l'aide du calorique, par le fer, et plusieurs autres métaux qui lui enlèvent le soufre. Il est formé de 100 parties de mercure et de 16 de soufre. Il a été employé comme anti-syphilitique, surtout en fumigations. Il est, pour ainsi dire, inusité.

Deuto-chlorure ou *chlorure de mercure* (*muriate de mercure au maximum d'oxydation*, *sublimé corrosif*). On le prépare ordinairement par la sublimation d'un mélange de deuto-sulfate jaune de mercure et d'hydro-chlorate de soude décrépité. Il est en masses dures, compactes, demi-transparentes, composées de petites aiguilles prismatiques ; il a une saveur très-âcre et caustique, est d'une pesanteur spécifique de 5,1398. Il est plus volatil que le proto-chlorure, et répand en se volatilisant une fumée blanche, épaisse, d'une odeur piquante, nullement alliacée, susceptible de ternir et de blanchir une lame de cuivre ; il perd un peu de sa transparence à l'air, devient opaque et pulvérulent à sa surface ; il est décomposé, à l'aide de l'action du feu, par l'antimoine métallique, et il en résulte du mercure et du chlorure d'antimoine (beurre d'antimoine) il se dissout dans 16 à 17 parties d'eau froide et dans 2 parties d'eau bouillante ; il est soluble dans l'alcool bouillant, et cristallise par refroidissement. Sa solution dans l'eau est de l'hydro-chlorate de deutoxyde de mercure ; elle donne un précipité jaune avec les alcalis ; celui qu'elle forme avec l'eau de chaux, suspendu dans le liquide, constitue l'*eau phagédénique*. Le deuto-chlorure de mercure est l'anti-syphilitique le plus employé. Appliqué extérieurement, il est anti-psorique, etc.

Proto-chlorure ou *sous-chlorure de mercure* (*mercure doux, calomélas, muriate de mercure au minimum d'oxydation*). On le prépare ordinairement en sublimant un mélange de mercure et de deuto-chlorure de mercure ; on le lave à l'eau pour lui enlever le peu de deuto-chlorure de mercure qu'il peut contenir. Il est solide, blanc, insipide, insoluble dans l'eau et dans l'alcool ; se volatilise par l'action du feu, et cristallise en prismes tétraèdres, terminés par des pyramides à quatre faces ; il devient phosphorescent lorsqu'on le frotte dans l'obscurité ; est inaltérable à l'air ; mais jaunit et finit par noircir par son exposition à la lumière ; il se dissout dans le chlore, qui le change en deuto-chlorure (sublimé corrosif) ; réduit en pâte avec du charbon et un peu d'eau, il est décomposé à l'aide de la chaleur, et l'on obtient du mercure métallique, du gaz acide hydro-chlorique, du gaz acide carbonique et un peu de gaz oxygène. Chauffé avec la potasse solide, il est également décomposé, et il en résulte du mercure et du gaz oxygène qui se volatilisent, et du chlorure de potassium fixe, etc. Il est purgatif, vermifuge, anti-syphilitique, altérant.

Protoxyde de mercure (*oxyde de mercure noir, ou au maximum d'oxydation ; éthiops* per se *des anciens*). Pour l'obtenir, on le précipite, au moyen de la potasse, du proto-nitrate de mercure. Il est sous forme de poudre noire, d'une saveur âpre, insoluble dans l'eau, présente, par la compression entre deux corps durs, de petits globules mercuriels visibles à l'œil ; se transforme en mercure et en deutoxyde lorsqu'on le chauffe jusqu'au rouge obscur ; est soluble dans les acides nitrique et acétique étendus ; donne, par l'acide hydro-chlorique, du deuto-hydro-chlorate et du proto-chlorure de mercure. Cet oxyde est formé, d'après des expériences récentes de M. Guibourt, de deutoxyde et de mercure métallique très-divisé. Il est anthelmintique, altérant, anti-syphilitique.

Deutoxyde de mercure (*précipité rouge, oxyde de mercure rouge ou au maximum d'oxydation*). On le prépare ordinairement en calcinant dans un matras le proto-nitrate de mercure. Il est sous forme de petites paillettes, rouge lorsqu'il ne contient pas d'eau, jaune lorsqu'il en contient ; il a une saveur très-âcre, est très-volatil ; noircit, en perdant une portion de son oxygène, par l'action prolongée de la lumière, dégage du gaz oxygène très-pur, et reprend l'état métallique par l'action d'une forte chaleur et à vaisseau fermé. Il se dissout dans l'eau, et lui communique une forte saveur métallique, la propriété de verdir le sirop de violette, et de brunir par l'acide hydro-sulfurique. Cette solution donne par l'ammoniaque un précipité formé de deutoxide et d'ammoniaque décomposable par la chaleur, etc. Le deutoxyde de mercure est composé de 100 parties métal et de 8 oxygène. Il est escarrotique et anti-syphilitique.

Proto-nitrate de mercure (*nitrate de mercure au minimum d'oxydation*). On le prépare en traitant à froid du mercure en excès par l'acide nitrique à 18 degrés. Cette dissolution nitrique de protoxyde de mercure ne précipite pas par l'eau ; étendue d'un peu d'eau , elle constitue l'*eau mercurielle* des pharmaciens (*remède du capucin, remède du duc d'Antin*). Elle donne , par l'évaporation , des cristaux transparens, formés de deux pyramides tétraèdres , appliquées base à base. Ce sel est d'une saveur âcre , styptique , rougit la teinture de tournesol ; il est décomposé par l'eau et transformé en *proto-nitrate très-acide,* soluble, incolore, et en *sous-proto-nitrate insoluble,* d'un jaune verdâtre. La solution de proto-nitrate très-acide précipite en noir par la potasse. Elle forme une tache noire sur la peau et même sur les substances animales mortes.

L'eau mercurielle, les deux variétés du proto-nitrate peuvent être employées comme caustiques. Le proto-nitrate entre dans la composition du *sirop de Belet,* qu'on emploie comme excitant du système lymphatique.

Deuto-nitrate de mercure (*nitrate de mercure au maximum d'oxydation*). On l'obtient en faisant chauffer pendant long-temps du mercure avec l'acide nitrique concentré. Il cristallise en aiguilles blanches ou jaunâtres ; il a une saveur très-styptique , rougit l'infusion de tournesol. L'eau froide le change en *deuto-nitrate très-acide,* soluble et incolore, et en *sous-deuto-nitrate* insoluble blanc. Si l'eau est bouillante, le sous-deuto-nitrate insoluble qui se dépose est jaune, et portait autrefois le nom de *turbith nitreux.*

Le deuto-nitrate de mercure, chauffé dans un matras, se décompose, et laisse du *deutoxyde de mercure (précipité rouge)*, qui se convertit lui-même en oxygène et en mercure si on élève assez la température. Ce sel peut, comme le précédent, être employé comme caustique. On s'en sert pour faire la pommade citrine.

Oxyde de zinc (FLEURS DE ZINC, *pompholix, nihil album, lana philosophica*). On le prépare en chauffant au rouge du zinc dans un creuset, et l'agitant dès qu'il est fondu, ou en le précipitant du sulfate ou du nitrate de zinc par la potasse. Il est en poudre blanche, inodore, insipide, insoluble dans l'eau, soluble dans la plupart des acides et dans les alcalis, fixe au feu; réductible par le charbon à l'aide de la chaleur, et par la pile de Volta. Il est formé de 100 parties zinc et de 24,47 oxygène. C'est un anti-spasmodique.

Sulfate de zinc (*couperose blanche, vitriol blanc*). On le fabrique en grand, en grillant et lessivant les mines de sulfure de zinc. On peut aussi le faire en traitant le zinc par l'acide sulfurique étendu d'eau, et faisant cristalliser la dissolution. Il cristallise en prismes quadrilatères, terminés par des pyramides à quatre faces; il a une saveur astringente, âcre; s'effleurit un peu à l'air; se dissout dans $2\frac{1}{2}$ parties d'eau froide et dans partie égale d'eau bouillante. Il forme, avec l'hydro-chlorate de baryte, un précipité insoluble dans l'acide hydro-chlorique, et avec la potasse et la soude un précipité blanc qui se dissout dans un excès de l'alcali employé; il donne aussi un précipité blanc par l'ammoniaque et la chaux, et un précipité jaunâtre par l'acide hydro-sulfurique et les hydro-sulfates sulfurés. Il n'est précipité par aucun métal. Il est composé de 0,40 acide, 0,20 oxyde, et 0,40 eau. Il est spécialement employé comme astringent.

Oxydes de cuivre. Il y en a deux ; le protoxyde (oxyde au minimum) et le deutoxyde (oxyde au maximum). On obtient le premier en traitant, par une dissolution de potasse ou de soude , le proto-hydro-chlorate de cuivre blanc et insoluble ; et le second , en le séparant du deuto-sulfate, du deuto-nitrate ou du deuto-hydro-chlorate du même métal. Le protoxyde est d'un jaune orangé lorsqu'il est humide, et rougeâtre lorsqu'il a été fondu. Il passe facilement, à l'aide de l'humidité , à l'état de deutoxyde, au moins à sa surface, qui prend une couleur verte-bleuâtre ; mais lorsqu'il est bien sec, il conserve sa couleur. Il se transforme aussi en deutoxyde à l'aide de la chaleur. Il a beaucoup moins de tendance à s'unir avec les acides que le deutoxyde : en effet , il ne se combine guère qu'avec l'acide hydro-chlorique, qui le dissout très-bien. Il est composé , suivant M. Chenevix , de 100 parties de cuivre et de 12,5 d'oxygène. Le deutoxyde , précipité du liquide qui le tenait en dissolution, est vert, et doit, comme l'a prouvé Proust, cette couleur à l'eau ; il est alors à l'état d'hydrate ; mais il devient d'un brun noirâtre par la calcination. Il n'agit pas sur le gaz oxygène ; mais il absorbe l'acide carbonique de l'air, et se transforme en deuto-carbonate de cuivre insoluble dans l'eau (vert-de-gris) ; il se dissout dans l'ammoniaque, et donne à la liqueur une belle couleur bleue. Il a une grande tendance à se combiner avec les acides. Il est composé, d'après les expériences de Proust, de 100 parties de cuivre et de 25 parties d'oxygène. L'un et l'autre oxyde se réduisent facilement à l'état métallique quand on les chauffe avec du charbon. L'un et l'autre sont vénéneux. Ils ne sont employés qu'à l'extérieur comme cathérétiques.

Sur-Sulfate de cuivre (*vitriol bleu*, *couperose bleue*, *vitriol de Chypre*). On obtient ce sel en grand en réduisant le sulfure de cuivre en sulfate par sa calcination, son exposition à l'air et le lessivage. On peut aussi le faire de toutes pièces, en faisant chauffer le cuivre avec l'acide sulfurique. Il est cristallisé en rhomboïdes, d'un beau bleu, d'une saveur acide et styptique. Il s'effleurit et se recouvre d'une poussière blanche à l'air ; se décompose et se convertit en deutoxyde brun par une forte chaleur, se dissout dans 4 parties d'eau froide et dans 2 d'eau bouillante ; dissous, il forme avec l'ammoniaque un sel triple d'une belle couleur bleue. Il donne un précipité bleu avec les alcalis fixes, blanc avec l'hydrochlorate de baryte, et brun avec les prussiates alcalins. Il est composé de 0,33 acide, de 0,32 deutoxyde de cuivre, et de 0,35 eau. Ce sel est employé comme astringent, cathérétique, anti-spasmodique.

Sur-Sulfate de cuivre et d'ammoniaque. Pour l'obtenir, on verse de l'ammoniaque liquide dans une dissolution de sur-sulfate de cuivre, et on fait cristalliser par l'évaporation spontanée. Ce sel est d'un beau bleu velouté ; il présente, outre les propriétés du précédent, celle de dégager une odeur ammoniacale par la potasse, la soude ou la chaux. Il a été préconisé comme anti-spasmodique.

Fer métallique. Ce métal, que l'on extrait en grand de ses mines, est d'un blanc bleuâtre, d'une grande dureté, d'une pesanteur spécifique de 7,600, d'une saveur et d'une odeur particulières; il est très-ductile, attirable à l'aimant, acquiert lui-même la propriété magnétique par le contact avec un aimant naturel; se ramollit au feu; est fusible à 158 degrés du pyromètre de Wegdwood, s'oxyde par l'air humide et par l'eau qu'il décompose, surtout à l'aide d'un acide, en dégageant une grande quantité d'hydrogène. Le fer est susceptible de 3 degrés d'oxydation. L'oxyde au minimum ou pro-toxyde se produit toutes les fois que le fer se dissout dans les acides sulfurique et hydro-chlorique faibles. Nous ne parlerons que du deutoxyde et du tritoxyde, les seuls employés. Le fer est tonique, altérant.

Deutoxyde de fer (*oxyde de fer noir, éthiops martial*). On l'obtient en précipitant le sulfate de fer du commerce par la potasse. Il est en poudre noire, inodore, d'une saveur un peu âpre, attirable à l'aimant; insoluble dans l'eau, qu'il ne décompose pas, même à l'aide de l'acide sulfurique; soluble dans les acides sulfurique, nitrique et hydro-chlorique; il passe, lorsqu'on le chauffe au contact de l'air, à l'état de tritoxyde. Il est formé, d'après les dernières expériences de M. Gay-Lussac, de 100 parties de fer et de 38,0 d'oxygène. Il est tonique et altérant.

Tritoxyde ou *peroxyde de fer* (*safran de mars astringent, colchotar, oxyde de fer au maximum d'oxydation*). Pour l'obtenir, on calcine le sulfate de fer du commerce et on lave le résidu de la calcination. Cet oxyde est en poudre, d'un rouge foncé, inodore, d'une saveur astringente, sans action sur l'aimant; décomposable par une chaleur rouge en oxygène et en deutoxyde de fer. Il absorbe l'acide carbonique de l'air; n'est soluble dans l'acide sulfurique qu'à l'aide d'un excès d'acide, etc. Il est composé, suivant M. Gay-Lussac, de 100 parties de fer et de 50 d'oxygène. Il est tonique et altérant.

Proto-Sulfate de fer (*sulfate de fer vert*). On le fait en grand en traitant à froid l'acide sulfurique étendu avec du fer, ou en faisant calciner, effleurir et lessiver la mine de sulfure de fer ou pyrite martial. La *couperose verte* ou *vitriol vert* du commerce est un mélange de ce sel et de sous-trito-sulfate. Il cristallise en rhomboïdes de couleur vert-bouteille, a une saveur acide, acerbe et styptique; il s'effleurit et jaunit à sa surface à l'air en se transformant en sous-trito-sulfate jaune. Il est soluble dans 2 parties d'eau froide et dans $\frac{3}{4}$ de son poids d'eau bouillante. Sa solution est transparente et d'un beau vert; mais elle ne tarde pas à se troubler par le contact de l'air, en absorbe l'oxygène, passe à l'état de *sous-trito-sulfate jaune* insoluble, qui se précipite, et de *sur-trito-sulfate rouge* qui reste en dissolution. La solution de proto-sulfate de fer précipite en vert par les alcalis, et ce précipité, qui est composé de protoxyde de fer et d'eau, devient noir par la dessiccation dans un vaisseau fermé; elle forme, avec l'hydro-chlorate de baryte, un précipité blanc, et avec les prussiates alcalins un précipité bleu-verdâtre. Ce sel est composé de 0,39 acide, de 0,25 protoxyde, et de 0,38 eau. Il est astringent, altérant, fébrifuge.

Hydro-chlorate d'ammoniaque et de fer (fleurs de sel ammoniac martiales). On l'obtient en sublimant un mélange d'hydro-chlorate d'ammoniaque et de fer rouillé. Il est solide, cristallisé, d'un jaune rougeâtre, d'une saveur piquante, amère, acerbe ; il a les propriétés chimiques de l'hydro-chlorate d'ammoniaque et des sels ferrugineux : c'est un excitant très-peu usité.

Sous-carbonate de peroxyde ou de tritoxyde de fer (carbonate de fer, safran de mars apéritif). On le fait en exposant la limaille de fer pure à la rosée. Il est en poudre, d'un brun pâle, sans saveur, insoluble dans l'eau, soluble avec effervescence dans l'acide hydro-chlorique, très-peu soluble dans le gaz acide carbonique, etc. Il est tonique. On l'employait anciennement comme apéritif.

Etain métallique. On le retire en grand de ses mines, dans lesquelles il ne se trouve qu'à l'état d'oxyde. Il est d'une couleur blanche, tirant sur celle de l'argent ; il est très-mou, plus dur cependant, plus ductile et plus éclatant que le plomb ; il fait entendre un cri particulier quand on le plie en différens sens. Il ne perd pas son éclat à l'air, et n'est pas altérable par l'eau. C'est le plus fusible des métaux malléables ; il se recouvre en fondant d'une pellicule grise qui est du protoxyde, et qui devient blanche en passant à l'état de deutoxyde par la chaleur rouge. Il se dissout facilement dans l'acide hydro-chlorique, qui est son véritable dissolvant. Il est anthelmintique.

Oxydes d'étain. On en connaît deux, le protoxyde (oxyde au minimum) et le deutoxyde (oxyde au maximum). Le premier, appelé vulgairement *potée d'étain*, se forme en fondant l'étain à l'air et en l'agitant continuellement ; mais pour l'avoir pur, on le précipite par l'ammoniaque du proto-hydro-chlorate d'étain. Le deutoxyde d'étain s'obtient en décomposant le deuto-hydro-chlorate d'étain par l'ammoniaque.

Le protoxyde d'étain est gris ; il absorbe facilement l'oxygène de l'air, et passe à l'état de deutoxyde. Projeté dans un creuset de platine chauffé au rouge obscur, il s'embrase et se sature d'oxygène. Il se dissout dans la potasse sans dégager d'odeur sensible ; il se dissout sans effervescence dans les acides nitrique, hydro-chlorique et acétique, et il est précipité en bleu de ses dissolutions par l'infusion de campèche. Il est formé, d'après M. Gay-Lussac, de 100 parties d'étain et de 13,6 d'oxygène. Le deutoxyde est blanc, fusible, indécomposable au feu, ne peut plus absorber l'oxygène. Il se dissout très-bien dans la potasse ou la soude, et est regardé par plusieurs chimistes comme un acide qu'ils appellent *acide stannique*. Il est formé, suivant MM. Klaproth, Gay-Lussac et Berzelius, de 100 parties d'étain et de 27,2 d'oxygène. Le protoxyde d'étain n'est pas employé. Le deutoxyde fait partie de *l'anti-hectique de Potérius*, médicament aujourd'hui inusité, qu'on préparait en faisant déflagrer dans un creuset un alliage d'antimoine et d'étain avec du nitrate de potasse.

Oxydes de plomb. Il y en a trois : — 1° *le protoxyde*

de plomb (*oxyde au minimum*) : il se prépare en faisant fondre du plomb, et l'agitant jusqu'à ce qu'il soit entièrement converti en pellicules grisâtres que l'on réduit en poudre, et que l'on calcine de nouveau en remuant continuellement jusqu'à ce que la poudre ait pris une couleur jaune. A cet état il constitue le massicot, qui est très-fusible. Fondu, il cristallise par un refroidissement lent en lames brillantes, et forme la litharge (oxyde de plomb demi-vitreux). A une température élevée, il absorbe l'oxygène de l'air, et passe à l'état de deutoxyde. Il se dissout en petite quantité dans l'eau distillée pure; est très-soluble dans la potasse, la soude, la baryte, la strontiane et la chaux, et ces dissolutions sont susceptibles de cristalliser en aiguilles blanches, comme l'a prouvé M. Berthollet. Il dissout l'alumine et la silice à une température élevée, et attaque par conséquent les creusets de terre dans lesquels on le fait fondre. C'est le seul oxyde de plomb qui se combine avec les acides. Il est formé de 100 parties de plomb et de 7,7 d'oxygène. — 2°. *Le deutoxyde de plomb* (*minium, oxyde au medium*). On l'obtient en chauffant le massicot dans un fourneau à réverbère et en le remuant continuellement. Il est d'une belle couleur rouge; il est fusible, est décomposable, par une forte chaleur, en oxygène et en protoxyde, n'a aucune action sur l'air ni sur le gaz oxygène, n'est que très-peu soluble dans l'eau, d'après les expériences de M. Vauquelin; se transforme par l'acide nitrique en protoxyde qui se dissout, et en tritoxyde brun insoluble; il est décomposé par l'acide hydrochlorique, et il résulte de cette décomposition du chlorure de plomb d'un blanc jaunâtre, du chlore et de l'eau. Il se combine avec les alcalis, mais moins facilement que le protoxyde. Il est formé de 100 parties de plomb et de 11,1 d'oxygène.—3°. *Le tritoxyde de plomb (oxyde puce, oxyde au maximum)*. On le prépare en traitant, par l'acide nitrique, le minium, dont une partie est ramenée à l'état de protoxyde et se dissout dans l'acide, tandis que l'autre passe à l'état de tritoxyde et reste sous forme pulvérulente. Cet oxyde est d'une couleur puce; il est décomposé par la chaleur en gaz oxygène et en protoxyde de plomb. Il n'éprouve aucune altération par l'eau et un excès de chlore gazeux. Il cède au soufre, lorsqu'on le triture avec ce combustible, une portion de son oxygène, et forme du gaz acide sulfureux, en dégageant de la lumière et du calorique si le mélange est sec. Il n'est pas altéré par l'acide nitrique. Il est formé de 100 parties de plomb et de 15,4 d'oxygène. Les oxydes de plomb entrent dans la préparation de quelques composés emplastiques et de quelques onguens.

Sous-carbonate de plomb (céruse). On le fait en exposant des lames de plomb minces à l'action simultanée des vapeurs du vinaigre et du gaz provenant de la fermentation des substances végétales et animales. Il est en masses, d'un blanc opaque, d'une saveur âpre, insoluble dans l'eau, à moins que celle-ci ne contienne du gaz acide carbonique; fusible, passe à l'état de protoxyde demi-vitreux à une haute température, noircit par l'acide hydro-sulfurique, est soluble avec effervescence dans l'acide nitrique, etc. Ce sel est astringent et altérant.

SECTION IV.

Métaux malléables et difficilement oxydables.

Ce sont l'argent, l'or, le platine, et quelques métaux qui se trouvent dans le platine du commerce,
savoir : l'osmium, le palladium, le rhodium et l'iri-
dium. L'argent est le seul employé, et exclusivement à l'état de nitrate.

Nitrate d'argent. On l'obtient en traitant l'argent
métallique par l'acide nitrique pur, qui l'attaque
vivement en dégageant beaucoup de gaz nitreux.
Ce sel cristallise en lames carrées ; il est très-caustique, se dissout dans son poids d'eau, forme avec
les hydro - chlorates un précipité insoluble dans
l'acide nitrique, colore les substances animales en
noir ; détonne et reprend l'état d'argent métallique
sur les charbons ardens. Fondu et coulé dans une lin-
gotière cylindrique, il constitue la *pierre infernale.*
Celle-ci est de couleur gris–d'ardoise, d'une saveur
très-âcre, et présente dans sa cassure des aiguilles ou
rayons qui vont du centre à la circonférence. Le
nitrate d'argent est composé de 69 à 70 d'oxyde d'argent, et de 31 à 30 d'acide nitrique. Il ne contient
que peu d'eau de cristallisation. Fondu, c'est le cathérétique le plus employé. On le donne depuis
quelque temps, à très-petites doses, à l'intérieur,
dans l'épilepsie.

CLASSE HUITIÈME.

Eaux minérales naturelles.

Eaux économiques.

Eau de neige. Privée d'air et d'acide carbonique lorsqu'elle est récemment fondue.

Eau de pluie. Contenant de l'air, de l'acide carbonique et, suivant quelques chimistes, de l'hydro-chlorate et du nitrate de chaux, mais seulement dans des quantités extrêmement petites.

Il faut recueillir celle qui tombe la dernière et loin des habitations.

Eau de fleuve et de rivière. Très-aérée, tenant le plus souvent en solution du sulfate, du carbonate et du muriate de chaux, de l'hydro-chlorate de soude, du nitrate de chaux ; elle est pure lorsqu'elle roule sur du sable ; elle est chargée de différentes substances organiques lorsqu'elle appartient à de petites rivières dont le mouvement est lent.

Eau de source ou de fontaine. Contenant les mêmes matériaux que la précédente ; souvent moins aérée.

Eau de puits. Peu aérée ; contenant les sels indiqués, en quantité plus considérable que les précédentes ; contenant aussi quelquefois du nitrate de potasse. Elle varie d'ailleurs selon qu'elle filtre à travers des couches calcaires, salines, argileuses ou siliceuses.

Eau de marais. Peu aérée, non limpide, d'une couleur jaunâtre ; plus ou moins fétide ; dégageant différens gaz hydrogènes ; contenant une matière extractive.

Eau de mer. D'une saveur salée ; contenant beaucoup d'hydro-chlorate de soude, de sulfate de chaux et de magnésie, beaucoup de matière animale.

Eaux médicinales.

Elles contiennent, en général, de l'acide carbonique, du gaz acide hydro-sulfurique, des hydro-sulfates sulfurés de potasse et de chaux, du carbonate et du sulfate de fer, différens sulfates alcalins et terreux, et surtout des sulfates de soude, de magnésie et de chaux ; des hydro-chlorates, et surtout ceux de soude, de chaux et de magnésie ; des nitrates de potasse et de chaux ; des carbonates de chaux, de potasse, de soude et de magnésie ; quelquefois des bitumes ou une matière animale albumineuse ou gélatineuse. Elles peuvent contenir un nombre plus ou moins grand de ces différentes substances et dans des proportions variées. C'est d'après la prédominance de tels ou tels corps qu'on les divise en *eaux acidules, salines, sulfureuses* et *ferrugineuses.* Elles sont froides ou thermales.

ORDRE PREMIER.

Eaux acidules.

D'une saveur piquante, aigrelette ; dégageant beaucoup de bulles par l'agitation ; rougissant le bleu de tournesol ; formant avec l'eau de chaux un précipité blanc. Contenant beaucoup de gaz acide

carbonique (souvent plusieurs fois le volume), conjointement avec de l'hydro-chlorate de soude, du
carbonate de soude, du carbonate de chaux et de
magnésie, quelquefois aussi avec du sulfate ou du
carbonate de fer. Froides ou thermales.

Eaux acidules froides. Température non supérieure à celle de l'atmosphère.

Les principales sont :

1°. *Celles de Bar, de Chadeldon, de Medague,
du Mont-d'Or, de Saint-Myon, département du
Puy-de-Dôme ;*

2°. *De Saint-Calmier, de Montbrison, département de la Loire ;*

3°. *De Langeac, département de la Haute-
Loire ;*

4°. *De Sultzmatt, département du Haut-Rhin ;*

5°. *De Pougues, de Saint-Parize, département
de la Nièvre.*

Eaux acidules thermales. Température variable
de 25 à 70° centigrades+o.

Les plus accréditées sont :

1°. *Celles de Chatelguyon, de Clermont-Fer-
rand, du Mont-d'Or, département du Puy-de-
Dôme. Les premières sont chaudes de 30° centi-
grades+o, les deuxièmes de 25°+o, les troisièmes
de 44 à 46°+o.*

2°. *Les eaux de Dax, département des Landes ;
chaudes de 25 à 27°+o ;*

3°. *Celles de Néris, département de l'Allier ;
chaudes de 60°+o.*

ORDRE DEUXIÈME.

Eaux salines.

D'une saveur variée selon les sels qu'elles contiennent en plus ou moins grande quantité ; précipitant d'une manière notable par les alcalis fixes, par l'ammoniaque, l'eau de chaux, l'hydro-chlorate de baryte, les sels liquides de plomb, de mercure et d'argent, par l'acide oxalique. Donnant par l'évaporation un nombre plus ou moins grand et des proportions variées de sulfates de chaux et de magnésie ; d'hydro-chlorates de soude, de chaux et de magnésie ; de carbonates de soude, de chaux et de magnésie (le maximum de ces substances est de 0,05) ; contenant quelquefois, en outre, du gaz acide carbonique, du gaz acide hydro-sulfurique, mais dans de moindres proportions. Froides ou thermales.

Eaux salines froides. Température non supérieure à celle de l'atmosphère.

Les principales sont acidules : telles sont :

1°. Les eaux de Sedlitz et de Saidzchütz en Bohême, contenant entre autres 0,033 de sulfate de magnésie ;

2°. Les eaux de Seltz, contenant entre autres 0,005 d'hydro-chlorate de soude ;

3°. Les eaux de Pyrmont sur le Weser, contenant entre autres 0,07 d'hydro-chlorate de soude et de magnésie ;

4°. Les eaux d'Epsom, dans le comté de Surry en Angleterre, contenant entre autres 0,03 de sulfate de magnésie ;

5°. *Les eaux de Balaruc, département de l'Hérault, contenant entre autres 0,006 d'hydro-chlorate de soude, et 0,001 d'hydro-chlorate de magnésie ;*

6°. *Les eaux de Jarville, département de la Meurthe, contenant entre autres 0,004 de sulfate de soude et 0,002 d'hydro-chlorate de soude ;*

7°. *Les eaux d'Aix, département du Mont-Blanc, contenant entre autres 0,003 de carbonate de chaux, 0,002 de sulfate de chaux.*

Eaux salines thermales. Température variable de 37 à 80° centigrades+o.

Les plus accréditées sont :

1°. *Celles de Bourbonne-les-Bains, département de la Haute-Marne, contenant entre autres 0,005 d'hydro-chlorate de soude ; chaudes de 46 à 69° centigrades+o ;*

2°. *Les eaux de Lamotte, département de l'Isère, contenant entre autres 0,001 de sulfate de magnésie ; chaudes de 80° centigrades+o ;*

3°. *Les eaux de Sylvanès, département de l'Aveyron, contenant 0,0005 d'acide carbonique, 0,0002 de sulfate et hydro-chlorate de soude et de magnésie, ainsi que de carbonate de fer ; chaudes de 38° centigrades+o ;*

4°. *Les eaux de Plombières, département des Vosges, contenant entre autres 0,005 de carbonate de soude, autant de sulfate de soude, 0,0001 d'albumine ; chaudes de 55 à 77° centigrades+o ;*

5°. *Les eaux de Luxeuil, peu chargées, etc.*

ORDRE TROISIÈME.

Eaux sulfureuses.

D'une odeur fétide, analogue à celle des œufs putréfiés; d'une saveur désagréable. Déposant du soufre par le contact de l'air, par les acides sulfureux, nitreux, et le chlore liquide; jaunissant et noircissant l'argent; précipitant en noir avec le nitrate de mercure et les sels de plomb, en orangé avec le deuto-chlorure de mercure. Contenant du gaz acide hydro-sulfurique ou des hydro-sulfates sulfurés de potasse et de chaux, et souvent plusieurs sulfates et hydro-chlorates alcalins et terreux; quelquefois du gaz acide carbonique. Froides ou thermales.

Eaux sulfureuses froides. Dégageant du gaz hydrogène sulfuré par les acides, et précipitant presque toujours plus ou moins de soufre; température non supérieure à celle de l'atmosphère.

Les plus usitées sont celles d'Enguien, département de Seine-et-Oise.

Eaux sulfureuses thermales. Mêmes caractères; température variable de 22 à 75° centigrades+o.

Les plus usitées sont :

1°. *Celles d'Aix, département du Mont-Blanc;*

2°. *D'Arles, département des Pyrénées orientales ;*

3°. *D'Aix-la-Chapelle, département de la Roer;* chaudes de 36 à 75° centigrades+o.

4°. *De Saint-Amand, département du Nord;* chaudes de 18 à 27°+o;

5°. *De Bagnères - Luchon, département des Hautes-Pyrénées; chaudes de* 30 *à* 62°+0 ;

6°. *De Barèges, même département; chaudes de* 41 *à* 56°+0 ;

7°. *De Cauterets, même département; chaudes de* 22 *à* 65°+0 ;

8°. *De Bonnes, département des Basses-Pyrénées; chaudes de* 26 *à* 37°+0 ;

9°. *De Digne, département des Basses-Alpes; chaudes de* 27 *à* 50° ;

10°. *De Plombières; département des Vosges, etc.*

ORDRE QUATRIÈME.

Eaux ferrugineuses.

D'une saveur âpre ; précipitant en rouge brun ou en noir avec l'infusion de noix de galles, et en bleu avec les prussiates alcalins seuls ou secondés par un acide oxygénant ; se recouvrant à l'air d'une pellicule ferrugineuse irisée. Contenant, outre les sels ferrugineux, des sulfates et des hydro-chlorates alcalins et terreux , du gaz acide carbonique, et quelquefois du gaz acide hydro-sulfurique. Elles sont froides ou thermales ; mais les plus actives sont froides, ou employées froides. Elles sont minéralisées par le carbonate ou par le sulfate de fer. Les unes et les autres sont toniques , astringentes , altérantes. Les sulfatées sont plus astringentes que les carbonatées.

Eaux ferrugineuses carbonatées.

Elles rougissent le bleu de tournesol, et précipitent abondamment avec l'eau de chaux.

Les plus usitées parmi les froides sont :

1°. *Celles de Bussang , département des Vosges ;*

2°. *De Spa , royaume des Pays-Bas ;*

3°. *De Forges , d'Aumale ; de Rouen , département de la Seine-inférieure ;*

4°. *De Chapelle - Godefroy , département de l'Aube ;*

5°. *De Fontenelle , près Roche-sur-Yon , département de la Vendée ;*

6°. *De Gondon , département du Loiret ;*

7°. *De Hucheloup , département des Vosges ;*

8°. *De Nancy , département de la Meurthe ;*

9°. *De Sultz , ci-devant département du Bas-Rhin ;*

10°. *De Watweiler , ci-devant département du Haut-Rhin , etc.*

Les plus connues des thermales sont :

1°. *Celles de Vichy , département de l'Allier ; chaudes de 31 à 49°+0 ;*

2°. *De Bourbon-l'Archambault , même département ; chaudes de 40 à 51°+0.*

Eaux ferrugineuses sulfatées.

Elles rougissent le bleu de tournesol ; forment avec l'hydro-chlorate de baryte un précipité blanc , lourd, que l'acide hydro-chlorique ne peut dissoudre ; elles donnent par l'évaporation des cristaux de sulfate de fer ; elles sont ordinairement froides.

Les plus accréditées sont :

1°. *Celles de Passy, département de la Seine ;*
2°. *De Provins, département de Seine-et-Marne ;*
3°. *De Sermaise, département de la Marne ;*
4°. *De Caen, département du Calvados ;*
5°. *D'Alais, département du Gard ;*
6°. *De Segray, département du Loiret ;*
7°. *De Vals, département de l'Ardèche, etc.*

CLASSE DIXIÈME.

Des Substances végétales.

Nous divisons cette classe en quatre sections : la première est formée par les diverses parties des végétaux ; la seconde, par les produits ou matériaux immédiats simples ; la troisième, par les produits composés que l'on retire des mêmes substances non altérées. Enfin la quatrième comprend les produits de leur altération.

SECTION PREMIÈRE.

Parties des Végétaux.

§ Ier. *Racines.*

On les emploie en entier ou on enlève leur écorce et leurs fibres. On peut les diviser en fades, douces, odorantes, amères, acerbes et âcres. On récolte les racines annuelles vers le temps de la floraison ; les bisannuelles, au commencement de la seconde année ou au milieu de l'hiver ; les racines vivaces, dans le temps de l'exfoliation ; les racines aquatiques, en tous temps, excepté en hiver ; les racines ligneuses, au commencement de la germination ; les racines charnues, avant l'hiver ou peu après la maturité de la semence.

Racines fades.

Donnant à l'analyse du muqueux ou de l'amidon. On rejette en général leur écorce. On récolte les mucilagineuses au printemps.

Guimauve officinale (*altœa officinalis*, L. ; *malvacées*, J., V. ; *monadelph. polyandr.*, L. F. ♃). Racine longue, d'une moyenne épaisseur, rameuse, cylindrique, rugueuse, flexible, charnue, de couleur brune pâle au dehors, blanche en dedans ; inodore ; d'une saveur fade, douceâtre. Muqueux.

Consoude officinale, grande consoude (*consolida major, symphitum officinale*, L. ; *borraginées*, J., V. ; *pentandr. monogyn.*, L. F.). Racine longue, d'une médiocre épaisseur, rameuse, cylindrique, charnue ; brune au dehors, blanche au dedans, et brunissant aussitôt au contact de l'air ; inodore, d'une saveur fade. Décoction aqueuse précipitant en noir avec le sulfate de fer vert. Muqueux, tannin ou acide gallique, etc.

Chiendent, gramen (*triticum repens*, L. ; *froment chiendent* ; *graminées*, J., V. ; *triandr. dygyn.*, L. F. ♃). Racine longue, mince, articulée, lisse, un peu fibreuse ; de couleur jaune pâle au dehors, blanche en dedans ; inodore ; d'une saveur fade, douceâtre. Amidon, extracto-sucré, etc.

Orchis (*orchis morio*, L., *orchis mascula*, L.,

orchis latifolia, L., *orchis maculata*, L., *orchis bifolia*, L., *orchis pyramidalis*, L. ; *orchidées*, J., V. ; *gynandr. diandr.*, L. F. ♃). Cette racine est convertie, dans les officines, à l'état sous lequel elle est désignée par le nom de *salep* ou *salap*.

Racines douces.

Donnant à l'analyse de l'extracto-sucré. L'extractif est souvent amer.

Réglisse officinale, liquiritia (*glyzyrrhiza glabra*, L. ; *légumineuses*, J., V. ; *diadelph. décandr.*, L. F. ♃). Racine longue, d'une épaisseur médiocre, cylindrique ; d'une texture sèche, fibreuse ; de couleur brunâtre au dehors, jaune au dedans ; presque inodore ; de saveur douce, puis un peu amère. Elle est formée, d'après M. Robiquet, de fécule amilacée, d'albumine végétale ou de substance végéto-animale, d'une huile résineuse, brune et épaisse, qui donne de l'âcreté à la décoction de réglisse ; de ligneux, d'une matière colorante, d'acide phosphorique et d'acide malique combinés avec la chaux et avec la magnésie ; enfin d'une matière sucrée qui se rapproche des résines, et que M. Devaux a appelée *sacco-gommite ;* enfin d'une matière cristalline qui a quelques rapports avec l'asparagine.

Réglisse hérissée (*glyzyrrhiza echinnata*, L. Esp. ♃).

Polypode commun (*polypodium vulgare*, L. ; *fougères*, J., V., L. F. ♃). Racine peu longue, peu épaisse, cylindrique, tortueuse, tuberculeuse, écailleuse, ligneuse ; de couleur brune au dehors,

jaune-verdâtre ou brunâtre en dedans, selon qu'elle
est fraîche ou desséchée; inodore; d'une saveur
douce, puis nauséabonde et amère. Extrait sucré.

Racines odorantes.

D'une odeur marquée; d'une saveur chaude, âcre.
Huile volatile.

On emploie ordinairement toutes leurs parties.

Benoite, caryophyllata (*geum urbanum*, L.; *benoite commune; rosacées*, J., V.; *icosandr. polygyn.*, L. F. ♃). Racine mince, fibreuse, de texture
ligneuse, de couleur brune-rouge au dehors, blanche
en dedans; d'une odeur de gérofle; d'une saveur
chaude, amère, âcre, un peu acerbe. Poudre rouge
pâle. Sa solution précipitant en vert avec le sulfate
de fer. Tannin, extractif simple, huile volatile.

Aunée, enula campana (*enula helenium*, *aunée
officinale*, L.; *radiées*, T., Desf.; *corymbif.*, J., V.;
syngénés. polygam. superfl., L. F. ♀). Racine longue, rameuse, cylindrique, charnue; de couleur
brunâtre au dehors lorsqu'elle est fraîche, et grisâtre
lorsqu'elle est sèche; blanchâtre en dedans; d'une
odeur agréable, d'une saveur chaude, âcre, amère.
Huile volatile camphrée, extractif, etc.

Angélique (*angelica archangelica*, L.; *angélique
officinale; ombellif.*, J., V.; *pentandr. digyn.*, L.
F. ♂). Racine grosse, épaisse, fusiforme, rameuse,
charnue; brunâtre au dehors, blanche en dedans;
d'une odeur agréable, d'une saveur chaude, douceâtre. Huile volatile, extrait sucré, etc.

Livèche, levisticum (*ligusticum levisticum*, L.,

livèche officinale ; ombellif. , J. , V. ; pentandr. di-gyn. , L. F. ꝛ). Racine longue , épaisse , rameuse , charnue ; jaune ou brune au dehors , blanche en dedans ; d'une odeur forte et agréable ; d'une saveur chaude , douceâtre , fade , âcre. Huile volatile , extrait sucré , etc.

Impératoire , imperatoria (imperatoria ostruthium , L. ; impératoire commune ; ombellif., J. , V. ; pentandr. digyn. , L. F. ꝛ). Racine oblongue , épaisse , annelée , rameuse , charnue , brunâtre au dehors , blanchâtre en dedans ; d'une odeur forte et aromatique ; d'une saveur chaude , amère , un peu âcre. Huile volatile , extractif , etc.

Serpentaire de Virginie , serpentaria (aristolochia serpentaria , aristoloche serpentaire ; aristoloches , J. ; asaroïdes , V. ; gynandr. hexandr. , Am. s. ꝣ). Racine petite , fibreuse , tortueuse , tuberculeuse ; de couleur verte-brunâtre au dehors , blanche-jaunâtre en dedans , sèche ; d'une odeur camphrée particulière ; d'une saveur chaude , âcre , amère. Huile volatile camphrée , extractif , etc.

Petite valériane , valeriana minor (valeriana officinalis , L. ; valériane officinale ; dipsacées , J. , V. ; triandr. monogyn. , L. F. ꝣ). Racine courte , fibreuse , de texture sèche , ligneuse ; de couleur brune en dehors et blanche-jaunâtre en dedans ; d'une odeur forte , camphrée , attirant les chats ; d'une saveur chaude , amère , salée , désagréable. Huile volatile camphrée , extractif , etc.

On la confond quelquefois avec la valériane dioïque.

Grande valériane , valeriana major (valeriana

phu, L.; *valériane phu*. F. ♃). Racine longue, épaisse, annelée, à fibres latérales épaisses; grisâtre au dehors, blanchâtre en dedans; d'une odeur et d'une saveur analogues à celles de la précédente. Même composition.

Roseau aromatique, calamus aromaticus (acorus calamus, L.; *aroïdes*, J., V.; *hexandr. monogyn.*, L. F. ♃). Racine longue, d'une épaisseur médiocre, cylindrique, un peu aplatie, rugueuse, articulée, flexible, spongieuse; de couleur grise-noirâtre au dehors, blanche-rouge en dedans; d'une odeur agréable; d'une saveur chaude, âcre, amère. Huile volatile, extractif, etc.

Cabaret, asarum (asarum europæum, L.; *cabaret d'Europe; aristoloches*, J.; *asaroïdes*, V.; *dodécandr. monogyn.*, L. F. ♃). Racine petite, mince, cylindrique, tuberculeuse, tortueuse, de cassure facile, d'une texture ligneuse, de couleur brune-grisâtre au dehors, et jaunâtre en dedans; d'une odeur forte, approchant un peu de celle de la racine de valériane officinale; d'une saveur amère, âcre, nauséabonde. Huile volatile camphrée, extractif, etc.

Racines amères.

Communiquant leur amertume à l'eau froide ainsi qu'à l'eau bouillante et à l'alcool. Donnant à l'analyse de l'extractif.

Gentiane (gentiana lutea, L.; *gentiane jaune; gentianes*, J.; *gentianées*, V.; *pentandr. digyn.*, L. Alpes, F. ♃). Racine longue, d'une épaisseur variée, cylindrique, rugueuse, annelée, spongieuse;

de couleur brunâtre au dehors, jaunâtre au dedans ;
d'une odeur légère ; d'une saveur douceâtre, amère,
très-forte. Extractif amer, matière mucilagineuse,
résine. *Cette racine semble aussi contenir, d'après les
expériences de M. Planche, de l'acide acétique et un
principe nauséabond, volatil, agissant sur le cerveau
à la manière des plantes vireuses. La racine de gentiane de Suisse contient en outre du sucre, et on en
retire de l'eau-de-vie par la fermentation.*

Il ne faut pas la confondre avec la racine d'aco-
nitum lycoctonum, *L.*, *et de* ranunculus thora, *L.*

Chicorée sauvage, cichorus sylvestris (*cichorium*
intybus ; *L.* ; *demi-floscul.*, *T.*, Desf. ; *chicoracées*,
J., *V.* ; *syngénés. polygam. égale*, *L. F. ɹ*). Racine
longue, d'une épaisseur médiocre, cylindrique, rameuse ; de couleur brune pâle au dehors, blanche
au dedans ; charnue ; inodore ; d'une saveur fade.
Extractif amer.

Colombo, colombo, calumba. Ceylan. Racine en
tranches rondes, aplaties, peu larges et peu épaisses ;
quelquefois en tranches oblongues ; d'une cassure et
d'une tissure fibreuses ; d'une odeur légère ; d'une
saveur amère, un peu âcre. Epiderme brunâtre, rugueux ; écorce jaunâtre, très-amère ; moelle fari-
neuse, moins amère. Poudre verdâtre. Extractif
amer, huile volatile.

Polygala amer (polygala amara, L. ; *pédicu-*
laires, J. ; *rhinanthoïdes*, V. ; *diadelp. octandr.*, L.
F. ɹ). Racine à tête tuberculeuse, courte, rameuse,
tortueuse, ligneuse ; de couleur grisâtre au dehors,
blanche-jaunâtre en dedans ; inodore ; d'une saveur
amère, douceâtre. Extractif amer.

Rhubarbe, rhabarbarum (rheum palmatum et ondulatum, L.; rhubarbe palmée et ondée; polygonées, J., V.; ennéandr. trigyn., L. Chine, et cultiv. en Fr. ♃). On lui fait ordinairement subir quelque préparation : alors elle est privée de l'écorce, est de forme variée, légère, de couleur jaunâtre au dehors, et veinée à l'intérieur par des lignes rouges séparées par une matière blanche ; d'une cassure écailleuse ou tuberculeuse ; d'une odeur un peu nauséabonde ; d'une saveur acerbe , plus ou moins amère. Poudre jaunâtre. Sa solution précipite en vert avec le sulfate de fer. *Elle est formée, suivant M. Henry, 1°. d'un principe colorant jaune, analogue au tannin, doué d'une saveur amère, âpre; insoluble dans l'eau froide ; soluble dans l'alcool, l'éther et l'eau bouillante ; auquel on a donné le nom de caphopicrite ; 2° d'une huile fixe, douce, rancissant par la chaleur ; 3° d'un peu de gomme ; 4° d'amidon ; 5° de ligneux ; 6° de malate acide de chaux ; 7° d'oxalate de chaux qui fait le tiers de son poids ; 8° d'un peu de sulfate de chaux et d'un sel à base de potasse.*

Racines acerbes.

Egalement solubles dans l'eau froide et dans l'eau bouillante, ou plus solubles dans celle-ci. Solution précipitant en vert ou en noir avec le sulfate de fer. Tannin , acide gallique , extractif.

Bistorte, bistorta (polygonum bistorta, L., polygone bistorte; polygonées, J., V.; octandr. trigyn., L. F. ♃). Racine courte, peu épaisse, tortueuse, aplatie, annelée, rugueuse, cassante ; de texture ligneuse; de couleur brunâtre au dehors, rougeâtre en dedans ; inodore ; d'une saveur acerbe. Tannin peu soluble dans l'eau froide.

Tormentille, tormentilla (tormentilla erecta, L., *tormentille droite ; rosacées,* J., V. ; *icosandr. polygyn.,* L. F. ♃). Racine courte, peu épaisse, irrégulière, tuberculée, fibreuse ; de texture ligneuse ; de couleur brunâtre au dehors, rouge-brunâtre en dedans ; inodore ; d'une saveur acerbe. Tannin peu soluble dans l'eau froide.

Racines âcres.

Elles n'ont rien de commun dans leur composition, si ce n'est un extractif soluble dans l'eau froide et bouillante, qui paraît être âcre ; elles perdent souvent leurs propriétés par le contact de l'air et par la chaleur.

Hellébore blanc, helleborus albus (veratrum album, L., *veratre blanc ; joncs,* J. ; *joncacées,* V. ; *polygam, monoéc.,* L. F. ♃). Racine en fragmens oblongs, épais, rugueux, irréguliers, ligneux ; de couleur grisâtre au dehors, blanchâtre en dedans et grisâtre au centre ; d'une odeur nauséabonde dans l'état frais, inodore dans l'état sec ; d'une saveur âcre, chaude, amère. Extractif, résine, matière volatile non déterminée, etc.

Hellébore noir (helleborus niger, L. ; *renonculacées,* J., V. ; *polyandr. polygyn.,* L. F. ♃). Racine de forme irrégulière, subglobuleuse, rameuse (ses rameaux étant très-fibreux, tortueux) ; d'une texture ligneuse ; d'une couleur brune au dehors, blanchâtre dans l'intérieur ; d'une odeur nauséabonde ; d'une saveur amère, âcre, persistante. Extractif, résine, matière volatile non déterminée, etc.

On la confond quelquefois avec les racines d'helleborus viridis, L., *d'helleborus fœtidus*, L., *d'adonis vernalis*, L., *d'adonis apennina*, L., *de trollius europæus*, L., *d'actæa spicata*, L., *d'astrantia major*, L., *d'aconitum napellus*, L.

Ipécacuanha (*psychotria emetica*, Mutis. Pérou. *Calicocca ipecacuanha*, Gomez *et* Brotaro. Brésil. *Rubiacées*, J., V.; *pentandr. monogyn.*, L.). Racine courte, mince, cylindrique, annelée, tortueuse. Écorce épaisse, annelée au dehors, friable; de texture résineuse; de couleur grise ou brunâtre au dehors et blanche au dedans. Bois fibreux, cylindrique, moins large que l'écorce. Odeur nauséabonde; saveur amère, un peu piquante et âcre. Solution verdissant avec le sulfate de fer. *D'après les expériences de MM. Pelletier et Magendie, l'écorce de l'ipécacuanha brun contient, sur* 100 *parties*, 2 *de matière grasse, huileuse, odorante*; 16 *d'émétine*, 6 *de cire végétale*, 10 *de gomme*, 42 *d'amidon*, 20 *de ligneux, et quelques traces d'acide gallique* (*perte*, 4). *Le meditullium est composé de* 1,15 *d'émétine, de* 2,4 *de matière extractive non émétique, de* 5 *de gomme de* 20 *d'amidon, de* 66,60 *de ligneux, de quelques traces d'acide gallique et de matière grasse* (*perte*, 4,80). *Ces expériences confirment que la partie corticale jouit de propriétés médicinales beaucoup plus énergiques que le meditullium. L'analyse de l'ipécacuanha gris a présenté à-peu-près les même résultats.*

On croit que l'ipécacuanha brun appartient a

psychotria emetica, *et le gris au* calicocca ipecacuanha. *L'ipécacuanha gris est souvent mêlé avec la
racine de* viola parviflora, *L. Le nom d'ipécacuanha
a d'ailleurs été donné à un grand nombre de racines
vomitives appartenant aux familles des apocynées,
des violettes, des tithymaloïdes, etc., ainsi qu'il
résulte des recherches de M. Decandolle.*

Jalap, jalapa (convolvulus jalapa, *liseron jalap,*
L.; ipomæa macrorhiza, Mich.; *liserons,* J.; con-
volvulacées, V.; *pentandr. monogyn.* L. Mexique.
♃). Racine courte, grosse, arrondie, ovalaire ou
en tranches; pesante; rugueuse; de couleur noirâtre
au dehors et grise veinée en dedans; d'une cassure
ondulée, lisse, présentant beaucoup de points brillans; d'une odeur un peu nauséabonde; d'une saveur
piquante, âcre. *Les expériences de M. Planche tendent à prouver que cette racine est formée de ligneux,
d'une matière colorante brune, d'un principe sucré,
d'amidon, d'acide acétique, et d'une résine à laquelle
on attribue ses propriétés médicinales.*

*On la falsifie quelquefois avec la racine de
bryone blanche.*

Racines et Bulbes âcres, volatils.

Raifort sauvage, raphanus rusticanus, armoracia
(cochlearia armoracia, L., *cochléaria raifort;* cru-
cif., J., V.; *tétradyn. silicul.* L. F. ♂). Racine cylindrique, annelée, épaisse, charnue, blanche en
dedans; d'une odeur piquante; d'une saveur âcre.
Huile volatile, albumine, etc., etc.

Scille, scilla (scilla maritima, L., *scille mari-*

time; lis, J.; *liliacées*, V.; *hexandr. monogyn.*, L. F. m. ♃). Bulbe de grosseur variée; pyriforme; composé de squammes charnues, larges, nerveuses vers les bords, recouvertes par d'autres squammes sèches, membraneuses, linéaires, minces, de couleur variée; donnant naissance à sa base à des fibres rameuses, minces; d'une odeur piquante, irritant les yeux et le nez; d'une saveur visqueuse, âcre, nauséabonde. *Suivant M. Vogel*, 100 *parties de scille desséchée contiennent* 3o *parties de ligneux,* 6 *de gomme*, 24 *de tannin, du nitrate de chaux et une matière sucrée; enfin* 35 *parties d'un principe qu'il a appelé* scillitine *ou principe amer visqueux, auquel M. Vogel attribue les propriétés médicinales de la scille.*

Ail, allium (allium sativum, L., *ail cultivé.* F. ♃). *Suivant l'analyse récemment faite par M. Bouillon-Lagrange, l'ail contient une huile volatile très-âcre à laquelle paraissent dues ses propriétés les plus remarquables, du soufre, un peu de fécule amilacée, de l'albumine végétale et une matière sucrée.*

Oignon, cepa (allium cepa, L., *ail - oignon.* F. ♂). *L'oignon contient, d'après l'analyse de Fourcroy et Vauquelin, une huile blanche, âcre, volatile et fétide, à raison d'une certaine quantité de soufre qu'elle renferme, beaucoup de sucre liquide et de mucilage semblable à la gomme arabique, une matière végéto-animale coagulable par la chaleur et analogue au gluten, du ligneux tendre, retenant un peu de cette dernière matière, de l'acide phosphorique et de l'acide acétique, du phosphate et du citrate calcaire. Le suc de l'oignon abandonné à lui-*

même, à la température de 15 à 20 degrés, ne fournit pas d'alcool, et se convertit en acide nitrique et en manne.

Racines peu sapides.

Salsepareille (smilax sarsaparilla, L. ; *asperges,* J.; *smilacées,* V.; *dioéc. hexandr.,* L. Asie. ♃). Radicules longues, minces et étroites, flexibles, sillonnées, ligneuses ; de couleur brunâtre en dehors, blanche en dedans ; inodores, fades, un peu amères. Extractif peu sapide.

Squine, china (smilax china, L. Chine, Amérique. ♄). Racine tubéreuse, tortueuse, légère, spongieuse ; de couleur jaune-rougeâtre au dehors et blanche - rougeâtre en dedans ; inodore ; d'une saveur fade, douceâtre. Extractif peu sapide, amidon, etc.

Fougère mâle, filix mas (polypodium filix mas, L.; *fougères,* J., V., L. F. ♃). Racine oblongue, épaisse, écailleuse, de texture ligneuse, de couleur brune au dehors et pâle en dedans ; d'une odeur faible ; d'une saveur douceâtre, fade et amère. Sa solution verdissant un peu avec le sulfate de fer. Extractif, tannin, etc.

Bardane, bardana, lappa major, prosopis (arctium lappa, L., *bardane officinale; flosculeuses,* T., Desf.; *cynarocéphales,* J., V.; *syng. polyg. égale.* F. ♂). Racine longue, peu épaisse, fusiforme, ridée, charnue ; de couleur brune au dehors et blanche en dedans ; inodore ; de saveur fade, douceâtre, amère. Extractif, muqueux, etc.

Patience, lapathum acutum (rumex acutus, L.,

rumice aiguë; polygonées, J., V.; *hexandr. tri-gyn.* L. F. ♃). Racine longue, fusiforme, peu épaisse, ridée, compacte; brunâtre au dehors et jaune-verdâtre en dedans; inodore; d'une saveur un peu amère et acerbe. Extractif, tannin, soufre, etc.

On emploie aussi quelquefois le rumex patientia, *le* rumex obtusifolius, *L.*, *le* rumex aquaticus, *L.*, *le* rumex crispus, *L.*

§ II. *Ecorces et Bois.*

On fait plus fréquemment usage de l'écorce du tronc que de celle de la racine; on l'emploie plus ou moins isolée du bois. On récolte les écorces en général au printemps : on préfère celle des jeunes branches à celle du tronc et des vieilles branches. On récolte les bois en hiver ou au commencement du printemps; on rejette ceux d'arbres et d'arbustes trop jeunes et trop vieux. On peut diviser les écorces et les bois en ceux qui sont amères, acerbes, odorans et âcres.

Ecorces et Bois amers.

Simarouba (quassia simaruba, L.; *magnoliers,* J ; *tulipifères,* V.; *décandr. monogyn.,* L. Am. m. ♄). Ecorce très longue, mince, très-flexible; de texture fibreuse; recouverte d'un épiderme pâle, inégal ; jaunâtre à sa face interne ; inodore; d'une saveur amère, non acerbe. Sa solution ne précipitant point avec le sulfate de fer. Extractif simple amer.

Quassia, bois de Surinam (quassia amara, L., *quassia excelsa.* Surinam, Cayenne. ♄). Bois de grosseur variée, très-léger. Ecorce mince, inégale, grisâtre au dehors et jaune-paille à sa face interne ; inodore ; d'une saveur très-amère. Bois jaune-paille, inodore ; d'une saveur très-amère ; difficilement pulvérisable. Sa solution, d'un jaune pâle, ne précipitant point avec le sulfate de fer. Extractif simple amer.

Angusture (*magnolia pulmieri ?* Ile Angusture, aux Indes orientales. ♃). Ecorce en fragmens de longueur variée, de largeur médiocre, minces, aplatis ou roulés ; de cassure fibreuse ; recouverts d'un épiderme inégal ; de couleur jaunâtre à leur face interne ; peu odorans ; d'une saveur amère. Solution ne précipitant pas avec le sulfate de fer vert. Décoction aqueuse instantanée se troublant par le refroidissement. Extractif amer, huile volatile.

Quinquina orangé (*cinchona lançifolia*, Mutis ; *rubiacées*, J., V. ; *pentandr. monogyn.*, L. Sta-Fé de Bogota, Pérou. ♃). Ecorce de couleur orangée ; d'une cassure fibreuse ; d'une odeur légère, agréable ; d'une saveur amère, un peu chaude, peu acerbe. Poudre orangée. Macération aqueuse de couleur jaunâtre, précipitant en vert avec le sulfate de fer. Décoction aqueuse instantanée de couleur jaunâtre, se troublant par le refroidissement, et laissant précipiter une matière poisseuse. Macération alcoolique d'un jaune doré ; précipitant avec l'eau. Matière extractive amère, tannin, huile volatile, sel calcaire, etc.

Quinquina jaune (*cinchona cordifolia*, Mutis. Sta-Fé de Bogota, montagnes élevées du Pérou. ♃). Ecorce jaune-paille ; de cassure fibreuse ; d'une odeur faible, d'une saveur amère, non acerbe. Poudre jaune pâle. Macération aqueuse de couleur brunâtre, précipitant en vert avec le sulfate de fer vert. Décoction aqueuse instantanée de couleur brunâtre, se troublant par le refroidissement, et laissant précipiter une matière poisseuse. Macération alcoolique de couleur brune, précipitant avec l'eau. Extractif, tannin, etc.

Quinquina rouge (*cinchona oblongifolia*, Mutis. Pérou, Sta-Fé de Bogota. ♄). Ecorce de couleur rouge, plus ou moins foncée; d'une cassure fibreuse; sans odeur; d'une saveur acerbe, amère. Poudre rouge. Macération aqueuse de couleur rougeâtre légère; précipitant en vert avec le sulfate de fer. Décoction aqueuse instantanée d'un rouge foncé, se troublant par le refroidissement, et précipitant une matière poisseuse ou pulvériforme. Macération alcoolique de couleur rouge, précipitant par l'addition de l'eau. Matière extractive, tannin, sel calcaire, etc.

Le quinquina rouge d'ocre ne paraît être qu'une variété de cette espèce, et paraît provenir du tronc et des grosses branches.

Quinquina gris de Loxa (*cinchona officinalis*, L.; *condaminea de* MM. Humboldt et Bonpland. Pérou. ♄). Ecorce d'un brun jaunâtre, recouverte d'un épiderme grisâtre; d'une cassure fibreuse; peu odorante; d'une saveur amère, un peu acerbe. Poudre brune pâle. Macération aqueuse de couleur jaunâtre, précipitant en vert avec le sulfate de fer. Décoction aqueuse instantanée jaune; se troublant et précipitant une matière poisseuse par le refroidissement. Macération alcoolique de couleur jaune dorée, précipitant par l'addition de l'eau. Matière extractive, tannin, etc.

Quinquina blanc (*cinchona ovalifolia*, Mutis. Sta-Fé de Bogota. ♭). Écorce de couleur rouge-brunâtre au dehors, brune pâle à sa face interne ; d'une cassure moins fibreuse, plus grenue que la précédente ; inodore ; d'une saveur amère, un peu acerbe. Poudre blanche-rougeâtre. Macération aqueuse de couleur jaune-rougeâtre, précipitant en vert avec le sulfate de fer. Décoction aqueuse instantanée de couleur jaune-rougeâtre, se troublant et précipitant par le refroidissement. Macération alcoolique de couleur jaune, précipitant par l'addition de l'eau. Extractif amer, tannin, etc. (1).

Ecorces et Bois odorans.

D'une odeur agréable ; peu solubles dans l'eau froide, plus solubles dans l'eau bouillante et dans l'alcool. Donnant à l'analyse une huile volatile, quelquefois de l'acide benzoïque, une résine, du tannin, etc.

Cascarille, cascarilla (*croton cascarilla*, L. , ou *clutia elutheria*, L. ; *euphorbes*, J. ; *tithymaloïdes*, V. ; *monoéc. monadelph.* , ou *dioéc. gynandr.* L. Am. m., Pérou. ♭). Écorce en fragmens de longueur variée, roulés ou aplatis ; peu épaisse ; de cassure résineuse ; de couleur grisâtre à la face externe,

---

(1) La décoction aqueuse instantanée de quinquina blanc et de quinquina gris, se trouble souvent par le refroidissement sans précipiter.

et brune-rougeâtre à la face interne; d'une odeur agréable qui se dégage surtout sur les charbons ardens; d'une saveur âcre, chaude, amère. Solution aqueuse ne précipitant pas avec le sulfate de fer. Extractif, huile volatile, résine, acide benzoïque ?

Cannelle, cinnamomum (laurus cinnamomum, L.; *lauriers,* J.; *laurinées,* V.; *ennéandr. monogyn.,* L. Ceylan, Martinique. ♭). Écorce longue, étroite, ordinairement roulée sur elle-même, peu épaisse; de cassure fibreuse; jaunâtre à sa face externe et dénudée d'épiderme, jaune-rougeâtre à sa face interne; d'une odeur agréable ; d'une saveur douceâtre, âcre, piquante, peu acerbe. Solution aqueuse précipitant avec le sulfate de fer. Huile volatile, acide benzoïque, résine, tannin, etc.

Sassafras (laurus sassafras, L. Am. sept. et surtout Canada, Virginie. ♭). Écorce et bois de la racine. En morceaux de longueur et de largeur variées, tuberculeux, branchus, en partie dénudés et en partie encore recouverts de l'écorce. Celle-ci rugueuse, légère, de cassure écailleuse, de texture spongieuse, de couleur rouge-brune; d'une odeur de fenouil; d'une saveur chaude, douce. Le bois de couleur blanchâtre, jaunâtre ou rouge-blanchâtre; d'une odeur et d'une saveur moins marquées que l'écorce. Extractif, huile volatile très-odorante, etc.

Écorces et Bois âcres.

N'ayant rien de commun entre eux; contenant quelquefois une matière âcre, volatile, qui se dissipe par la dessiccation, et d'autres fois de l'extractif âcre.

Ecorce de garou, mezereum (*daphne mezereum,*
L.; *thymélées,* J.; *daphnoïdes,* V.; *octandr. monogyn.,* L. F. ♃)*. Ecorce en fragmens très-longs, peu
épais, très-flexibles; d'une cassure fibreuse; recouverte d'un épiderme brun, lisse, jaunâtre à sa face
interne; inodore; d'une saveur brûlante, âcre. Macération aqueuse âcre, extractif âcre.

Ecorce de lauréole (*daphne laureola,* L.).

*Bois et écorce de gaïac, guajacum, lignum sanc-
tum, indicum, benedictum* (*guajacum officinale,*
L. Iles de l'Am. sept. ♃)*. Ecorce mince, pesante,
lamelleuse, grise-jaune à sa surface, et brune claire
à sa cassure; inodore; d'une saveur âcre et amère. Bois
en grands morceaux, et le plus souvent râpé dans
le commerce; de couleur jaune-bleuâtre; inodore;
d'une saveur âcre, amère, mais moins forte que
celle de l'écorce; inflammable. Extractif âcre, résine peu sapide.

*Seconde écorce de sureau, sambuci interior cor-
tex* (*sambucus nigra,* L., *sureau noir; caprifoliées,*
J., V.; *pentandr. trigyn.,* L. ♃)*. C'est l'écorce séparée de l'épiderme. Mince, flexible, fibreuse,
verte, peu odorante; d'une saveur douceâtre, âcre
et amère; aussi soluble dans l'eau froide que dans
l'eau bouillante. Extractif, etc.

Elle perd ses propriétés par la dessiccation.

§ III. *Herbes et Feuilles.*

On les emploie entières avec les fleurs et les feuilles,
ou seulement leurs feuilles, leurs folioles. On peut
les diviser en fades, amères, acerbes, odorantes et

âcres. On les récolte dès qu'elles sont entièrement développées, excepté lorsqu'on veut recueillir les fleurs en même temps. On rejette ordinairement les tiges et les pétioles lorsqu'ils sont durs et ligneux.

Herbes et Feuilles fades.

Donnant à l'analyse du muqueux ou de l'amidon. On doit recueillir celles qui sont mucilagineuses et succulentes lorsque la tige s'allonge.

Guimauve (*althæa officinalis*, L.). Herbe fleurie. Calice double, dont l'extérieur a sept à neuf divisions; corolle purpurine ou rose. Feuilles en cœur, presque trilobées, pétiolées, dentées en scie à leur bord; cotonneuses, molles; tige cotonneuse. Odeur nulle, saveur fade, un peu amère. Muqueux, extractif.

Mauve à feuilles rondes (*malva rotundifolia*, L.; *malvacées*, J., V.; *monadelph. polyandr.*, L. Haies, chemins; été). Herbe fleurie. Calice extérieur à trois divisions; corolle purpurine ou rose, inodore, fade. Feuilles cordiformes, orbiculaires, à cinq lobes, à longs pétioles, inodores, fades. Pédoncules fructifères penchés. Muqueux, extractif.

Mauve sauvage (*malva sylvestris*, L. F. ♉). Fleur *idem*. Feuilles velues, à cinq et sept lobes obtus. Pédoncules fasciculés, axillaires. Odeur nulle; saveur fade. Muqueux, extractif.

Lichen d'Islande (*lichen islandicus*, L.; *algues*, J., V., L. Irl., All.). En feuilles élevées, découpées, dont les bords sont élevés et ciliés; tissu coriace; odeur nulle; saveur amère, un peu acerbe, fade.

Le lichen d'Islande contient 1,5 de sirop mêlé d'un peu d'extractif et de sel végétal ; 0,1 de principe amer ; 0,58 d'extractif soluble dans l'eau, mêlé de sels calcaires ; 2,82 d'extractif soluble dans le sous-carbonate de potasse ; 20,23 de substance coagulable analogue à la gélatine ; 0,49 de gomme produite par l'ébullition ; 14,00 de squelette insoluble.

Herbes et Feuilles amères.

Chardon béni, carduus benedictus (*centaurea benedicta*, L. ; *floscul.*, T., Desf. ; *cyranocéphal.*, J., V. ; *syng. polyg. frust.*, L. F. m. ⊙). Herbe fleurie. Calice double, à épines doubles, entouré de laine. Fleur composée, à tubes jaunes ; réceptacle sétacé ; fleurons du rayon infundibuliformes, irréguliers. Feuilles à moitié décurrentes, dentelées, épineuses. Odeur nulle ; saveur amère. Infusion aqueuse précipitant en noir avec le sulfate de fer. Extractif simple amer, tannin.

Fumeterre, fumaria (*fumaria officinalis*, L., *fumeterre officinale ; pavots*, J. ; *papavéracées*, V. ; *diadelph. hexandr.*, L. F. ⊙). Calice diphylle ; corolle en masque ; deux filamens membraneux, contenant chacun trois anthères ; péricarpe monosperme en grappe. Tige diffuse. Feuilles composées ; folioles trilobées. Odeur nulle ; saveur amère et salée. Infusion précipitant en noir avec le sulfate de fer. Extractif amer simple, tannin, hydro-chlorate de potasse, etc.

Petite centaurée, centaurium minus (*gentiana centaurium*, L., *chironia centaurium*, Curtis ; *gentianées*, J., V. ; *pentandr. monogyn.*, L. F. ⊙). Bois, marais ; été). Sommités fleuries. Fleurs pédonculées ; calice à cinq divisions ; corolle monopétale, infundibuliforme, à cinq divisions ; un pistil. Tige dichotome. Feuilles lancéolées, ovalaires, lisses, sessiles, opposées. Odeur nulle ; saveur amère. Infusion ne précipitant pas avec le sulfate de fer. Extractif simple amer.

Trèfle d'eau, trifolium fibrinum (*menyanthes trifoliata*, L.; *lysimachies*, J.; *primulacées*, V.; *pentandr. monogyn.*, L. F. ꝝ). Feuilles ovales, ternées ; à nervure médiane, spongieuse ; inodore ; de saveur amère. Infusion verdissant avec le sulfate de fer vert. Extractif amer, tannin.

Véronique, veronica (*veronica officinalis*, L.; *pédiculaires*, J.; *orobanchoïdes*, V.; *décandr. monogyn.*, L. F. ꝝ. Bois ; été). Tige couchée. Feuilles opposées, ovalaires, dentées en scie ; d'une couleur verte très-marquée ; inodores ; d'une saveur amère, acerbe, un peu chaude. Extractif, tannin.

Herbes et Feuilles odorantes.

D'une odeur variée, plus ou moins pénétrante, fixe ou fugace, et la perdant ou non par la dessiccation. Donnant à l'analyse une huile volatile plus ou moins fugace. On récolte les labiées succulentes et les ombellifères, depuis le moment où les tiges s'allongent jusqu'à ce que les fleurs s'épanouissent ; les labiées sèches et les flosculeuses, depuis l'épanouissement des fleurs jusqu'à ce que les fruits tombent spontanément ; les crucifères, durant l'épanouissement des fleurs.

Feuilles d'oranger, aurantiorum folia (*citrus aurantium*, L., citronnier-oranger; orangers, J.; hespéridées, V.; polyandr. icosandr., L. Italie, F. m. ♄). Feuilles ovalaires, pointues, stipulées, poreuses, d'un vert brillant à la face supérieure, et pâle à la face inférieure; d'une odeur agréable, surtout par la trituration; d'une saveur chaude, un peu amère. Huile volatile, extractif, tannin.

Absinthe, absinthium (*artemisia absinthium*, L., armoise absinthe; floscul., T., Desf.; corymbif., J., V.; syngén. polygam. superfl., L. F. ♃). Lieux secs; été). Herbe fleurie. Fleurs petites, comme globuleuses, safranées, pendantes; réceptacle velu. Feuilles composées, très-divisées, soyeuses, surtout en dessous. Odeur très-forte; saveur amère, chaude, très-désagréable. Huile volatile camphrée, extractif, tannin. *Cette plante donne aussi à l'analyse, suivant Kunsmuller, une grande quantité de résine, diverses substances salines et un acide végétal libre.*

Armoise, artemisia (*artemisia vulgaris*, L., armoise ordinaire. F. ♃. Lieux secs; été). Herbe fleurie. Grappes simples. Feuilles pinnatifides, planes, découpées, blanches en dessous; calice oblong. Odeur forte; saveur chaude, peu amère. Huile volatile, extractif.

Tanaisie, tanacetum (*tanacetum vulgare*, L., tanaisie commune; floscul., T., Desf.; corymbif., J., V.; syngenés. polyg. superfl., L. F. ♃. Prés; été). Herbe fleurie. Fleurs jaunes, en corymbe; calice imbriqué, demi-sphérique; réceptacle nu; fleurons du rayon trifides et ceux du centre bifides. Feuilles bipinnées, alternes; folioles très-petites, serrées, un peu velues. Odeur forte ; saveur chaude , âcre , amère. Huile volatile camphrée , extractif , tannin.

Millefeuille, millefolium (*achillea millefolium* , L. , *achillée millefeuille, millefeuille commune ; radiées* , T. , Desf.; *corymbif.* , J. , V. ; *syngénés. polyg. superfl.* , L. F. ⚥ . Lieux secs ; été). Herbe fleurie. Fleurs blanches ou rouges , en corymbe ; réceptacle paléacé ; calice ovoïde , imbriqué ; demi-fleurons courts , peu nombreux , élargis au sommet. Feuilles bipinnées , à découpures linéaires , dentées. Odeur forte ; saveur amère , chaude , un peu acerbe. Huile volatile camphrée , extractif.

Camomille romaine , chamomilla romana (*anthemis nobilis* , L. ; *radiées* , T. , Desf ; *corymb.* , J. , V. ; *syng. polyg. superfl.* , L. F. ⚥ . Pâturages ; été). Herbe fleurie. Fleurs blanches ; réceptacle paléacé ; calice demi-sphérique , imbriqué ; demi-fleurons plus longs que le calice ; plus de cinq fleurons au rayon. Feuilles pinnées , multifides ; folioles linéaires , aiguës , presque velues. Odeur forte , agréable ; saveur chaude , amère. Huile volatile , extractif , tannin.

Camomille vulgaire, chamomilla vulgaris (*matricaria chamomilla* , L. , *matricaire camomille*. Classe et ordre *idem*. F. ⚥ . Eté). Herbe fleurie. Fleurs blanches ; calice imbriqué , bords scarieux ; réceptacle conique , nu. Feuilles bipinnées , à divisions linéaires bifides ou trifides. Odeur et saveur analogues à celles de la précédente , mais plus faibles. Huile volatile , extractif , tannin.

Matricaire , matricaria , sive parthenium (*matricaria parthenium* , L. , *matricaire ordinaire*.

Classe et ordre *idem*. F. ♃. Lieux pierreux ; été).
Herbe fleurie. Fleurs blanches, en corymbe. Feuilles
pinnées, planes, à divisions pinnatifides, incisées,
obtuses. Odeur forte ; saveur chaude, amère. Huile
volatile, tannin.

Basilic, basilicum (*ocymum basilicum,* L. ; *labiées,* J., T.; *didyn. gymnosp.,* L. F. ☉. Cultiv.).
Herbe fleurie. Calice cilié, à dent supérieure horizontale, aplatie ; corolle renversée. Feuilles ovales,
glabres. Odeur agréable ; saveur chaude, un peu amère.
Huile volatile, extractif.

Chamædrys, petit-chêne (*teucryum chamædrys,*
L., germandrée petit-chêne. Classe et ordre *idem*.
F. ♃. Lieux arides ; été). Herbe fleurie. Corolle à
tube fendu en dessus ; les deux divisions supérieures
droites renfermant les étamines ; filets arqués. Fleurs
trois à trois. Feuilles un peu cunéiformes, ovales,
incisées, crénelées, pétiolées. Tige penchée, un peu
velue. Odeur faible ; saveur amère, chaude. Huile
volatile, extractif.

Chamæpitys, ivette (*teucryum chamæpitys,* L. ;
germandrée ivette. Classe et ordre *idem*. F. ☉. Lieux
cultivés ; été). Herbe fleurie. Caractères génériques
analogues. Fleurs jaunes, sessiles, latérales, soli-
aires. Feuilles trifides, linéaires, très-entières ; tige
diffuse. Odeur forte de térébenthine ; saveur chaude,
amère. Huile volatile.

Hyssope, hyssopus (*hyssopus officinalis,* L.,
hyssope officinal. Classe et ordre *idem*. F. ♄. Montagnes ; printemps). Herbe fleurie. Corolle à quatre
lobes, le supérieur plane, le moyen inférieur cré-
nelé ou échancré ; étamines écartées, beaucoup

plus longue que la corolle. Pédoncules axillaires et multiflores. Fleurs bleues, rouges ou blanches. Feuilles lancéolées, linéaires et ponctuées. Odeur agréable; saveur chaude, amère. Extractif, huile volatile.

Lavande, lavandula (*lavandula spica*, L., Classe et ordre *idem*. F. ♄. Cultiv.). Herbe fleurie. Calice grêle, cylindrique; corolle à lèvre supérieure plane, large; lèvre inférieure trilobée; étamines renfermées dans le tube; fleurs en épis à l'extrémité des rameaux. Feuilles sessiles, lancéolées, linéaires, à bord replié; épi interrompu et nu. Odeur agréable; saveur chaude, douceâtre. Huile volatile camphrée, extractif.

Lierre terrestre, hedera terrestris (*glecoma hedera terrestris*, L., *glécome lierre terrestre*. Classe et ordre *idem*. F. ♃. Haies; printemps). Herbe fleurie. Fleurs axillaires, bleues, blanches ou rouges; corolle à lèvre supérieure bifide, peu convexe, l'inférieure trilobée; anthères rapprochées deux à deux et croisées avant d'être défleuries. Feuilles réniformes, crénelées, rampantes; odeur légère; saveur chaude, amère. Huile volatile peu abondante, extractif.

Marjolaine. Voyez *origan marjolaine*.

Marrube, marrubium (*marrubium vulgare*, L., *marrube commun*. Classe et ordre *id*. F. ♃. Haies; été). Fleurs sessiles, d'un blanc sale. Bractées linéaires, nombreuses. Calice à dix stries, à dents sétacées, crochues. Corolle à lèvre supérieure plane, étroite, à deux pointes. Feuilles pétiolées, ovalaires, dentées, laineuses. Odeur faible; saveur amère, un peu chaude. Peu d'huile volatile, extractif.

Mélisse, citronnelle, melissa (*melissa officinalis,* L., *mélisse officinale*. Classe et ordre *idem*. F. ♃. Chemins ; printemps , été). Herbe fleurie. Pédoncules simples, uniflores ; calice scarieux, aplati en dessus, à cinq dents en haut et trois et demie en bas ; gorge du calice point velue ; corolle à lèvre supérieure bifide, un peu en voûte, d'un blanc sale ; grappes en demi - verticilles ; pédoncules comme ramassés. Feuilles pétiolées, ovalaires, dentées en scie. Odeur de citron ; saveur chaude, agréable. Huile volatile, extractif.

Menthe crépue, mentha crispa (*mentha crispa,* L. Classe et ordre *idem*. F. ♃). Corolle presque régulière ; quatre lobes planes ; étamines écartées. Feuilles sessiles, en cœur, dentées, crépues, velues en dessous. Fleurs en tête ; étamines de la longueur de la corolle. Odeur très-marquée ; saveur chaude, amère, piquante. Huile volatile, extractif.

Menthe poivrée, mentha piperita (*mentha piperita,* L. F. ♃. Cultiv.). Herbe fleurie. Caractères génériques analogues. Feuilles pétiolées, ovalaires, dentelées en scie. Fleurs en tête ; étamines plus courtes que la corolle. Odeur agréable ; saveur d'abord chaude, puis froide, analogue à celle du poivre. Huile volatile camphrée, extractif.

Origan , origanum vulgare (*origanum vulgare,* L., *origan commun*. Classe et ordre *idem*. F. ♃. Bois ; été). Herbe fleurie. Fleurs en épis avec bractées ovales, colorées, imbriquées. Corolle à lèvre supérieure plane, échancrée ; l'inférieure trilobée. Eps un peu arrondis, panniculés, ramassés ; bractées plus longues que le calice. Feuilles pétiolées, ovalaires, velues. Odeur agréable; saveur chaude, agréable. Huile volatile, extractif.

Origan marjolaine, majoranna (*origanum majoranna*, L., *origanum majorannoïdes*, Wild. ♃. Cultivé). Herbe fleurie. Epis un peu arrondis, compactes, velus. Feuilles pétiolées, petites, oblongues, ovalaires, d'un blanc jaunâtre. Odeur et saveur très-agréables. Huile volatile, matière extractive.

Romarin, rosmarinus, anthos (*rosmarinus officinalis*, L., *romarin officinal*. Classe et ordre de J. *id.; diandr. monogyn.* L. F. ♃. Cultivé). Herbe fleurie. Corolle à lèvre supérieure bifide; deux étamines; filets arqués; une dent latérale. Feuilles longues, minces, obtuses, à bords repliés en dessous, d'un vert brillant en dessus et blanchâtre en dessous. Odeur forte et agréable; saveur chaude, âcre. Huile volatile camphrée, extractif.

Sauge, salvia minor (*salvia officinalis*, L., *sauge officinale*. Classe et ordre, les mêmes que pour la précédente. F. m. ♄). Herbe souvent fleurie. Corolle à lèvre supérieure falciforme, comprimée; deux étamines à filets portés et articulés latéralement sur un pédicelle. Feuilles pétiolées, ovalaires, lancéolées, entières, crénelées, épaisses, rugueuses, soyeuses, d'un vert grisâtre. Odeur agréable; saveur chaude, âcre, amère. Huile volatile, extractif, tannin.

Serpollet, serpyllum (*thymus serpyllum*, L., *thym serpollet*. Classe et ordre de J., les mêmes; *didynam. gymnosp.*, L. ♃. Coteaux; été). Herbe fleurie. Calice allongé, trois dents en haut, trois et

demie en bas; son ouverture fermée par des soies.
Corolle à lèvre supérieure plane, échancrée; l'inférieure trilobée. Tige tombante; fleurs en tête, rouges;
feuilles ovalaires, planes, obtuses, ciliées à leur base.
Odeur forte; saveur chaude. Huile volatile, extractif.

*Thym, thymus (thymus vulgaris, L., thym
commun. F. ♄. Cultivé).* Tige droite; feuilles re-
pliées, ovalaires; fleurs verticillées et en épis. Odeur,
saveur et composition *idem.*

*Cardamine, cresson élégant, nasturtium pra-
tense (cardamine pratensis, L., cardamine des
prés; crucifères, J., V.; tétradyn. siliq., L. F. ♃.
Prés; printemps).* Herbe fleurie. Calice un peu ouvert. Silique allongée, un peu comprimée; les valves
s'ouvrant avec élasticité, en se roulant de bas en haut
en volute; point de style. Feuilles radicales arrondies, à angle obtus, un peu velues en dessus; les
feuilles caulinaires lancéolées, linéaires, élargies.
Fleurs blanches. Odeur piquante, faible; saveur
âcre, peu intense. Huile volatile, albumine, etc.

*Cresson alénois, nasturtium hortense (lepidium
sativum, L., thlaspi sativum.* Classe et ordre *idem.*
F. ☉. Cultivé; été). Herbe fleurie. Style court; si-
licules comprimées, échancrées au sommet; valves
en nacelle. Feuilles oblongues, divisées ou frisées;
pétales séparés par les folioles du calice; tige droite,
rameuse. Odeur et saveur plus prononcées. Composition analogue.

*Cresson de fontaine, nasturtium aquaticum (si-
symbrium nasturtium,* L. Classe et ordre *idem.* F. ♃.
Lieux humides; été). Herbe fleurie. Calice ouvert;
silique sans pointe, un peu courbée, à longs pétioles

et penchée. Feuilles ailées; folioles ovoïdes, sessiles. Odeur, saveur et composition comme dans le cas précédent.

Il ne faut pas le confondre avec le cardamine amara, *L.*

Cochléaria (cochlearia officinalis, L. Classe *idem. Silicul.* F. ⊙. Cultiv.*). Herbe fleurie Calice à folioles ovoïdes; silicule obtuse, renflée, scabre; valves convexes; trois à quatre semences; fleurs blanches. Feuilles radicales obrondes, en cœur; feuilles caulinaires oblongues, sinnées. Odeur et saveur analogues, très-marquées; composition *idem.*

On le mêle quelquefois avec le ranunculus ficaria *, L.*

Tiges, Herbes et Feuilles vireuses.

Ciguë, cicuta (conium maculatum, L., *ciguë officinale, grande ciguë; ombell'f.* J., V.; *pentandr. d'gyn.,* L. F. ♂). Feuilles composées, folioles lancéolées, incisées, glabres; tige et grands rameaux tachetés en pourpre; involucelles partielles, dimidiées. Odeur forte, nauséabonde; saveur désagréable, peu amère. Huile volatile, matière extractive, albumine.

Tabac, tabacum (nicotiana tabacum, L., *nicotiane tabac; solanées,* J., V.; *pentandr. monogyn.,* L. Cultiv. ☿). Feuilles lancéolées, ovalaires, sessiles, décurrentes. Odeur forte, désagréable; saveur nauséabonde. *Ces feuilles contiennent, d'après l'analyse qui en a été faite par M. Vauquelin,* 1° *une grande quantité d'albumine;* 2° *une matière rouge, peu connue, qui se boursoufle beaucoup lorsqu'on* la chauffe, et qui se dissout dans l'eau et dans l'alcool; 3° un principe âcre, volatil, incolore, très-soluble dans l'alcool, et beaucoup moins soluble dans l'eau, auquel le tabac doit ses propriétés vénéneuses; 4° de la résine verte; 5° du ligneux; 6° de l'acide acétique; 7° du malate acide de chaux, de l'oxalate et du phosphate de chaux, du nitrate et de l'hydro-chlorate de potasse, de l'hydro chlorate d'ammoniaque, de l'oxyde de fer et de la silice.

Morelle noire (*solanum nigrum*, L.; solanées, J., V.; pentandr. monogyn., L. F. ☉). Tige herbacée; feuilles pétiolées, ovalaires, dentées, anguleuses; grappe penchée; odeur désagréable; saveur nauséabonde. Huile volatile, extractif, etc.

Digitale pourprée (*digitalis purpurea*, L.; scrophulaires, L.; personnées, V.; didynam. angiosp., L. F. ♂). Feuilles opposées, pétiolées, lancéolées ou ovalaires, molles, un peu velues, dentées, en scie. Odeur forte, qui diminue et disparaît par la dessiccation. Saveur nauséabonde, amère, âcre. Huile volatile ? extractif.

Belladone, *belladona* (*atropa belladona*, L.; solanées, J., V.; pentandr. monogyn., L., F. ♃. Garennes; été). Tige herbacée. Feuilles ovales, entières. Odeur et saveur peu marquées. *Le suc de cette plante a été analysé par M. Vauquelin; il est composé d'eau, d'une substance amère, nauséabonde, soluble dans l'alcool, à laquelle la belladone doit ses propriétés médicinales; d'une matière animale en partie coagulable par la chaleur, et qui est en partie dissoute à la faveur d'un excès d'acide acétique; enfin il contient plusieurs sels de potasse.*

et ne paraît pas renfermer le principe âcre qui existe dans le tabac.

Jusquiame noire (*hyosciamus niger*, L. Classe et ordre *idem*. F. ♂). Feuilles amplexicaules, sinuées; duvet abondant. Odeur nauséabonde; saveur fade. Huile volatile, extractif, résine, etc.

Pomme épineuse, stramonium, datura (*datura stramonium*, L., *dature stramoine ou épineux.* Classe et ordre *idem*. F. ⊙. Champs; été). Feuilles pétiolées, ovalaires, glabres. Odeur vireuse; saveur désagréable. Huile volatile, extractif, etc.

Tiges de douce-amère, dulcamaræ stipites (*solanum dulcamara*, L., *morelle douce-amère*. Classe et ordre *idem*. F. ♄). Tige mince, fistuleuse, moelleuse, grise-verdâtre au dehors; liber jaunâtre. Odeur vireuse dans l'état frais; saveur amère, douce. Extractif, huile volatile ?

Herbes et Feuilles qu'on ne peut ranger parmi les précédentes.

Cabaret, asarum (*asarum europæum*, L.). Feuilles pétiolées, réniformes, obtuses; face supérieure d'un vert foncé et brillant, face inférieure pâle et velue. Odeur qui se perd par la dessiccation; saveur chaude, amère, âcre. Huile volatile camphrée, extractif.

Séné d'Italie (*cassia senna*, L., *casse séné; légumin*. J., V.; *décandr. monogyn.*, L. Ital., F. m. ⊙). Folioles obtuses au sommet, arrondies, de couleur très-verte, parsemées de grosses nervures. Odeur nauséabonde; saveur amère, âcre, nauséabonde. Huile volatile, extractif, résine, etc.

Séné d'Alexandrie, de Seyde, de la Palte, de la Ferme, etc. (*cassia acutifolia*, Lamarck., *cassia lanceolata*, Forskahl; Egypte. ♄). Folioles aiguës, ovales, de couleur jaune-verdâtre. Odeur nauséabonde dans l'état de fraîcheur, presque nulle dans l'état de siccité; saveur âcre, amère, nauséabonde. *Suivant M. Bouillon-Lagrange, le séné de la Palte contient une matière particulière soluble dans l'eau et dans l'alcool, qui n'est pas une résine, mais qui en acquiert toutes les propriétés en se combinant avec l'oxygène; il renferme en outre de la potasse, de la magnésie, de la silice, du sulfate de potasse et du carbonate de chaux.*

Séné de Tripoli (*cinanchum oleifolium*). Folioles plus grandes, vertes, peu pointues. Odeur et saveur plus faibles.

Gratiole officinale, herbe au pauvre homme (*gratiola officinalis*, L.; scrophulaires, J. personnées, V.; decandr. monogyn., L. F. ♃ . Prés humides; printemps). Herbe fleurie. Fleurs axillaires pédonculées. Calice à cinq divisions; corolle irrégulière; quatre étamines didynamiques; un style. Capsule bivalve; semences sur un placenta pyramidal au centre. Feuilles opposées, lancéolées, dentées en scie, sessiles, de couleur verte claire. Odeur nulle; saveur amère, nauséabonde, âcre. *Le suc de cette plante est composé d'une substance gommeuse, brune, d'un peu de matière animale, de beaucoup d'hydro-chlorate de soude, d'un malate qui paraît être à base de potasse, d'une matière résineuse très-amère, à laquelle M. Vauquelin, qui a fait cette analyse, attribue les propriétés médicinales de la gratiole. Cette résine est très-soluble dans l'alcool, soluble dans l'eau, surtout à l'aide des autres principes du suc.*

On la confond quelquefois avec le scutellaria galericulata *, L., et le* veronica scutellata *, L.

Helminthocorton, mousse de Corse (fucus helminthocorton, Latourrette*); algues,* J., V., L. Rochers de l'île de Corse, etc. Vésicules remplies de poils ou de petits grains globuleux; substance coriace. Fibres tenaces, en faisceaux rameux. Rameaux horizontaux à leur base, droits et subulés en haut, bifides ou trifides à leur sommet, noueux à leurs angles. Couleur brune-rouge; odeur désagréable; saveur amère, salée.

Mousse de Corse. Mélange d'un grand nombre de fucus, de ceramium, d'ulva, de coralline, ainsi que l'a démontré M. Decandolle. Voici les substances qui la composent, dans l'ordre de leur plus grande fréquence. 1°. *Fucus helminthocorton,* Latourrette. 2°. *Fucus ericoides,* Goodenough. 3°. *Corallina rubens,* L. 4°. *Fucus barbatus,* Goodenough. 5°. *Ceramium catenatum,* ou *conferva catenata ægagropila,* L. 6°. *Ceramium ægagropilum,* ou *conferva ægagropila,* L. 7°. *Ceramium albidum,* ou *conferva albida,* Roth. 8°. *Corallina officinarum,* L. 9°. *Fucus sedoides,* Desf. 10°. *Ceramium incurvum,* ou *fucus incurvus,* Hudson. 11°. *Fucus fasciola,* Roth. 12°. *Ceramium forcipatum,* qui réunit le *conferva pilosa,* Roth, et le *conferva diaphana,* Hudson. 13°. *Ceramium scoparium,* ou *conferva scoparia,* L. 14°. *Ulva pavonia,* L. 15°. *Fucus squamarius,* Desf. 16°. *Ulva lactuca,* L. 17°. *Fucus aculeatus,* L. 18°. *Fucus plicatus,* L. 19°. *Ce-*

ramium gracile, ou *conferva elegans*, Roth. 20°. *Ce-ramium cancellatum*, ou *conferva cancellata*, L. 21°. Les poils et les débris des feuilles de *zosteria marina*, L. Ayant donné à l'analyse de la gélatine, du sulfate de chaux, des fibres ligneuses, de l'hydro-chlorate de soude, du carbonate de chaux, du phosphate de chaux, du carbonate de magnésie, de l'oxyde de fer et de la silice.

J'ignore si M. Bouvier a retiré ces matériaux du fucus helminthocorton, ou de la mousse de Corse mélangée telle qu'elle est. J'en ai retiré de l'extrac-tif, de même que de la coralline officinale.

§ IV. *Fleurs.*

On les emploie en entier, ou on ne fait usage que de la corolle, que du calice, et quelquefois seule-ment de la lame des pétales ou du limbe de la co-rolle. On les emploie isolément, ou conjointement avec les feuilles qui occupent le haut de la tige. On les récolte au moment de leur épanouissement, ou peu de temps après.

Fleurs mucilagineuses.

Peu ou non odorantes, fades; donnant à l'analyse du muqueux.

Fleur de guimauve officinale. (V. *feuilles.*)
Fleur de mauve à feuilles rondes. (V. *feuilles.*)
Fleur de mauve sauvage. (V. *feuilles.*)
Corolle de bouillon blanc, verbascum (*verbascum thapsus*, L., *molène commune; solanées*, J., V.; *pentandr. monogyn.*, L. F. ♂). Corolle monopé-

pétale, en roue, à cinq divisions au sommet; les
deux supérieures plus courtes. Capsules à deux loges.
Etamines à filets barbus. Couleur jaune; odeur légère à l'état frais; saveur fade, douce.

Fleurs odorantes.

Odorantes; donnant à l'analyse une huile volatile.
Fleurs de violette odorante (*viola odorata*, L.;
violettes, J.; *violacées*, V.; *syngénés. monogam.*,
L. F. *x*). Calice à cinq feuilles; corolle polypétale,
irrégulière; cinq pétales ovales, éperonnés; cinq
étamines très-petites; anthères rapprochées; un
style; un stigmate. Couleur bleue; odeur légère,
agréable; saveur fade, douce. Huile volatile, muqueux, etc.

Pétale de rose (*rosa centifolia*, L., *rose à cent
feuilles; rosacées*, J., V.; *icosandr. polygyn.*, L. ♭).
Cultiv.). Obrond, de couleur rouge; d'une odeur
agréable; d'une saveur fade, douce. Huile volatile,
muqueux, extractif.

Pétale de coquelicot (*papaver rhœas*, L., *pavot
coquelicot; papavéracées*, J., V.; *polyandr. monogyn.* L. F. ⊙). Obrond; de couleur rouge; d'une
odeur légère; d'une saveur fade. Huile volatile,
extractif, muqueux.

Fleur d'oranger (*citrus aurantium*, L., *citronnier-oranger*). Calice à cinq divisions; cinq pétales
oblongs; environ vingt étamines; filets comprimés;
un style; un stigmate en tête. Couleur blanche;
odeur suave; saveur douceâtre, agréable. Huile volatile, muqueux.

Fleur de sureau (*sambucus nigra*, L., *sureau noir; chèvrefeuilles*, J.; *caprifoliées*, V.; *pentandr. trigyn.*, L. F.). Calice à cinq dents; corolle monopétale, régulière, en roue, à cinq divisions; cinq étamines; un style; un stigmate. Couleur blanche; odeur agréable; saveur douceâtre, amère. Huile volatile? muqueux.

Fleur de pêcher (*amygdalus persica*, L., *amandier-pêcher; rosacées*, J., V.; *icosandr. monogyn.*, L. ♭. Cultiv.). Calice à cinq divisions; cinq pétales; vingt étamines; un style. Couleur d'un blanc rosé; odeur agréable; saveur douceâtre. Huile volatile, muqueux, etc.

Fleur d'ortie blanche (*lamium album*, L., *ortie blanche, ortie morte; labiées*, J., V.; *didynam. gymnosperm.*, L. F. ⊙). Calice à cinq dents; corolle à tube renflé proche le limbe; une à deux petites dents de chaque côté; lèvre supérieure en voûte; lèvre inférieure à trois lobes. Couleur blanche; odeur et saveur presque nulles. Muqueux, huile volatile?

Fleur de camomille romaine (*anthemis nobilis*, L.). Voyez *Feuilles*.

Fleur de camomille ordinaire (*matricaria chamomilla*, L.).

Fleur de millefeuille (*achillea millefolium*, L.).

Fleur de tanaisie (*tanacetum vulgare*, L.).

Fleurs d'arnica (*arnica montana*, L., *doronicum arnica, arnica de montagne; radiées*, T., Desf.; *corymbifères*, J., V.; *syngénés. polyg. superfl.*, L. F. ӿ). Fleurons longs, minces, à limbe jaune, trifide. Demi-fleurons à étamines stériles. Couleur jaune ; odeur particulière ; saveur chaude, âcre. Huile volatile ? extractif, tannin.

Girofles, clous de girofles (caryophyllus aromaticus , L. ; eugenia caryophyllata, Thunberg ; myrtes, J. ; myrtoïdes , V. , polyandr. monogyn. , L. Indes orient. et occid. ♭). Fleur non épanouie. Calice infundibuliforme , à cinq divisions ; corolle non épanouie, de forme globuleuse ; quatre pétales. Couleur brune ; odeur agréable ; saveur chaude, piquante. 1000 parties de girofles sont formées de 180 d'huile volatile, âcre, aromatique, de 40 parties d'une matière extractive peu soluble, de 130 de tannin particulier, de 130 de gomme , de 60 d'une résine particulière, de 280 de fibre végétale et de 180 d'eau.

Safran (crocus sativus , L. , safran oriental ; iris, J. ; iridées , V. ; triandr. monogyn. , L. As. , Autr. , Fr. , Esp. ♃). Stigmates oblongs, minces, aplatis, linéaires, de couleur rouge foncée, blanchâtre et brillante à une extrémité ; d'une odeur pénétrante, agréable ; d'une saveur chaude, amère. Huile volatile odorante, deux variétés de matière extractive.

Il est quelquefois sophistiqué avec les pétales de calendula officinarum , L., *de punica granatum, L. ; avec des fibres musculaires desséchées, etc. On préfère le safran de France à ceux qui viennent de l'étranger. Il faut en excepter l'oriental.*

Fleurs acerbes.

Pétale de rose de Provins (rosa gallica , L.). Obrond , de couleur rouge foncée ; inodore ; de saveur acerbe. Tannin, extractif.

Fleur de grenadier (*punica granatum* , L. ; *myr-tes* , J. ; *myrtoïdes* , V. ; *icosandr. monogyn.* , L. ♄). Cultiv.). Calice campaniforme, rouge, à cinq divisions ; corolle pentapétale ; étamines indéfinies ; un style, un stigmate. Couleur rouge ; odeur nulle ; saveur acerbe. Tannin, extractif.

§ V. *Fruits.*

On les emploie en entier, ou seulement l'une de leurs parties constituantes. On en récolte quelques-uns avant leur maturité, mais le plus grand nombre après cette époque.

1°. *Péricarpes.*

Ils sont doux, acidules, odorans, acerbes ou âcres.

Péricarpes doux.

D'une saveur douce. Donnant du sucre à l'analyse.

Datte (*phœnix dactilifera* , L. , *dattier cultivé ; palmiers* , J. , V. , L. Afr. ♄). Drupe oblong, jaunâtre, charnu, inodore, douceâtre ; donnant à l'analyse de l'extractif, du muqueux, du sucre. Noyau oblong, cylindrique, osseux, ayant une rainure dans toute sa longueur.

Jujube (*rhamnus zizyphus* , L. , *zizyphus sinensis* , Lamarck, *jujubier de la Chine ; nerpruns* , J. ; *rhamnoïdes* , V. ; *pentandr. monogyn.* L. Chine. ♄). Drupe oblong, rouge, charnu, doux et fade ; donnant à l'analyse du sucre, du muqueux, de l'extractif. Noyau ovalaire, osseux, biloculaire.

7

Figue (*ficus carica*, L., *figuier cultivé*; *orties*, J.; *urticées*, V.; *polygam. trioéc.*, L. F. m. ♄). Baie formée aux dépens du placenta, ronde ou ovalaire, charnue, jaunâtre; renfermant un grand nombre de graines; inodore, douce et fade. Sucre, muqueux, extractif.

Casse (*cassia fistula*, L., *cassier fistuleux* ou *officinal*; *légum.* J., V.; *décandr. monogyn.*, L. Indes or. et occ. ♄). Gousse longue, d'une épaisseur médiocre, cylindrique, présentant deux lignes saillantes en forme de sutures. Valve ligneuse, mince, brune en dehors et jaune à l'intérieur; inodore, âpre. Cloisons transverses minces, jaunâtres. Pulpe brune, charnue, douce, sucrée; donnant à l'analyse du sucre, du muqueux, de l'extractif, du gluten. Noyaux demi-ovalaires, aplatis, jaunâtres, lisses.

Raisin de caisse, *passula major*, *uva passa* (*vitis vinifera*, L., *vigne cultivée*; *vignes*, J.; *sermentacées*, V., *pentandr. monogyn.* L.). Baie polysperme, ronde, jaune-brunâtre, douce. Sucre, muqueux, extractif, etc.

Raisin de Corinthe, *passula minor sive corinthiaca* (*vitis vinifera apyrena sive corinthiaca.* ♄). Baie plus petite, noire, de saveur douce, acidule.

Pruneau, *pruna damascena* (*prunus domestica*, L.; *rosacées*, J., V.; *icosandr. monogyn*, L. F. ♄). Drupe oblong, brunâtre, doux; donnant à l'analyse du sucre, de l'extractif, etc. Noyau ovalaire, osseux.

Sebeste, *sebestena* (*cordia myxa*, L., *cordier sebestier*; *borraginées*, J., V.; *pentandr. monogyn.*, L. Egypte. ♄). Drupe petit, obrond, pointu, rugueux, gris-noirâtre. Pulpe peu épaisse, fade, noyau très-volumineux, biloculaire, osseux.

Péricarpes acidules.

D'une saveur aigre ; donnant à l'analyse différens acides, et surtout de l'acide citrique, de l'acide tartareux, de l'acide malique, du tartrate acidule de potasse.

Citron, citrus (*citrus medica*, L., *citronnier commun ; orangers*, J.; *hespéridées*, V. ; *polyadelph. icosandr.* L. Ital, F. m. ♄). Baie multiloculaire, oblongue, à sommet pointu. Ecorce chagrinée, glanduleuse, jaune, odorante, d'une saveur chaude ; donnant à l'analyse une huile volatile et de l'extractif amer. Pulpe succulente, inodore, d'une saveur aigre ; contenant de l'acide citrique, de l'albumine, de l'extractif, etc. Graines ovalaires, pointues, amères.

Limon (*citrus medica limon, citronnier commun, lime douce*). Mêmes caractères.

Orange, aurantium (*citrus aurantium*, L., *citronnier oranger.* Asie. ♄). Baie multiloculaire, grande, ronde, ombiliquée. Ecorce chagrinée, rougeâtre, glanduleuse, odorante, d'une saveur chaude, amère ; donnant à l'analyse une huile volatile jaune dorée (bergamotte), et de l'extractif amer. Pulpe succulente, aigre, contenant de l'acide citrique, du muqueux, de l'extractif, de l'albumine, etc. Graines ovalaires, pointues.

Tamarin, tamarindus (*tamarindus indica*, L., *tamarindier des Indes ; légumin.*, J., V.; *triandr. monogyn.*, L. Indes or. et occ. ♄). Gousse dont la pulpe est déjà séparée dans le commerce. Celle-ci molle, brune, noirâtre, d'une odeur vineuse, d'une saveur aigre, quelquefois douceâtre; donnant à l'analyse du sucre, de la gelée, du mucilage, des acides citrique, malique, tartarique; du tartrate acidule de potasse. Graines aplaties, anguleuses ou arrondies, jaunes-brunes, brillantes. 9752 parties de la pulpe de tamarin contiennent, comme l'a prouvé M. Vauquelin, 300 parties de tartrate acidule de potasse, 432 de gomme, 1152 de sucre, 376 de gelée, 864 d'acide citrique, 144 d'acide tartarique, 40 d'acide malique, 2880 d'amidon et 3364 d'eau.

Le tamarin est quelquefois sophistiqué, et contient aussi souvent du cuivre.

Coing, *cydonium cotoneum* (*pyrus cydonia*, L.; poirier coignassier; rosacées, J., V.; icosandr. pentagyn., L. F. ⌑). Baie pommacée, ombiliquée, de grandeur variée. Écorce citrine et velue, d'une odeur agréable. Pulpe dense, aigre, acerbe et perdant cette saveur par la coction; donnant à l'analyse de l'acide malique? etc. Graines oblongues, comprimées, aiguës.

Nèfle, *mespilus* (*mespilus germanica*, L., néflier cultivé; rosacées, J., V.; icosandr. pentagyn., L. F. ⌑). Baie ombiliquée, de saveur acerbe; donnant à l'analyse de l'acide malique.

Péricarpes acerbes.

D'une saveur acerbe; donnant à l'analyse du tannin et de l'acide gallique.

Noix, *nux regia* (*juglans regia*, L., noyer commun; térébinthacées, J., V.; monoéc. polyandrie,

L. F. ♭). Drupe. Pulpe verte, acerbe; donnant à l'analyse du tannin. Noix ligneuse. Amande huileuse.

Gland, quercus, vel ilicis glans (*quercus robur*, L., *chêne rouvre; amentacées*, J., V.; *monoéc. polyandr.*, L. F. ♭). Péricarpe sec, coriace, muni à sa base d'une enveloppe caliciforme; inodore, d'une saveur acerbe; donnant à l'analyse du tannin, etc. Graine oblongue. Amilacé.

Grenade, granatum (*punica granatum*, L., *grenadier cultivé*). Baie multiloculaire. Ecorce jaunâtre, odorante, d'une saveur acerbe, chaude, piquante; donnant à l'analyse du tannin et une huile volatile.

Péricarpes odorans.

D'une odeur plus ou moins agréable; d'une saveur chaude, piquante; donnant à l'analyse une huile volatile.

Ecorce de citron. (Voyez *citron.*)

Ecorce d'orange. (Voyez *orange.*)

Macis, fleurs de macis (*myristica officinalis*, L., *myristica moschata* et *myristica tomentosa*, Thunberg, *muscadier officinal, musqué et velu; laurinées*, J., V.? *polyandr. monogyn.*, L. Moluques. ♭). Arille du drupe de muscadier; aplatie, découpée, jaune-rougeâtre; d'une odeur agréable; d'une saveur chaude, un peu âcre. Huile volatile, etc.

Poivre (*piper nigrum*, L., *poivrier noir; orties*, J.; *urticées*, V.; *diandr. monogyn.*, L. Ind. or. et occ. ♭). Drupe petit, rond, rugueux, brun-noirâtre; d'une odeur particulière; d'une saveur chaude, puis froide; donnant à l'analyse une huile volatile odorante, peu âcre, de l'extractif, etc. Noyau gris-jaunâtre en dehors, et blanc-grisâtre en dedans; inodore; d'une saveur âcre; donnant à l'analyse de l'extractif, une résine, etc.

Le poivre blanc n'est que le noyau de ce drupe.

Badiane, anis étoilé, anisum stellatum (illicium anisatum, L., badiane anisée; magnoliers, J.; tulipiferes, V.; polyandr. polygyn., L. Chine, Japon, etc. ♄). Capsules réunies au nombre de sept à huit, sous la forme d'étoiles, dures, raboteuses, brunâtres; d'une odeur agréable, qui a beaucoup d'analogie avec celle de *pimpinella anisum, L.;* d'une saveur chaude et douceâtre; donnant à l'analyse une huile volatile, une résine, etc. Graines oblongues, aplaties, lisses, fauves, inodores et insipides.

Genievre (juniperus communis, L., genévrier commun; coniferes, J., V.; dioéc. monadelph. L. F. ♃). Baie petite, ronde, brune-noirâtre. Pulpe charnue, brunâtre, d'une odeur forte, d'une saveur douce, amère, chaude; donnant à l'analyse une huile volatile, du sucre, de l'extractif, etc. Trois graines oblongues, anguleuses.

Vanille, vanilla (epidendrum vanilla, L.; orchidées, J., V.; gynandr. diandr. L. Am. m. ♄). Gousse longue, mince, presque cylindrique, un peu aplatie, amincie à ses extrémités. Valve de couleur rouge-brune au dehors et brune-jaunâtre au dedans; cassante. Pulpe molle, brunâtre; d'une odeur benzoïque; d'une saveur chaude, piquante; donnant à l'analyse de l'acide benzoïque, etc. Graines très-nombreuses, petites, brunes, brillantes.

Péricarpes âcres.

D'une saveur âcre. Donnant à l'analyse de l'extractif simple ou oxygéné âcre.

*Nerprun (rhamnus catharticus , *L., *nerprun cathartique; nerpruns, J.; rhamnoïdes, V.; pent. monogyn., *L. ♭). Baie ronde, petite, noire, brillante. Pulpe charnue; d'une couleur verte foncée; d'une odeur désagréable; d'une saveur âcre, nauséabonde. Donnant à l'analyse une matière extractive, du tannin, de l'albumine, etc. Graines au nombre d'une à quatre, ovales, presque quadrangulaires.

*Coloquinte (cucumis colocynthis , *L.; *cucurbitacées , J. , V.; monoéc. syngénés., *L. Barbarie. ⊙). Baie ronde, de grosseur variée, très-légère lorsqu'elle est sèche, alors fongueuse, nullement succulente; de couleur blanche-jaunâtre ; inodore; d'une saveur très-âcre et très-amère. Donnant à l'analyse de l'extractif, une résine, de l'amidon, etc. Graines multipliées, ovalaires, lisses, jaunâtres, inodores et insipides.

*Cévadille, sabadilla (veratrum sabadilla, *Retzius? Mexique. ♃). Capsules triloculaires, ovalaires, pointues à une extrémité, obtuses à l'autre; de couleur jaune-paille; inodores; d'une saveur très-âcre, amère, nauséabonde. Graines noirâtres, triangulaires, dont le teste est aussi d'une saveur très-âcre. Extractif âcre.

2°. *Graines.*

On les emploie quelquefois tout entières; d'autres fois on ne fait usage que de l'amande, et dans quelques cas, que de leur teste, ou de leur tégument propre. Eu égard à leurs matériaux immédiats principaux, elles sont *amilacées, émulsives simples,* ou *émulsives muqueuses, aromatiques* et *âcres.*

Graines amilacées.

Provenant en général des graminées de Juss. et de Vent. Inodores, d'une saveur fade ou douceâtre; fournissant à l'analyse de l'amidon seul ou mêlé à du mucoso-sucré, de l'albumine et du gluten.

Avoine, avena (*avena sativa,* L., avoine cultivé; graminées, J., V.; triandr. digyn. L. F. ⊙). Semence oblongue, pointue aux deux extrémités, sillonnée dans sa longueur. Tégument propre de couleur jaune pâle; albumen farineux, de saveur fade. *La farine d'avoine contient, d'après M. Vogel,* 59 *parties de fécule,* 4,30 *d'albumine,* 3,50 *de gomme,* 8,25 *de sucre et de principe amer,* 2 *d'huile grasse et un peu de matière fibreuse. Suivant M. Journet, l'écorce de la semence d'avoine renferme un principe odorant semblable à celui de la vanille, soluble dans l'alcool, et que l'on peut employer pour aromatiser les liqueurs, les crèmes, les pastilles, etc.*

On conserve cette semence privée de son tégument, sous le nom de *gruau.*

Orge, hordeum (*hordeum vulgare,* L., *hordeum distichon,* L., *hordeum hexastichon,* L.;

graminées, J., V.; *triandr. trigyn.* L. F. ⊙)..Semence oblongue, ventrue au milieu, pointue aux extrémités, lisse; présentant une rainure d'un côté et un bord tranchant de l'autre. Tégument jaunâtre, sapide, contenant de l'extractif. Albumen blanc, farineux, fade, douceâtre.

On emploie, 1°. l'orge entière; 2°. l'orge mondée ou en gruau, c'est-à-dire, inexactement séparée de son tégument propre; 3°. l'orge perlée, de forme sphérique, entièrement séparée de son tégument.

Riz, oryza (*oryza sativa*, L.; *graminées*, J., V.; *hexandr. monogyn.*, L. Ital. ⊙). Semence oblongue, convexe; obtuse aux deux extrémités, déjà privée de son tégument propre. Albumen blanc, farineux, dur, cassant et transparent; d'une saveur fade. *Le riz est formé, suivant M. Vogel, de 96 de fécule, de 1 de sucre, de 1,50 d'huile grasse et de 0,20 d'albumine. Dans un travail plus récent, M. Braconnot a retiré du riz de la Caroline 5,00 d'eau, 85,07 de fécule, 4,80 de parenchyme, 3,60 de matière végéto-animale, 0,29 de sucre incristallisable, 0,71 de matière gommeuse voisine de l'amidon, 0,13 d'huile, 0,40 de phosphate de chaux.*

Graines émulsives simples.

Donnant une huile fixe à l'aide de l'expression, et une matière albumineuse. Formant par la trituration avec l'eau une liqueur blanche, opaque, laiteuse, connue sous le nom d'*émulsion*. Elles sont sujettes à rancir.

Amande, amygdalus (amygdalus communis,

L., *amandier commun; rosacées*, J., V,; *icosandr. monogyn.* L. F. ♄). Semence ovalaire, aplatie. Teste osseux. Tégument propre brunâtre, sapide, contenant de l'extractif, etc. Amande légèrement odorante, d'une saveur douce ou amère. Point d'albumen. Embryon droit.

Il faut choisir celles qui ne sont pas dénuées de leur tégument.

Courge et *citrouille.* Peu usitées.

Pignon, pineolus (pinus pinea, L., *abies taxifolia, sapin argenté ; conifères,* J., V.; *monoec monadelph.,* L. F. ♄). Semence oblongue, ovalaire, dénuée de tégument propre. Albumen charnu; cotylédons cylindriques. Saveur fade, huileuse.

Pistache, pistacia (pistacia vera, L., *pistachier cultivé ; térébinthacées,* J., V.; *dioéc, pentandr.,* L. Or. ♄). Semence longue d'un centimètre et demi, aplatie, ovalaire. Teste de couleur rouge-brunâtre. Tégument propre verdâtre. Amande verte, d'une saveur fade, huileuse. Point d'albumen; embryon courbé.

Graines émulsives mucilagineuses.

Propriétés analogues de l'amande. Le teste donnant beaucoup de muqueux par la macération dans l'eau.

On les emploie quelquefois uniquement pour le mucilage ou pour l'huile albuminée, et d'autres fois pour l'un et l'autre.

Lin, linum (linum usitatissimum, L., *lin usuel; caryophyllées,* J., V.; *pentandr. monogyn,* L.

E. ⊙). Semence petite, oblongue, aplatie, ovalaire, pointue à une extrémité. Teste brunâtre, lisse, fade, très-abondant en mucilage. Amande blanche, albumen farineux, central, embryon courbé ou roulé en spirale.

On l'emploie pour en extraire l'huile et le mucilage.

Psyllium (*plantago psyllium*, L., *plantain psyllium ; plantains*, J.; *plantaginées*, V.; *tétrandr. monogyn.*, L. F. ⊙). Semence petite, oblongue, ovalaire, obtuse aux deux extrémités. Teste brun et lisse, fade, un peu âcre. Amande blanchâtre; albumen corné entourant l'embryon.

On ne l'emploie que pour en extraire le mucilage.

Coing (*pyrus cydonia*, L.). Semence petite, oblongue, ovalaire, amincie à une extrémité, obtuse à l'autre. Teste brunâtre, très-muqueux. Amande blanche; point d'albumen; embryon droit.

On ne l'emploie que pour en extraire le mucilage.

Graines émulsives aromatiques.

Mêmes propriétés que les semences émulsives ordinaires odorantes, d'une saveur chaude, piquante; fournissant une huile volatile par la distillation, et une huile fixe aromatique par l'expression.

Anis, *anisum* (*pimpinella anisum*, L., *pimpinelle* ou *boucage anis ; ombellif.*, J., V.; *pentandr. digyn.*, L. E. ⊙). Semence composée, petite, subglobuleuse, plano-convexe, ovalaire, striée. Teste verdâtre. Amande grise-blanchâtre. Odeur agréable; saveur chaude, douce.

Carvi (*carum carvi*, L.; *ombellif*, J., V.; *pen-*

tandr. digyn., L. E. ⊙). Semence oblongue, ovalaire, courbée, striée. Teste brunâtre. Amande grise-blanchâtre. Odeur agréable; saveur chaude, douceâtre.

Coriandre, coriandrum (*coriandrum sativum*, L., *coriandre cultivée; ombellif.*, J., V.; *pentandr. digyn.*, L. E. ⊙). Semence composée, ronde, petite, striée. Teste jaune-brunâtre. Amande blanchâtre. Odeur agréable; saveur chaude, douceâtre.

Cumin, cuminum (*cuminum cyminum*, L.; *ombellif.*, J., V.; *pentandr. digyn.*, L. E. ♃). Semence composée, petite, oblongue, ovalaire, plano - convexe, striée. Odeur agréable ; saveur chaude, amère. Teste de couleur verdâtre. Amande grise-blanchâtre.

Cina, contra, zina, barbotine, sementine (*artemisia judaica? artemisia santonicum*, L.? *artemisia contra*, L.? *chenopodium?* Perse, Ethiopie). Semence mêlée avec les écailles du calice, avec des pédoncules, etc., petite, ovalaire, lisse, jaune ou grise-verdâtre ; d'une odeur forte, désagréable ; d'une saveur chaude, amère, désagréable.

On préfère le cina d'Alep, et après lui le cina des Indes ; celui de Barbarie est très-impur.

Fenouil, fœniculum (*anethum fœniculum*, L., *aneth fenouil; ombellif.*, J., V.; *pentandr. digyn.*, L. F. m. ♃). Semence composée, oblongue, ovalaire, plano-convexe, striée ; d'une odeur agréable ; d'une saveur chaude, douce. Teste verdâtre, noirâtre, gris-blanchâtre.

Tanaisie, tanacetum (*tanacetum vulgare*, L., *tanaisie commune ; floscul.*, T.; *corymbif.*, J., V.;

syngén. polyg. superfl., L. F. 𝓍). Semence petite, oblongue, un peu courbée, striée, couronnée par un petit rebord ; de couleur jaune-verdâtre ; d'une odeur forte ; d'une saveur chaude, amère. Huile volatile camphrée.

Muscade (*myristica aromatica*, L.). Amande ovalaire, sillonnée, grisâtre au dehors, parsemée à l'intérieur de veines brunâtres ; grasse au toucher ; d'une odeur pénétrante, agréable ; d'une saveur chaude, âcre, amère. Albumen volumineux, solide, sébacé, irrégulièrement veiné ; embryon très-petit, à lobes minces et épanouis, à radicule descendante. Huile volatile, huile fixe, albumine, etc.

On n'emploie que les amandes du muscadier cultivé ; car celles de la variété qui est sauvage sont inodores.

Moutarde, sénevé, sinapis, eruca alba et nigra (*sinapis nigra et alba*, L., *moutarde noire et blanche ; crucifères*, J., V. ; *tétradyn. siliq.*, L. F. ⊙). Semence ronde, petite, de couleur jaunâtre ou noirâtre ; d'une odeur pénétrante ; d'une saveur âcre. Huile volatile, huile fixe, albumine.

Graines émulsives âcres.

Amandes émulsives ordinaires. Le teste, âcre, est susceptible d'enflammer.

Ricin, ricinus, cataputia major (*ricinus communis*, L., *ricin commun ; euphorbes*, J. ; *tithymaloïdes*, V. ; *monoéc. monadelph.*, L. Barbar., Amér. ♄). Semence oblongue, aplatie, ovalaire, obtuse à ses extrémités. Teste cassant, mince, lisse, marbré en gris-brun ; d'une saveur très-âcre. Amande blanchâtre, fade, huileuse. Albumen charnu ; cotylédons planes.

Staphysaigre, *staphysagria* (*delphinium staphysagria*, L., *delphinier staphysaigrier ; renonculacées*, J., V.; *polyandr. trigyn.*, L. F. m. ♂). Semence triangulaire et même quadrangulaire, courbée, chagrinée ; de couleur brunâtre. Teste cassant, mince ; d'une saveur âcre et amère ; contenant une résine et une matière extractive. Amande blanche, fade. Albumen corné ; embryon droit, supérieur ; radicule inférieure.

SECTION II.

Produits immédiats simples des végétaux.

§ Ier. *Acides végétaux.*

Les acides benzoïque, citrique, tartarique, oxalique et acétique sont les seuls employés.

Acide benzoïque (fleur de benjoin). On l'obtient par la sublimation du benjoin. Il est sous forme de petites paillettes blanches et brillantes ; d'une odeur aromatique très-agréable due à un peu d'huile essentielle ; d'une saveur piquante, chaude, inflammable, volatil ; rougissant les couleurs bleues végétales; soluble dans 100 parties d'eau froide et dans 24 d'eau bouillante ; très-soluble dans l'alcool, et précipité de cette dissolution par l'eau ; formant avec les bases des sels qui cristallisent difficilement. Cet acide est excitant.

Acide citrique. Pour l'obtenir, on traite le suc de citron par la craie ou carbonate de chaux en poudre, jusqu'à cessation de l'effervescence, et on décompose le citrate calcaire par l'acide sulfurique. La liqueur surnageante, évaporée jusqu'à consistance d'un sirop clair, donne, par refroidissement, des cristaux d'acide citrique. Il cristallise en prismes rhomboïdaux; n'est ni déliquescent ni volatil; est d'une acidité agréable; se dissout dans les trois quarts de son poids d'eau froide; précipite, s'il est en dissolution concentrée, les eaux de baryte, de strontiane et de chaux; forme des sels solubles avec la potasse, la soude et l'ammoniaque. Il est rafraîchissant.

Acide tartarique. On le retire du tartre ou tartrate acidule de potasse, en traitant ce sel par la chaux, et en décomposant le tartrate de chaux, qui est insoluble, par l'acide sulfurique : la liqueur surnageante, évaporée jusqu'en consistance convenable, donne, par refroidissement, l'acide tartarique cristallisé. Il cristallise en prismes hexaèdres irréguliers; a une saveur aigre, agréable; n'est ni volatil ni déliquescent; se dissout dans 5 parties d'eau froide et dans partie égale d'eau bouillante; concentré, il précipite les sels de potasse en petits cristaux grenus; forme avec la potasse, la soude et l'ammoniaque, des sels acides peu solubles et des sels neutres très-solubles; forme, au contraire, avec la baryte, la strontiane, la chaux, des sels acides très-solubles et des neutres insolubles; donne, par la distillation, de l'acide pyro-tartarique. Cet acide est rafraîchissant.

Tartrate acidule de potasse (crême de tartre). Le dépôt que forment les vins sur les parois des vaisseaux qui les contiennent, et qu'on connaît vulgairement sous le nom de *tartre*, est du tartrate acidule de potasse, uni avec plus ou moins de matière colorante et de quelques autres substances étrangères. Pour avoir ce sel pur, il suffit de faire bouillir le tartre avec de l'argile délayée, qui s'empare de la matière colorante, et de faire cristalliser deux fois. Il est cristallisé irrégulièrement en aiguilles ou en prismes quadrangulaires, obliquement tronqués et d'un blanc opaque; se dissout dans 160 parties d'eau froide et dans 14 d'eau bouillante; devient beaucoup plus soluble quand on le mêle avec un dixième de son poids d'acide borique, et constitue alors la *crême de tartre soluble;* rougit les couleurs bleues végétales; précipite avec l'eau de chaux quand on en ajoute une suffisante quantité; donne par la distillation de l'acide pyro-tartarique. Ce sel est excitant, purgatif, altérant.

Tartrate de potasse. Ce sel, qu'on appelait anciennement *sel végétal, tartre soluble, tartre tartarisé*, se fait en saturant, par la potasse du commerce, le tartrate acidule de potasse délayé dans très-peu d'eau. Il cristallise en carrés longs, terminés par deux biseaux; il est d'une saveur amère; se dissout dans $2\frac{1}{2}$ parties d'eau froide et dans son poids d'eau bouillante; est précipité par la plupart des acides à l'état de tartrate acidule, qui est beaucoup moins soluble; et à l'état de tartrate de chaux par l'eau de chaux. Il est excitant, purgatif, altérant.

Tartrate de potasse et de soude. On obtient ce sel,

connu anciennement sous le nom de *sel de Seignette*, en faisant bouillir dans l'eau le tartrate acidule de potasse, et en y versant de la soude jusqu'à saturation. Il cristallise en beaux prismes à huit pans, d'une transparence parfaite ; il a une saveur amère, est efflorescent ; se dissout dans $2\frac{1}{2}$ parties d'eau froide et dans la moitié de son poids d'eau bouillante ; précipite avec l'eau de chaux ; précipite des cristaux de tartrate acidule de potasse avec la plupart des acides ; précipite avec la dissolution de platine, ce que ne fait pas le tartrate de potasse.

Tartrate de potasse et de protoxyde d'antimoine (*émétique*). Pour l'obtenir on fait bouillir pendant trois quarts d'heure, dans une certaine quantité d'eau, du tartrate acidule de potasse avec du verre d'antimoine ou oxyde d'antimoine sulfuré demivitreux, et on filtre à chaud. Le tartrate de potasse et d'antimoine cristallise, par refroidissement, en tétraèdres ou en octaèdres allongés ; il a une saveur nauséabonde, âpre et métallique ; est efflorescent, rougit légèrement le bleu de tournesol ; se décompose au feu, et donne pour résidu du carbonate de potasse d'une part, et de l'oxyde d'antimoine de l'autre ; se dissout dans 60 parties d'eau froide et dans la moitié d'eau bouillante. Il est décomposé par la plupart des acides, par les alcalis ; il précipite du soufre doré d'antimoine (sous-hydro-sulfate d'antimoine sulfuré) par les hydro-sulfates sulfurés, les hydro-sulfates et l'acide hydro-sulfurique ; il forme un précipité rougeâtre, insoluble avec toutes les substances astringentes. Ce sel est l'émétique le plus employé.

1. 8

Tartrate de potasse et de fer. On fait, pour l'usage de la médecine, quatre variétés de ce sel triple : 1° le *tartrate de potasse et de fer cristallisé* (tartre chalybé), que l'on prépare en faisant bouillir dans 50 parties d'eau une partie de limaille de fer porphyrisé, et 4 parties de tartrate acidule de potasse; 2° la *teinture de Mars tartarisée*, qui n'est qu'une dissolution rapprochée du sel précédent à laquelle on ajoute un peu d'alcool, et qui ne diffère pas essentiellement de la teinture de Mars de Ludovic; 3° le *tartre martial soluble*, que l'on prépare en faisant évaporer jusqu'à siccité 4 parties de teinture de Mars tartarisée, et une de tartrate de potasse : c'est un mélange de tartrate de potasse et de fer, et de tartrate de potasse desséché; 4° les *boules de Mars* ou *de Nancy*, qui sont du tartrate de potasse et de fer avec excès de fer. On les prépare en faisant chauffer légèrement dans un vase de fer, et pendant plusieurs semaines, une partie de limaille de fer et 2 parties de tartrate acidule de potasse avec de l'eau-de-vie; on agite de temps en temps, et on ajoute de nouvelles quantités d'eau-de-vie à mesure que ce liquide s'évapore, jusqu'à ce que le tout forme une pâte tenace ; on la réduit alors en boules de différentes grosseurs, que l'on fait sécher. Les diverses variétés de tartrate de potasse et de fer sont toniques.

Acide oxalique. On peut le retirer du sel d'oseille ou oxalate acide de potasse; mais on le fait ordinairement de toutes pièces, en traitant une partie de sucre avec 6 parties d'acide nitrique : l'acide oxalique formé nage, cristallisé, dans l'excès d'acide nitrique; on lave les cristaux, qui sont des prismes carrés. C'est le plus fort des acides végétaux; il est volatil, mais se décompose entièrement par une forte chaleur. Il est inaltérable à l'air; se dissout dans deux fois son poids d'eau froide et dans moitié moins d'eau bouillante; se dissout dans l'alcool. Il précipite des cristaux avec la potasse et les sels de potasse. C'est le meilleur réactif pour reconnaître dans un liquide la présence de la chaux, avec laquelle il forme un sel insoluble dans l'eau. Il forme aussi des sels insolubles avec la baryte, la strontiane et la magnésie, et des sels solubles avec la potasse, la soude et l'ammoniaque. Cet acide est rafraîchissant.

Oxalate acide de potasse (*sel d'oseille*). On le retire spécialement du suc de l'*oxalis acetosella* (alleluia), du *rumex acetosella* et du *rumex acetosa*. Il est en petits cristaux blancs, qui sont quelquefois des prismes tétraèdres. Il a une saveur aigre, un peu acerbe, rougit fortement la teinture de tournesol; est inaltérable à l'air; se dissout dans environ 80 parties d'eau froide et dans 6 parties d'eau bouillante, et cristallise par refroidissement. Il forme, avec l'eau de chaux et les dissolutions de sels calcaires, un précipité insoluble. Ce sel est rafraîchissant.

Acide acétique. On l'obtient en exposant un vin quelconque à l'action de l'air, et à une température de 15 à 25 degrés. Il est liquide; cristallisable audessous de zéro; d'une odeur particulière qui le fait aisément distinguer; volatil sans se décomposer; soluble dans l'eau et dans l'alcool en toutes proportions; il ne précipite aucune base salifiable, se dégage en vapeurs de ses combinaisons concentrées par l'acide sulfurique aussi concentré. Il est rafraîchissant, et excite modérément l'action des organes digestifs.

Acétate de potasse (*terre foliée de tartre*). On le fait en traitant le carbonate de potasse par le vinaigre distillé, et en évaporant jusqu'à siccité la dissolution filtrée. Ce sel est en paillettes blanches; d'une saveur aigre et un peu âcre; très-déliquescent; soluble dans partie égale d'eau, et dans la même quantité d'alcool à froid; il dégage, à l'état solide, des vapeurs d'acide acétique par l'acide sulfurique; il ne précipite ni avec les sels de chaux ni avec ceux de plomb. Ce sel est altérant et purgatif, suivant les doses auxquelles on l'administre.

Acétate de soude (*terre foliée cristallisée*). On le prépare en traitant le vinaigre distillé par le carbonate de soude et faisant évaporer la liqueur filtrée jusqu'à pellicule. Ce sel cristallise en prismes striés; il a une saveur âcre; il est efflorescent et un peu moins soluble que l'acétate de potasse; comme lui, il dégage des vapeurs d'acide acétique par l'acide sulfurique concentré, et comme sel de soude, il précipite la dissolution de platine. Il est altérant, purgatif.

Acétate d'ammoniaque (*esprit de Mindérérus*). Pour l'obtenir, le meilleur procédé consiste à saturer le carbonate d'ammoniaque par de l'acide acétique d'une pesanteur spécifique déterminée. Il est liquide, incolore, d'une odeur nauséabonde, d'une saveur âcre, volatil; il est miscible à l'eau et à l'alcool en toutes proportions; dégage des vapeurs d'acide acétique par l'acide sulfurique, et des vapeurs ammoniacales par la potasse, la soude et la chaux. C'est un excitant des diverses actions organiques, et surtout de la transpiration cutanée.

Acétate de protoxyde de mercure. On obtient ce sel en faisant dissoudre du protoxyde de mercure dans l'acide acétique, ou en versant du nitrate de protoxyde de mercure dans l'acétate de potasse. Il est sous forme d'écailles très-brillantes, très-peu soluble dans l'eau froide, d'une saveur mercurielle; il faisait la base des dragées de Keyser, anti-syphilitique aujourd'hui abandonné.

Acétate de plomb. Il y en a trois espèces : 1° *l'acétate de plomb liquide (extrait de Saturne)*, qui se fait avec du vinaigre ordinaire et de la litharge. Il contient, outre l'acétate de plomb au maximum d'oxyde qui s'y trouve, du malate et du tartrate de plomb. 2° *L'acétate de plomb neutre (sel ou sucre de Saturne)*, qu'on fait avec le vinaigre distillé et la litharge; 3°. *le sous-acétate de plomb au maximum d'oxyde,* qu'on prépare en faisant bouillir l'acétate de plomb neutre avec la litharge. L'acétate de plomb liquide, récemment préparé, est d'un jaune rougeâtre et transparent; mais il ne tarde pas à se troubler, et dépose sur les parois du vase qui le contient du malate et du tartrate de plomb; il précipite en blanc par l'eau distillée. Etendu d'eau et à l'état laiteux, il constitue *l'eau blanche, l'eau végéto-minérale,* l'eau de Goulard. — L'acétate de plomb neutre est sous forme d'aiguilles; il a une saveur sucrée, un peu astringente; rougit les couleurs bleues végétales; ne précipite pas par l'eau distillée; est soluble dans l'eau et dans l'alcool. — L'acétate de plomb, au maximum d'oxyde, cristallise en lames satinées; il est moins sucré et moins soluble dans l'eau que le précédent ; il se dissout dans l'acide acétique, et donne, par l'évaporation, des cristaux aiguillés. Ces trois acétates précipitent en noir par l'acide hydro-sulfurique : ils sont astringens.

Acétate de cuivre. On le prépare en traitant par le vinaigre distillé le vert-de-gris du commerce, qui est un mélange de carbonate et d'acétate de cuivre. Il cristallise en rhomboïdes, d'un vert foncé ; il est d'une saveur âpre, très-soluble dans l'eau, et prend une belle couleur bleue par l'ammoniaque : il est astringent et escarrotique.

Acétate de cuivre et d'ammoniaque. Pour l'obtenir, on traite une dissolution d'acétate de cuivre par l'ammoniaque, et on laisse évaporer spontanément jusqu'à cristallisation. Il est d'une belle couleur bleue, d'une odeur ammoniacale ; dégage de l'ammoniaque par les alcalis fixes et la chaux. Ce sel très-irritant a été préconisé comme anti-spasmodique.

§ II. *Substances sucrées, gommeuses, mucilagineuses.*

Sucre. On le retire de la canne à sucre ou *saccharum officinale,* en traitant le suc exprimé de cette plante ou le vesou par la chaux, qui s'empare des acides, évaporant la liqueur et faisant cristalliser. On le retire de la betterave par des procédés analogues ; on peut aussi en retirer des raisins et de plusieurs autres fruits. — Il y en a trois variétés : la première cristallise en prismes hexaèdres, durs, incolores et transparens ; elle est phosphorescente par le frottement, et d'une cassure vitreuse quand les cristaux sont réguliers ; elle existe spécialement dans la canne à sucre, dans la betterave et dans l'érable. La seconde ne cristallise qu'en cristaux mal configurés et peu consistans ; elle se rencontre dans plusieurs miels et dans quelques fruits, tels que le raisin. La troisième ne cristallise pas, et se trouve dans les miels liquides et dans les fruits à noyaux. Le sucre, quelle qu'en soit la variété, a une saveur douce et agréable ; il est très-soluble dans l'eau. Les deux dernières variétés se dissolvent aussi dans l'alcool, qui, lorsqu'il est pur, ne dissout pas sensiblement la première. Toutes les trois se convertissent en acide oxalique par l'acide nitrique, et sont susceptibles de la fermentation alcoolique, qui s'opère dans les deux premières variétés à l'aide d'un peu de ferment, de l'eau et d'une température de 15 à 18 degrés ; et dans la troisième par ces deux dernières conditions, sans ferment. Le sucre entre dans la composition des sirops, et sert d'excipient à beaucoup de médicamens.

Miel. Cette substance est le produit d'une élaboration particulière que subit, dans l'estomac de l'abeille (*apis mellifica*), la matière sucrée des fleurs. Elle est de consistance molle et plus ou moins grenue ; d'une couleur qui varie du blanc-jaunâtre au jaune-brunâtre ; d'une odeur agréable particulière ; d'une saveur douce ; soluble dans l'eau en toutes proportions ; donne de l'acide oxalique par l'acide nitrique.

Le miel de bonne qualité est entièrement formé,
1° d'un sucre cristallisable, semblable à celui du raisin ; 2° d'un sucre liquide non cristallisable ; 3° d'un principe aromatique ; 4° d'une matière muqueuse qui le rend fermentescible sans levure ou ferment : il est relâchant, émollient.

Manne. Elle s'écoule spontanément du *fraxinus ornus*, L., du *fraxinus rotundifolia*, L., et quelquefois du *pinus larix*, L. Il y en a dans le commerce trois variétés : 1° La manne en larmes, qui est la plus pure et la plus estimée ; 2° la manne en sortes, qui est en grumeaux irréguliers ; 3° la manne grasse, qui est chargée de matières étrangères. La manne que nous supposons pure, quelle qu'en soit la variété, est d'un jaune pâle, d'une consistance molle, d'une odeur désagréable, d'une saveur sucrée, un peu nauséabonde ; soluble dans l'eau ; soluble partiellement dans l'alcool ; donnant à l'analyse, 1° du muqueux ; 2°. du sucre ; 3°. une matière cristalline particulière, sucrée, non fermentescible, soluble dans l'eau et dans l'alcool bouillant, qui la précipite par refroidissement ; donnant de l'acide muqueux et de l'acide oxalique par l'acide nitrique ; on lui a donné le nom de *mannite ;* elle se trouve en très-grande quantité dans la manne pure, qui paraît lui devoir sa propriété laxative.

Gommes. On emploie spécialement la gomme arabique, qui s'écoule spontanément du *mimosa nilotica*, et la gomme adragant, qui s'écoule de l'*astragalus tragacantha*. Les gommes sont insipides, inodores, inaltérables à l'air ; donnent de la viscosité à l'eau en s'y dissolvant, sont insolubles dans l'alcool.

Elles se convertissent en acide acétique par le chlore, et en acides muqueux, malique et oxalique par l'acide nitrique, sans dégagement de gaz azote, et ne donnent pas de carbonate d'ammoniaque à la distillation. La gomme adragant diffère de la gomme arabique, en ce qu'il en faut beaucoup moins que de cette dernière pour donner le même degré de viscosité à une quantité déterminée d'eau. Les gommes sont adoucissantes, relâchantes, émollientes.

Mucilage. Il existe très-abondamment dans les racines de guimauve et de grande consoude, dans la graine de lin, les semences de coing, de *plantago psyllium*, etc. On l'extrait au moyen de l'eau. Le mucilage se rapproche beaucoup de la gomme ; il paraît, d'après les expériences de M. Vauquelin, composé de gomme et d'une substance qu'il soupçonne être de la même nature que le mucilage animal. Il rend l'eau plus visqueuse, plus filante que les gommes ; il donne, comme ces dernières, de l'acide muqueux et de l'acide oxalique par l'acide nitrique ; forme, comme les gommes, une émulsion avec les huiles, ce que ne fait pas le mucus animal ; colore l'acide nitrique en jaune, donne de l'ammoniaque à la distillation, et donne du prussiate de potasse lorsqu'on le calcine avec cet alcali, ce que ne fait pas la gomme. Le mucilage est relâchant et émollient.

Gélatine. La gélatine végétale existe en abondance dans les mûres, les groseilles et beaucoup d'autres fruits, et se retire au moyen de l'expression. Isolée autant que possible des acides et de la matière sucrée avec lesquels elle est toujours mêlée, elle présente beaucoup d'analogie avec la gélatine animale que l'on extrait, au moyen de l'eau, des chairs, et surtout des parties blanches des jeunes animaux. L'une et l'autre sont plus solubles dans l'eau chaude que dans l'eau froide, et se prennent par le refroidissement en une masse tremblante et transparente connue sous le nom de *gelée*, qui diminue beaucoup de volume par la dessiccation, devient solide, cassante, et présente la plupart des propriétés de la gomme; mais elles ne donnent pas, comme cette dernière, de l'acide muqueux par l'acide nitrique. La gélatine végétale et la gélatine animale donnent par cet acide de l'acide oxalique; la première plus abondamment que la seconde, et sans dégagement d'azote, qui se dégage constamment pendant l'action de l'acide sur la gélatine animale. Cette dernière donne de plus à la distillation beaucoup de carbonate d'ammoniaque, qu'on n'obtient pas, du moins en quantité appréciable, par la distillation de la gélatine végétale. Elle a les mêmes propriétés médicales que la gomme; mais elle est plutôt employée comme analeptique que comme médicament.

Fécule amilacée. On la retire spécialement des graines céréales, et notamment du froment, à l'aide de la fermentation, qui détruit le gluten, et laisse l'amidon sous forme de poudre au fond de l'eau. Le salep (bulbes de différentes espèces d'orchis que l'on fait bouillir dans l'eau et sécher au soleil) est une fécule amilacée très-pure. Il en est de même du sagou, ou moelle du *sagus* ou *palma farinaria* de Rhump, que l'on a réduite en pâte et ensuite en grains, au moyen du crible. Enfin plusieurs racines, et notamment celles de bryone et celles de pommes-de-terre, broyées au moyen de la râpe, traitées par l'eau et passées au tamis, qui retient le parenchyme, donnent de la fécule amilacée qui se dépose au fond de l'eau. La fécule amilacée est sous forme de poudre blanche ; insipide, insoluble dans l'eau froide ; se gonfle et se convertit en une espèce de gelée ou de colle par l'eau bouillante ; se rapproche alors de la gomme, dont elle diffère en ce que celle-ci donne beaucoup d'acide muqueux par l'acide nitrique, tandis que la fécule amilacée en donne à peine ; mais fournit de l'acide malique et de l'acide oxalique, et se convertit, par l'ébullition prolongée dans l'eau avec un centième d'acide sulfurique, en une matière sucrée. On emploie les diverses variétés de fécule amilacée comme analeptiques.

§ III. *Résines, Huiles volatiles.*

Résines. Elles s'écoulent spontanément de beaucoup de végétaux, et plus abondamment lorsqu'on y a pratiqué des incisions ; elles sont ordinairement mêlées à des substances gommeuses, mucilagineuses, extractives, colorantes, etc. On les obtient pures par l'alcool, qui dissout la résine et la matière extractive colorante sans agir sur les matières gommeuses et mucilagineuses. On traite ensuite la dissolution alcoolique par l'eau, qui précipite la résine et retient la matière extractive colorante en dissolution.

A l'état récent, les résines sont d'une liquidité visqueuse ; mais elles s'épaississent promptement à l'air et deviennent solides et cassantes. Leur couleur varie depuis le jaune jusqu'au bleu foncé ; elles sont, ou insipides, ou d'une saveur plus ou moins âcre et amère, et sans odeur lorsqu'elles ne contiennent pas d'huile essentielle ; elles acquièrent l'électricité résineuse par le frottement ; elles se fondent à un certain degré de chaleur ; à une température plus élevée, elles s'enflamment en répandant beaucoup de fumée ; elles sont insolubles dans l'eau froide, un peu solubles dans l'eau bouillante, surtout à la faveur des matières solubles avec lesquelles elles peuvent être mêlées ; elles se dissolvent très-bien dans l'alcool et dans l'éther, et ces dissolutions deviennent laiteuses par l'eau, qui précipite la résine sous forme de poudre blanche ; elles sont solubles dans les alcalis fixes, dans les huiles volatiles, et plusieurs le sont dans les huiles fixes ; elles sont solubles à froid, comme l'a prouvé M. Hatchett, dans l'acide sulfurique concentré ; se dissolvent aussi, mais plus lentement, dans les acides hydro-chlorique et acétique ; se décomposent et se transforment en tannin artificiel par l'acide nitrique, etc.

Les résines sont irritantes, purgatives, etc.

On peut placer au nombre des résines les plus pures :

1°. La *résine animé*, qui provient de *l'hymenæa courbaril* ou carouge, arbre de l'Amérique septentrionale.

2°. La *résine copal*, qui est formée par le *rhus copallinus*, arbre de l'Amérique méridionale.

3°. La résine élémi, que l'on retire par l'incision des écorces de *l'amyris elemifera*, arbre du Canada

4°. La *résine mastic*, qu'on obtient par incision du *pistacia lentiscus*, arbre du Levant, particulièrement de l'île de Chio.

5°. La *résine sandaraque*, qui s'écoule du *thuya articulata*, conifère de Barbarie.

6°. Le *sang-dragon*, qui se retire par incision du *pterocarpus draco*, arbre de Santa-Fé, dans les Indes orientales.

Huiles volatiles. On les retire le plus souvent par la distillation, et quelquefois par l'expression, des différentes parties des plantes aromatiques. Elles sont liquides ou concrètes, plus légères ou plus pesantes que l'eau; plus ou moins colorées; d'une odeur pénétrante, variée; d'une saveur âcre, piquante, chaude. Plusieurs se congèlent par le froid; toutes sont volatiles, très-inflammables, s'enflamment facilement par l'acide nitrique et mieux par l'acide nitreux; elles sont solubles dans 1000 parties d'eau; solubles dans l'alcool et dans les huiles en toutes proportions; forment avec les alcalis des combinaisons appelées *savonnules;* elles sont excitantes, sudorifiques, rubéfiantes, caustiques; mais très-rarement employées seules.

Camphre. On le retire spécialement des différentes parties du *laurus camphora*, L., au moyen de la sublimation; mais il existe dans beaucoup d'autres végétaux, notamment dans un grand nombre de la famille des labiées. Il est solide, blanc, brillant, granuleux, gras au toucher, plus léger que l'eau; d'une cassure cristalline; d'une odeur pénétrante, très-expansible; d'une saveur amère, chaude, puis froide; très-volatil, inflammable; très-peu soluble dans l'eau ; soluble dans l'alcool, et beaucoup plus soluble dans l'acide acétique ; soluble dans les huiles fixes et volatiles ; insoluble dans les alcalis ; soluble dans l'acide nitrique, qui, en le dissolvant, se sépare en deux portions, dont l'une, plus légère que l'autre, a l'aspect oléagineux et porte le nom d'*huile de camphre;* susceptible de se convertir, lorsqu'on le chauffe avec le même acide, en *acide camphorique,* etc. Le camphre est un stimulant diffusible ; il agit sur le système nerveux comme anti-spasmodique.

Cire. Elle est préparée dans l'estomac des abeilles avec le miel. Ces insectes peuvent aussi en préparer avec de la cassonade, et même plus qu'avec le miel et le sucre ; sans l'une et l'autre de ces substances elles ne sauraient former la cire ; celle-ci sort presque immédiatement après l'ingestion du miel. Elle est de consistance molle, blanche ou jaune ; d'une odeur légère, insipide ; d'une cassure grenue ; se ramollit facilement par la chaleur ; est fusible, inflammable, insoluble dans l'eau, même bouillante ; soluble dans au-delà de 100 parties d'alcool à 25 degrés bouillant ; soluble dans l'huile fixe en toutes proportions, et la solidifiant à proportion égale ; soluble dans les huiles volatiles, etc.

Le *myrica cerifera,* L., qui croît à la Louisiane, et que l'on peut cultiver en France, a ses fruits entourés d'une couche de cire qu'on peut extraire par la coction dans l'eau ou à l'aide de l'alcool. Elle est d'un jaune tirant sur le vert, plus consistante que la cire des abeilles, et d'une odeur agréable. L'acide sulfurique affaibli la blanchit par l'ébullition. L'acide muriatique oxygéné la décolore plus difficilement ;

elle se dissout dans l'ammoniaque, dans la potasse pure; elle forme, avec l'oxyde de plomb demi-vitreux, un savon soluble dans l'alcool et dans l'éther. Les fruits du *myrica gale*, L., contiennent aussi de cette *espèce de cire*, mais moins abondamment que le *myrica cerifera*.

SECTION III.

Matériaux immédiats composés des végétaux.

Cette section est formée, 1° par les sucs gommo-extractifs, gommo et extracto-résineux ; 2° par les térébenthines; 3° par les baumes; 4° par les substances grasses.

§ Ier. *Sucs gommo - extractifs, gommo et extracto-résineux.*

Opium. C'est le suc épaissi du *papaver orientale*, L. Il est en masses assez dures; d'un brun rougeâtre, d'une odeur vireuse particulière, et d'une saveur amère, chaude et nauséabonde. Les recherches de M. Derosne avaient fait considérer jusqu'à ce jour l'opium comme formé d'une matière cristallisable qu'on a appelée *sel d'opium*, d'une matière extractive, de résine, d'huile, d'acide, d'une petite quantité de fécule, de mucilage, de gluten, de sulfate de chaux et de sulfate de potasse, enfin des débris de fibres végétales. M. Sertuerner a trouvé dans l'opium deux nouveaux principes immédiats, l'un acide, qu'il a appelé *acide méconique;* l'autre alcalin, qu'il a appelé *morphine;* et, suivant ce chimiste, l'opium est composé de méconate peu acide de morphine, d'extractif neutre, d'extractif acide, d'une matière analogue au caoutchouc, etc. Cette analyse a besoin d'être soumise à de nouvelles recherches. C'est dans la morphine et sa combinaison avec les acides que paraît résider la propriété narcotique de l'opium.

Assa fœtida. On le retire de la racine du *ferula assa fœtida*, plante de la Perse. Cette gomme-résine est sous la forme de masses roussâtres, mêlées de lames blanchâtres, friables ; d'une saveur âcre, piquante, amère, et d'une odeur alliacée très-forte ; d'une pesanteur spécifique de 1,327. Elle se ramollit facilement par la chaleur, etc. Elle est formée, suivant M. Pelletier, de 65 parties d'une résine particulière, de 3,60 d'huile volatile, de 19,44 de gomme, de 11,66 de bassorine, de 0,30 de malate acide de potasse. Elle est employée comme anti-spasmodique.

Galbanum. On le retire de la racine du *bubon galbanum*, arbrisseau d'Afrique et d'Asie. Il est tenace, blanchâtre à l'état récent ; devient d'un jaune fauve par le temps ; il est sous forme de masses demi-transparentes ou opaques ; d'une odeur désagréable et d'une saveur âcre, chaude et amère. Il est composé, d'après les recherches de M. Pelletier, de 66,86 de résine, de 19,28 de gomme, de 7,52 de bois et de corps étrangers, d'un peu de malate acide de chaux, et d'une huile volatile. Il est excitant et anti-spasmodique, mais moins efficace que l'*assa fœtida.*

Opopanax. C'est le suc épaissi de la racine du *pastinaca opopanax*, plante du Levant. Il est en morceaux d'un jaune rougeâtre à l'extérieur, blanchâtre à l'intérieur; d'une odeur forte et désagréable; d'une saveur âcre et amère; d'une pesanteur spécifique de 1,622. Il est composé, suivant M. Pelletier, de 42 parties de résine, de 33,40 de gomme, de 9,80 de ligneux, de 4,20 d'amidon, de 2,80 d'acide malique, de 1,60 de matière extractive, de 0,30 de cire, de quelques traces de caoutchouc, et d'une petite quantité d'huile volatile. C'est un anti-spasmodique très-peu usité.

Gomme ammoniaque. On la retire de l'*heracleum gummiferum* de Willdenow. Elle est solide, en masses ou en larmes; d'un jaune pâle, roussâtre en dehors; présentant dans son intérieur des morceaux amygdalins plus blancs et plus purs; d'une saveur amère et nauséabonde; d'une odeur faible et désagréable. Elle est composée, suivant M. Braconnot, de 18,4 parties de gomme, de 70 de résine, de 4,4 de matière glutineuse et de 6 parties d'eau. On l'emploie spécialement comme excitant de la muqueuse bronchique.

Gomme-gutte. Elle se retire du *garcinia cambogia* (Decandolle), et nous vient de Ceylan et de Siam; elle est en masses opaques, fragile.; d'une cassure vitreuse; d'un jaune brun à l'extérieur, et d'un jaune rougeâtre à l'intérieur; elle devient jaune-claire lorsqu'on l'humecte ou qu'on la pulvérise; elle est inodore; d'une saveur d'abord peu sensible, puis âcre et amère, etc. Elle est composée, suivant M. Braconnot, de 20 parties de gomme et de 80 parties de résine. C'est un puissant drastique.

Scammonée. En masse solide; de couleur grise-noirâtre, ou jaune-blanchâtre; opaque; d'une odeur nauséabonde qui se dégage surtout par la chaleur; d'abord insipide, puis âcre, amère; d'une cassure brillante, grenue.

1re variété. *Scammonée d'Alep.* Elle est obtenue, par incision, du *convolvulus scammonia*, L.; elle est préférée aux autres. Elle est grise-noire, légère, très-friable; est formée, d'après MM. Bouillon-Lagrange et Vogel, de 60 parties de résine, de 3 de gomme, 2 d'extractif, 35 de débris de végétaux, de matière terreuse, etc.

2e variété. *Scammonée de Smyrne.* On croit qu'elle est obtenue du *periploca scammonium*, L. On l'estime moins que la précédente. Elle est noire, plus pesante, moins friable, et contient 29 parties de résine et de gomme, 5 d'extractif, 58 de débris de végétaux et de matière terreuse. Les deux variétés de scammonée sont de puissans drastiques.

Euphorbe. En larmes irrégulières; souvent perforé; roussâtre en dehors et blanc en dedans; inodore; d'une saveur âcre, surtout dans la gorge; d'une cassure vitreuse. Irritant les narines, même à une grande distance, lorsqu'il est pulvérulent. Il est composé, d'après M. Pelletier, de 60,80 parties de résine, de 12,20 de malate de chaux, de 1,80 de malate de potasse, de 14,40 de cire, de 2 de bassorine et de ligneux, de 8 d'huile volatile et d'eau. C'est un irritant des plus puissans.

Il est obtenu, par incision, de l'euphorbia officinarum, L., de l'euphorbia antiquorum, L., et par l'évaporation du suc qui en découle : il est apporté d'Égypte.

Myrrhe. Elle nous vient de l'Arabie et de l'Ethiopie. On ne connaît pas encore la plante qui la fournit. Elle est sous forme de masses ou de grains fragiles ; d'un jaune rougeâtre, légèrement transparens lorsqu'ils sont purs, mais souvent opaques ; d'une cassure vitreuse ; d'une odeur agréable ; d'une saveur amère, aromatique et légèrement âcre ; d'une pesanteur spécifique de 1,360. Elle est formée, suivant M. Pelletier, de 34 parties de résine, et de 64 parties de gomme. Elle est employée comme tonique.

Cachou (*terre de Cachou ou du Japon*). En masse solide ; de couleur rouge-brune ; opaque, inodore ; d'une saveur acerbe, amère ; friable ; d'une cassure vitreuse. Donnant à l'analyse du tannin peu soluble dans l'eau froide, de l'extractif et un peu de mucilage. Le cachou est tonique et astringent.

Il est obtenu par la coction du bois de plusieurs plantes, et notamment du mimosa catechu, L., ainsi que des fruits de l'areca catechu, L., et par l'évaporation de cette décoction aqueuse. Il est apporté du Japon, du Bengale, du Malabar, etc.

Kino (*gomme kino, vraie gomme du Sénégal, gomme-résine de Gambia, résine de Botani-Bay*). En masse ; de couleur rouge-brunâtre, plus foncée à l'intérieur ; devenant rouge intense par la trituration ; opaque ; inodore ; d'une saveur douceâtre, acerbe ; fragile ; d'une cassure vitreuse. Donnant à l'analyse, d'après M. Vauquelin, une grande quantité de tannin et un peu d'extractif. *Le kino nous vient principalement de la Jamaïque. On le retire du* nauclea-gambir *de Hunter, de plusieurs espèces* d'eucalyptus, *principalement de l'eucalyptus-resini-*

fer *de* Botani-Bay, *et, suivant quelques natura-listes, du* coccoloba resinifera.

Aloès soccotrin. Suc des feuilles de l'*aloe perfo-liata*, plante des Indes orientales, de Soccotora, des Barbades, etc. Il est d'un rouge brun, jaunâtre, demi-transparent et fragile ; d'une saveur amère ; d'une odeur nauséabonde, presqu'entièrement so-luble dans l'eau et dans l'alcool faible. Il est formé, suivant M. Trommsdorff, de 75 parties de principe savonneux, de 25 parties de résine et d'un atome d'acide gallique. C'est un purgatif tonique.

§ II. *Térébenthines.*

Les térébenthines sont des combinaisons naturelles d'une résine et d'une huile essentielle. On les re-tire par incision de plusieurs végétaux qui appar-tiennent spécialement à la famille des conifères et à celle des térébinthes. Les térébenthines sont de consistance mielleuse, d'une couleur jaunâtre, d'une odeur forte, d'une saveur chaude et piquante ; très-inflammables ; donnent leur huile volatile par la dis-tillation, et laissent leur résine pour résidu ; elles sont solubles dans l'alcool, dans les huiles fixes et volatiles. — Elles sont excitantes.

On en distingue cinq espèces, savoir : 1° la téré-benthine de Venise, que l'on retire du mélèse, *pinus larix*, L., famille des conifères ; 2° la térébenthine de Chio, qui provient du *pistacia terebinthus*, L., fa-mille des térébinthes ; 3° la térébenthine commune, que l'on retire de plusieurs espèces de pins et de sa-pins, famille des conifères ; 4° la térébenthine de

Copahu, qui s'écoule du *copaifera officinalis*, L., famille des légumineuses; 5° la térébenthine de la Mecque, qui s'écoule de l'*amyris opobalsamum*, L., famille des térébinthes : ces deux dernières espèces avaient reçu improprement le nom de *baumes*.

Toutes les térébenthines sont des excitans des membranes muqueuses, et surtout de celle des organes urinaires.

§ III. *Baumes.*

Ce sont des combinaisons naturelles d'une résine avec l'acide benzoïque; ils ont une odeur très-agréable, qui se développe surtout par la chaleur; une saveur chaude, piquante; sont fusibles et inflammables; dégagent par la sublimation de l'acide benzoïque, qui cristallise en se sublimant, tandis que la résine reste au fond du vase; sont solubles dans l'alcool à 25 degrés et précipitent en blanc par l'addition de l'eau; sont partiellement solubles dans l'alcool très-affaibli et dans l'eau. Ces liquides dissolvent l'acide benzoïque et laissent à nu la résine. — Les baumes sont des excitans de toute l'économie, et spécialement des organes pulmonaires.

Les espèces connues sont : 1° le baume du Pérou, qui provient du *myroxilon peruiferum*, et nous est apporté du Pérou, du Brésil, de la Terre-Ferme et du Mexique; 2° le baume de Tolu, qui s'écoule du *toluifera balsamum*, L., et nous est apporté de la province de Tolu, près de Carthagène en Amérique; 3° le benjoin, qui s'obtient à Sumatra, à Java, à

Siam, etc. à l'aide d'incisions pratiquées dans l'é-
corce du badamier benjoin, *terminalia benzoin*, et
probablement aussi du styrax benzoin, *styrax benzoin* de Dryander. 4° le storax calamite, aujourd'hui
très-rare, et provenant du *styrax officinale*, L.;
5°. le storax liquide, qui provient du *liquidambar
styraciflua*, L.

Les baumes sont des excitans de toute l'économie, et spécialement de la muqueuse bronchique.

§ IV. *Substances grasses.*

Les huiles fixes et les diverses espèces de graisses ont
été regardées jusque dans ces derniers temps comme
des principes immédiats particuliers. Mais les recherches récentes de M. Chevreul ont démontré :
1° que ces substances sont constamment composées de deux principes particuliers nullement acides,
qu'il a nommés *stéarine* et *élaïne*; 2° que quelques-
unes d'entre elles contiennent en outre un principe
odorant; 3° que, par la réaction des huiles et des matières grasses sur les alcalis, il se forme deux hydra-
cides gras, que l'on doit aussi regarder comme des
principes immédiats, et auxquels il a donné les noms
d'*acide margarique* et d'*acide oléique*, etc.

Huiles fixes.

Elles ont une liquidité visqueuse, sont fades, inodores; n'entrent en ébullition qu'à une température supérieure à celle de l'eau bouillante; ne sont
pas miscibles à l'eau; forment des savons avec les
alcalis.

Espèces. *Huile d'olives.* Huile grasse, congelée à la température de 12° centigrades + o ; liquide aux températures supérieures ; pesant 0,9153 ; jaune-verdâtre ; d'une odeur particulière ; d'une saveur agréable ; rancissant difficilement.

Elle est obtenue, par expression, du brou de l'olive (olea europæa , L.), et est apportée de la France méridionale, de l'Italie et de l'Espagne. On doit préférer l'huile vierge, celle qui n'est pas sophistiquée avec l'huile de graines de pavot ou de lin. Elle est relâchante et adoucissante.

Huile d'amandes. Huile grasse, liquide, jaune, pâle ; d'une odeur et d'une saveur agréables ; se congelant à la température de 9° centigrades + o ; rancissant avec beaucoup de promptitude.

Elle est obtenue, par expression, des semences de l'amygdalus communis, L. On peut l'extraire extemporanément. On doit employer celle qui est fraîche ; elle ne prend pas la saveur des amandes amères ; elle est relâchante et adoucissante.

Huile de ricin (de palma christi). Huile siccative, de consistance moyenne, plus pesante que les autres huiles fixes ; de couleur jaune-verdâtre ; inodore ; d'une saveur fade, tirant un peu sur celle de la noisette ; ayant un arrière-goût légèrement âcre ; ne se congelant pas, même à un très-grand froid ; s'épaississant à l'air sans perdre sa transparence.

On l'obtient, par expression, des semences dénudées du ricinus communis, L.; elle est apportée de l'Amérique méridionale, et est souvent sophistiquée. Il faut rejeter celle qui a été extraite à l'aide de la coction, et avec des semences dont on n'a pas enlevé préalablement le teste, et choisir celle qui n'est pas rance. Cette huile est purgative et anthelmintique.

Beurre de cacao. Pour l'obtenir, on prend du cacao torréfié et mondé de son écorce et de ses germes. On le réduit en pâte molle en le broyant avec un cylindre de fer sur une pierre préalablement chauffée; ensuite on ajoute de l'eau bouillante; on enferme la masse dans un sac de toile et on la soumet à la presse. Le beurre passe en totalité. On le filtre au papier gris, à une température capable d'entretenir sa fluidité, et on le coule dans des moules de fer-blanc. Il est solide, d'un blanc jaunâtre, d'une saveur douce et agréable; il est adoucissant et relâchant. On en fait des suppositoires. On l'emploie souvent comme excipient.

SECTION IV.

Produits de l'altération des substances végétales.

Les substances qui font l'objet de cette section sont les produits de la fermentation végétale. Tels sont les diverses espèces de vins, l'alcool, l'acide acétique et les éthers. Nous renvoyons, pour l'acide acétique, à ce que nous en avons dit page 115.

Vins. Ceux de raisins, qui sont spécialement employés, sont des liquides d'une saveur agréable, un peu amère et chaude, d'une odeur aromatique; plus légers que l'eau; contenant de l'alcool, des acides malique, tartarique et acétique, du tartrate acidule de potasse, une matière sucrée, une matière colorante extractive, plus ou moins amère et en partie résineuse, et quelquefois de l'acide carbonique :

c'est ce qui arrive lorsqu'on a arrêté la fermentation vineuse.

On peut diviser les vins de la manière suivante :

1re CLASSE. Vins dans lesquels l'alcool, la matière sucrée, la matière colorante, le tartre et les acides malique et acétique se trouvent dans des proportions convenables pour en faire une boisson tonique, agréable et modérément spiritueuse : tels sont les vins de Bourgogne.

2e CLASSE. Vins dans lesquels l'alcool prédomine : tels sont ceux de Roussillon, d'Italie, d'Espagne et des autres pays méridionaux : on les sous-divise en sucrés et en secs.

3e CLASSE. Vins modérément alcooliques, mais très-chargés de tartre et de matière extractive colorante : tels sont ceux de Bordeaux, de Grave, de Pontac.

4e CLASSE. Vins peu alcooliques, mais chargés d'acide carbonique et d'une matière mucilagineuse sucrée, qui retient cet acide : ces vins sont mousseux : exemple, ceux de Champagne, et d'Arbois en Franche-Comté.

5e CLASSE. Vins peu alcooliques, mais acidulés tant par l'acide malique que par l'acide acétique : tels sont les vins du Rhin, de Moselle et quelques-uns de l'Orléanais.

Tous les vins sont toniques et excitans.

Alcool. Il est le produit de la distillation du vin. C'est un liquide incolore, plus léger que l'eau ; d'une odeur agréable ; d'une saveur chaude, piquante ; volatil ; brûlant avec une flamme bleue, miscible à l'eau ; il dissout les résines, les huiles essentielles, les térébenthines, les matières extractives colorantes, les principes âcres, narcotiques, amers; le camphre, l'éther, de petites quantités de soufre et de phosphore, presque tous les acides, la potasse, la soude, l'ammoniaque, tous les sels déliquescens, l'hydrochlorate d'ammoniaque, le chlorure de mercure, etc. Il se décompose en hydrogène carboné et en eau par une forte chaleur, et se transforme en éther par plusieurs acides. L'alcool est un excitant très-actif.

Ethers. On les fait en distillant à des degrés de chaleur variables, un acide avec l'alcool. — On en distingue particulièrement cinq espèces, suivant l'acide qui a servi à leur préparation : 1° l'éther sulfurique : il consiste dans une modification apportée dans les principes de l'alcool par l'action de l'acide sulfurique ; 2° l'éther phosphorique, qui est, comme le premier, une modification de l'alcool déterminée par l'acide phosphorique. L'action de cet acide étant la même que celle de l'acide sulfurique, l'éther qui en résulte ne diffère nullement de l'éther sulfurique. 3° L'éther nitrique; 4° l'éther hydrochlorique (muriatique) ; 5° l'éther acétique. Ces trois derniers sont des combinaisons de l'acide employé avec l'alcool modifié dans ses principes par l'action de l'acide. Tous les éthers sont beaucoup plus légers que l'alcool; ils ont une odeur particulière, très-expansible; sont d'une grande volatilité, très-inflammables, miscibles à l'eau en très-petite proportion, solubles dans l'alcool et dans les huiles volatiles.

Les éthers sont des stimulans diffusibles et des anti-spasmodiques très-employés.

CLASSE DIXIÈME.

Substances animales.

Cantharide (*meloe vesicatorius* , L., *lytta vesi-catoria, sive ruficollis* , Fabricius; *cantharis vesica-toria* , Olivier. De l'ordre des *coléoptères*. Habitant tous les climats, mais plus particulièrement les pays méridionaux ; s'arrêtant surtout sur le *fraxinus ex-celsior* , L., le *syringa vulgaris* , L., le *lonicera tartarica* , L., le *ligustrum vulgare* , L., le *sambu-cus nigra* , L., le *triticum vulgare* , L., le *juglans regia* , L., le *populus alba* , L., le *quercus robur* , L., etc.). *Caract. gén.* Antennes filiformes; anten-nules postérieures renflées à l'extrémité; mâchoires bifides; corps allongé, élytres mous, demi-cylin-driques. *Caract. spécif.* Corps d'un vert doré, bril-lant et réfléchissant du bleu; antennes noires. Odeur très-forte, désagréable, approchant un peu de celle de souris; affectant particulièrement les yeux et le nez; saveur d'abord peu marquée, puis très-âcre. *Les cantharides , d'après l'analyse qui en a été faite récemment par M. Robiquet , sont composées d'une huile grasse, fluide, verte; ne produisant point d'ampoules; d'une matière noire, insoluble dans l'eau, non vésicante ; d'une substance jaune , vésicante, dans laquelle se trouve le principe actif des cantha-rides ; d'acide urique , d'acide acétique , de matière animale et de squelette de la cantharide, de phosphate de chaux et de phosphate de magnésie. Les cantha-rides font la base des vésicatoires les plus employés.*

Coralline officinale (*coralline officinalis*, L. ; polypiers. Mers d'Europe, Corse). *Caract. gén.* Polypier phytoïde, à tige rameuse, articulée, ainsi que les rameaux, à articulations cornées, recouvertes d'une substance calcaire dont la superficie n'offre point de cellules perceptibles. *Caract. spécif.* Tige légèrement bipinnée ; articulations presque turbinées. Couleur blanche-verdâtre ; odeur forte, désagréable ; saveur salée. Matière odorante indéterminée, extractif, gélatine, albumine ; différens sels, tels que l'hydro-chlorate de soude, le sulfate, le phosphate et le carbonate de chaux, le carbonate de magnésie ; l'oxyde de fer, la silice. La coralline officinale est anthelmintique.

Musc. Solide, grumelé, semblable à des fragmens de sang coagulé et desséché ; d'une couleur brune foncée ; d'une odeur forte, très-expansible et très-tenace ; d'une saveur amère, un peu âcre ; se volatilisant presque en totalité ; très-inflammable ; partiellement soluble dans l'eau, dans l'alcool, dans l'éther, dans les huiles fixes et volatiles. *D'après M. Thiemann, le musc du Thibet serait formé de 0,10 de carbonate d'ammoniaque, 0,09 de cire pure, 0,01 de résine, 0,60 de gélatine, 0,03 d'hydro-chlorate de soude et 0,04 de carbonate de chaux ; il ne contiendrait pas d'huile éthérée. Le musc de Sybérie, analysé par le même pharmacien, a fourni à-peu-près les mêmes produits, mais dans d'autres proportions. Il est anti-spasmodique.*

Le musc est contenu dans une poche située vers l'anus du moschus moschiferus, *L. ; il est souvent sophistiqué. On préfère celui de Tunquin en poche.*

Castoréum. Matière contenue dans des poches pyriformes que porte, au nombre de deux, le *castor fiber*, L., mâle et femelle, entre les parties externes de la génération et l'urètre. Le *castoréum* est solide, tenace, de couleur rouge-brunâtre, opaque; d'une odeur forte, désagréable; d'une saveur amère, âcre, nauséabonde; d'une cassure vitreuse; fusible et inflammable. *Bonn, qui a analysé le castoréum d'un castor pris à Geldern, sur la rive d'est de l'Yssel, y a trouvé $\frac{1}{13}$ d'huile éthérée, $\frac{1}{4}$ de cholestérine (adipocire) et un peu de résine, $\frac{1}{4}$ de chaux, $\frac{1}{6}$ de tissu cellulaire, de la soude, du phosphate de soude et de l'oxyde de fer. M. Laugier a découvert dans celui du Canada de l'acide benzoïque libre et combiné. Le castoréum est anti-spasmodique.*

FIN DE LA PREMIÈRE PARTIE.

SECONDE PARTIE.

PHARMACOPÉE CLINIQUE,

OU

EXPOSÉ DES MÉDICATIONS.

LIVRE PREMIER.

Des Médications en général.

Les corps de la nature, lorsqu'ils sont disposés convenablement, et qu'ils sont en contact médiat ou immédiat avec les organes vivans, peuvent changer leur état d'une manière plus ou moins notable. Ces changemens immédiats peuvent n'influer en aucune manière tant sur l'état de santé que sur celui de maladie, ou ils peuvent exercer sur ces états une influence avantageuse ou nuisible.

On nomme *médications* les changemens immédiats opérés en nous dans l'intention d'exercer une influence avantageuse sur les organes sains et malades. On désigne sous le nom de *médicamens* les corps qui, disposés convenablement, peuvent occasionner ces changemens immédiats; et *corps médicamenteux* les substances qui sont susceptibles de former des médicamens.

ARTICLE PREMIER.

Des Médications proprement dites.

Les médications peuvent consister dans la modification des propriétés vitales, organiques ou animales, dans l'altération des propriétés de tissu, et dans un changement plus ou moins notable des fonctions. Elles peuvent embrasser tout l'organisme, avoir leur siége dans un système ou appareil d'organes, affecter un organe en particulier ou se borner à un de leurs tissus. Elles peuvent introduire des changemens variés dans la composition des humeurs. Elles peuvent accélérer, ralentir, anéantir l'exercice d'une fonction, ou en intervertir l'ordre. Leur invasion peut suivre plus ou moins promptement l'application du médicament; leur durée peut être plus ou moins longue, et leur marche uniforme ou variée, continue ou intermittente. Leur terminaison peut être brusque ou graduée; elle peut rétablir l'organe dans son état antérieur, ou le rejeter dans un état différent et même opposé.

La médication d'un organe peut s'étendre aux parties contiguës ou continues, à des organes éloignés ou à tout l'organisme, et y déterminer des effets analogues ou différens. Cette influence contiguë ou sympathique peut varier selon l'intensité et la période de la médication; elle peut être l'objet principal du traitement, être avantageuse, indifférente ou délétère: elle forme, dans ce dernier cas, des complications d'autant plus importantes à connaître, qu'elle porte sur des organes plus nécessaires à la vie.

Les médications sont en général constantes dans leurs phénomènes; elles ne sont susceptibles que de modifications accidentelles dépendantes de l'état actuel des propriétés vitales et de l'habitude. Elles n'ont cependant pas toutes le même degré de constance; elles présentent à cet égard des différences selon l'organe qu'on excite, selon les propriétés qu'on met en jeu, selon l'effet qu'on veut déterminer, selon l'espèce de médicament qu'on emploie, selon la surface organique sur laquelle on l'applique, et selon la voie par laquelle on agit.

Pour apprendre à connaître les phénomènes qui composent une médication, il faut la déterminer d'abord sur l'homme adulte, sain et d'un tempérament moyen (sanguin); il faut répéter ces essais un grand nombre de fois chez des individus semblables, et dans des circonstances hygiéniques analogues. On doit se servir en premier lieu du même médicament; il est ensuite nécessaire de faire de nouvelles expériences sur le même individu et dans les mêmes circonstances hygiéniques, avec des corps médicamenteux plus ou moins analogues. Il faut répéter chacun de ces essais chez des individus semblables, les circonstances hygiéniques étant différentes; il faut les répéter enfin chez des individus différens par leur âge, par leur sexe, par leur tempérament, par les espèces, variétés et périodes de maladies dont ils sont affectés, les circonstances hygiéniques étant les mêmes. Cette voie seule peut nous apprendre quelle est l'influence que les circonstances hygiéniques, l'état individuel et les maladies, exercent sur les effets immédiats des médicamens.

Les caractères des médications résultent de la comparaison des phénomènes organiques qui suivent l'application des médicamens avec ceux qui dénotaient l'état antérieur de l'organe et de ses fonctions. Le diagnostic n'est pas toujours également facile ; il est plus obscur lorsque l'organe sur lequel on agit est situé profondément, lorsque les phénomènes sont peu intenses, lorsqu'ils ont une marche lente, lorsque l'état de fonctions n'est changé qu'en plus ou en moins, lorsqu'il ne se développe pas de phénomènes sympathiques, ou que ceux-ci portent sur des propriétés vitales organiques. Pour caractériser une médication, on doit choisir les phénomènes locaux qui tombent sous les sens, qui sont constans ou peu variables, et liés directement au changement immédiat lui-même. Lorsque les phénomènes locaux ne peuvent tomber sous les sens, il faut s'arrêter à ceux qui proviennent de la subordination des fonctions entre elles, et enfin aux phénomènes sympathiques les plus constans. Il est convenable aussi d'exposer les variétés dont la médication est susceptible, et de s'élever, autant que possible, aux causes de ces variations.

Les médications ont entre elles plus ou moins d'analogie selon l'organe qui en est le siége, selon les propriétés vitales qu'on modifie, et selon les changemens qu'on introduit dans les fonctions. Les propriétés vitales et les fonctions d'un même organe peuvent être modifiées de manière variée ; tandis que des propriétés ainsi que des fonctions analogues peuvent être modifiées de la même manière dans des organes différens. On peut, d'après cela, classer les médications selon les organes qu'on met en jeu, selon les propriétés vitales qu'on modifie, et selon les fonctions qu'on trouble. Ces différens modes de divisions peuvent être subordonnés les uns aux autres de manière variée. Lorsqu'il s'agit de médications communes à un grand nombre d'organes, il convient d'établir la première division sur les propriétés vitales. S'agit-il de médications particulières à un système ou appareil d'organes, on établit la première division sur ces organes eux-mêmes ; enfin, lorsqu'il s'agit de changemens spécifiques, ce sont eux qui deviennent l'objet de la première division.

Tous les organes ne peuvent, à cause de leur position, être mis en contact immédiat avec les médicamens. Il n'y a que la peau, les membranes muqueuses du conduit alimentaire, de l'œil, du conduit auriculaire, de la cavité nasale, des bronches, de l'urètre, de la vessie urinaire, du vagin et de l'utérus, qui en soient susceptibles dans l'état ordinaire. Les autres organes ne le permettent que lorsqu'ils sont dénudés accidentellement. On n'a pas encore cherché à injecter les médicamens dans le tissu cellulaire soucutané, et on connaît trop les dangers qui accompagnent l'injection des corps étrangers dans les veines pour oser y recourir. On est donc obligé de suivre une marche variée lorsqu'on veut agir sur des organes situés profondément. Quelquefois on médicamente l'organe qui est contigu à celui qu'on veut modifier, ou le tissu qu'on sait sympathiser avec lui : c'est ainsi qu'on irrite la luette pour provoquer le vomissement. D'autres fois on agit sur l'organe sous la dépendance duquel se trouve celui qu'on veut médicamenter : c'est ainsi qu'on suspend l'action cérébrale pour faire cesser des spasmes ou des convulsions des muscles volontaires. Enfin dans quelques cas, on change l'état de tout l'organisme, afin que l'organe sur lequel on veut agir participe à la médication générale : ce dernier exige souvent une attention particulière, afin qu'il soit plus spécialement influencé que les autres.

Le médicament appliqué sur un organe peut agir directement et occasionner des phénomènes contigus ou sympathiques. Il peut être absorbé, être introduit dans les voies de la circulation, et agir localement sur un ou sur plusieurs organes en particulier, ou sur tout l'organisme à-la-fois. On ne peut douter de l'absorption d'un médicament lorsque les liquides exhalés ou excrétés présentent quelqu'une de ses propriétés, par exemple, son odeur, sa saveur, sa couleur ; lorsqu'on obtient un effet absolument analogue en l'injectant dans les veines ; lorsqu'il n'agit pas notablement sur le lieu même de son application, et lorsqu'il détermine des effets semblables, quelle que soit la surface sur laquelle on l'applique. Mais on n'a pas toujours autant de données. Il est souvent impossible de préciser si l'effet général ou celui qui se manifeste dans un organe éloigné est sympathique ou s'il dépend de l'absorption. L'action sympathique survient peu de temps après l'application du médicament. Elle a ordinairement lieu avant que celui-ci ait pu être absorbé : c'est ainsi qu'on rejette quelquefois le quinquina, le muriate d'ammoniaque, etc., presque entiers, ou même en totalité, quelque temps après leur ingestion ; et malgré cela , la plupart des phénomènes généraux propres à l'action de ces corps se sont déjà manifestés. L'action sympathique varie selon la surface avec laquelle on met le médicament en contact ; elle exige qu'on l'administre sur chacune d'elles dans des quantités variées; elle est le plus souvent accompagnée d'un effet notable sur le lieu même d'application. Le même médicament paraît, dans quelques cas, agir en même temps par absorption et par sympathie. Il refuse ou cesse quelquefois d'agir appliqué sur une même surface , quoiqu'on ait fortement augmenté sa dose ; et il donne lieu au même effet , quoiqu'à dose moindre, si on le met en contact avec un autre tissu (opium).

On peut donc agir sur un organe par plusieurs voies différentes, 1°. directement, 2°. par contiguité, 3°. par sympathie, 4°. par absorption, 5°. par subordination d'organes, et 6°. par suite d'action générale. Bichat avait particulièrement établi les quatre premières voies; j'ai cru devoir y ajouter les deux autres (1).

Pour agir par contiguité, on choisit le tissu qui recouvre directement l'organe qu'on veut médicamenter. Pour agir par sympathie, on met le plus ordinairement en action l'estomac, la peau, l'intestin, la membrane muqueuse des cavités nasale

____

(1) Il existe un autre mode d'action des médicamens que j'indique dans les généralités de mes cours de Matière Médicale: c'est la révulsion. On y a si fréquemment recours dans la pratique médicale, et elle est très-souvent si avantageuse, qu'on doit s'étonner que des hommes qui se sont occupés de matière médicale avec beaucoup de succès, n'en aient pas fait mention. *P. H. N.*

et buccale, le tissu cellulaire soucutané, les sens, etc. On a égard aux sympathies actives de l'organe, et à la délicatesse de sa structure : voilà pourquoi on agit moins souvent sur la conjonctive que sur la membrane muqueuse du nez. Pour agir par absorption, on applique le médicament sur la membrane muqueuse de l'estomac, sur la peau, sur la membrane muqueuse du gros intestin, sur celle des lèvres, etc. On facilite l'absorption en enlevant tout ce qui recouvre le tissu par lequel elle doit avoir lieu, et en étendant assez le médicament pour qu'il agisse le moins possible sur le lieu de son application. Le choix de ses surfaces est subordonné à différentes circonstances : il est quelquefois indifférent. L'absorption cutanée convient surtout lorsqu'on veut agir sur le système lymphatique, particulièrement sur les glandes soucutanées, sur les organes rénaux, etc.; l'absorption gastrique est plus indiquée lorsqu'on veut agir sur le système nerveux, sur l'appareil circulatoire, sur l'appareil respiratoire, etc. Pour agir par subordination, on modifie l'organe sous la dépendance duquel se trouve la partie qu'on veut médicamenter : c'est ainsi qu'on agit quelquefois sur l'encéphale, sur le cœur, etc.

La direction d'une médication exige plus ou moins d'attention selon l'organe sur lequel on agit, selon les propriétés vitales qu'on veut modifier, selon l'espèce et la variété de changement immédiat qu'on détermine, selon son degré d'influence sur l'état de l'organisme, selon l'état actuel de l'individu, selon le médicament qu'on emploie, selon les effets secondaires auxquels on veut donner lieu, etc. Les médications de l'encéphale exigent plus de prudence que celles de la peau; le vomissement et la purgation nécessitent une série d'attentions qu'on néglige si on veut déterminer l'éternuement, etc.

Quoiqu'en dernière analyse on ne fasse qu'augmenter, diminuer ou annihiler l'état des propriétés vitales, on peut cependant donner lieu à des médications très-variées. Ce sont tantôt les phénomènes locaux, tantôt ceux de contiguité, de sympathie, de subordination, qui fixent plus particulièrement l'attention du médecin; quelquefois on n'excite un organe que pour débiliter généralement, et d'autres fois pour exciter en même temps tout l'organisme. Dans certains cas, en modifiant une fonction, on a moins égard à l'état des propriétés vitales qu'à l'effet résultant de l'exercice de la fonction : c'est ainsi qu'on peut déterminer le vomissement uniquement pour rejeter ce qui est contenu dans l'estomac, ou pour donner lieu à une excitation générale. Or, dans tous ces cas on doit apporter, dans chaque médication, une attention propre à faire naître plutôt tel effet secondaire que tel autre.

Il ne faut point confondre la médication avec le changement qu'elle peut déterminer dans la marche des maladies. Celui-ci n'en est que l'effet; il varie selon l'état individuel et maladif, tandis que la médication n'éprouve par là que des modifications accidentelles. C'est faute de distinguer ces deux choses qu'on a tant embrouillé la matière médicale, qu'on a tant multiplié le nombre des corps médicamenteux, et que les faits rapportés par les auteurs sont si souvent contradictoires.

Pour juger de l'effet secondaire d'une médication, il faut bien connaître la marche spontanée des maladies, ainsi que toutes les variations dont la succession des symptômes, leur durée et leur degré d'intensité sont susceptibles; il faut surtout avoir observé l'influence que peuvent avoir les circonstances hygiéniques. La détermination des effets secondaires est d'autant plus facile et plus précise, que la maladie a une marche spontanée plus constante, que les circonstances hygiéniques ont été moins propres à la troubler, que les changemens qui y sont survenus ont suivi de près la médication ou l'application du médicament, et qu'ils diffèrent davantage de ceux que la maladie présente ordinairement. On voit, d'après cela, que s'il est des circonstances où il est facile de faire cette distinction, il en est aussi où cet objet exige beaucoup de sagacité et de prudence de la part du médecin. En général, on ne peut y parvenir que très-lentement, et par une multitude, souvent décourageante, d'expériences exactes.

ARTICLE DEUXIÈME.

Considérations générales sur les Médicamens.

Les médicamens sont les instrumens à l'aide desquels on détermine les médications. Ils ne sont que les corps médicamenteux disposés convenablement. Ils sont moins multipliés que ces derniers; car ceux-ci forment autant d'espèces et de variétés diverses qu'ils présentent de différences essentielles dans leurs propriétés physiques et chimiques. Nonobstant cela, la plupart d'entr'eux présentent beaucoup d'analogie sous le rapport de leur action sur les organes vivans, et ne sauraient par conséquent former autant de mé-dicamens différens, tandis que d'autres fois un même corps médicamenteux peut constituer à lui seul plu-sieurs médicamens.

Les médicamens peuvent agir tantôt sur les pro-priétés vitales organiques, tantôt sur les propriétés vitales animales, quelquefois sur les propriétés de tissu; ils peuvent modifier ou non la composition moléculaire. Ils peuvent exercer une action analogue ou variée sur les propriétés vitales d'organes différens. Il en est qui agissent sur toutes les parties avec les-quelles on les met en contact, mais sans avoir plus d'affinité pour l'une que pour l'autre; tandis que d'autres paraissent exercer une action spécifique sur certains organes, et agissent même sur eux par voie d'absorption ou d'injection dans les veines. Il faut quelquefois des quantités très-grandes d'un médica-ment pour déterminer un effet même très-léger, tandis que d'autres fois une quantité même très-petite peut produire des effets étonnans par leur intensité et leur étendue : c'est dans ce dernier cas surtout que les différences individuelles y apportent des variations très-notables. Tous les médicamens n'agissent pas avec la même promptitude, avec la même intensité, avec la même étendue, avec la même durée; on observe en général que ceux qui exercent une action prompte et intense n'opèrent aussi que momentanément, et *vice versâ*. Tous n'agissent pas avec la même cons-tance; il en est qu'il est difficile d'administrer, qui exigent beaucoup de prudence, et qui, par leur action sur des parties éloignées, peuvent compliquer leur action locale.

Pour comparer les médicamens entr'eux, il faut employer les corps médicamenteux dans un état bien déterminé, et, autant que possible, analogue pour chacun d'eux; il faut les choisir purs, les appliquer seuls, et éviter de les altérer. Il faut en administrer des quantités connues, d'abord semblables, s'il est possible, puis différentes. Il faut les mettre en contact avec un même organe vivant, toutes les autres circonstances individuelles et hygiéniques étant analogues. Il faut répéter ces expériences d'abord sur le même tissu, puis sur les différens autres organes qui sont susceptibles d'être mis en contact avec les médicamens. Il faut examiner leurs effets immédiats et ceux qui portent directement sur les propriétés vitales ; car on sait qu'une fonction peut éprouver un changement analogue, quoiqu'on modifie ses propriétés vitales de manière variée. J'ai commencé une série de recherches analogues; mais je suis encore loin de les avoir assez multipliées.

Il est un grand nombre de circonstances qui concourent à l'action immédiate des corps sur les organes vivans : tels sont, suivant M. Fourcroy, la forme, la pesanteur, l'état d'aggrégation, la saveur, l'odeur, la température, la composition chimique, et l'organe avec lequel on les met en contact : ne pourrait-on pas y ajouter la quantité, le degré de concentration, la durée de l'application, l'influence de l'imagination, l'habitude, etc. ? La forme n'influe sur l'action immédiate des corps qu'autant qu'ils la conservent pendant tout le temps qu'ils restent en contact avec les organes : c'est ainsi que paraît agir l'étain pulvérisé. La pesanteur n'exerce d'influence que sur l'action de certaines substances introduites dans le conduit alimentaire : c'est ainsi qu'agissent des balles de plomb, et le mercure coulant qu'on avale pour détruire des invaginations : c'est ainsi que beaucoup de substances paraissent agir par leur poids, immédiatement après leur introduction dans l'estomac. L'influence de l'état d'aggrégation ne peut être mise en doute; des semences âcres ingérées en entier ne produisent pas l'inflammation qu'elles occasionneraient si elles étaient introduites à l'état pulvérulent. Les corps à l'état pulvérulent agissent, toutes choses égales d'ailleurs, plus lentement qu'à l'état liquide, qu'à l'état de vapeur ou de gaz. Les formes pilulaire et emplastique qu'on donne à certains médicamens peuvent, jusqu'à un certain point, remplacer l'aggrégation et ralentir leur action.

. La propriété du médicament ne paraît quelquefois consister que dans sa saveur. Les corps sapides jouissent en général d'une action notable; ils diminuent ou cessent d'agir si on diminue ou si on anéantit leur saveur; ils agissent d'une manière plus intense si on l'augmente. Des corps doués de la même saveur exercent souvent une action analogue · tels sont les corps fades, gras, doux, salés, amers, acides, acerbes, âcres. Néanmoins il est des corps insipides ou peu sapides qui sont susceptibles d'exercer une action très-intense; il en est dont la saveur est analogue, et qui néanmoins agissent de manière variée (sucre, acétate de plomb); d'autres, de saveur différente, peuvent opérer des effets immédiats ana-

logues : c'est ainsi que le sucre irrite le derme dé-
nudé comme le muriate de soude.

L'odeur n'est pas d'une condition nécessaire pour
l'action des corps sur les organes ; car beaucoup de
substances inodores sont très - actives. Elle influe
néanmoins sur leur action : c'est ainsi que la plupart
des corps odorans agissent sur le système nerveux.
Elle ne détermine pas des effets secondaires analogues chez tous les individus, et souvent chez la
même personne dans des circonstances différentes :
il existe néanmoins des odeurs généralement agréables , vireuses, nauséabondes , etc.

La couleur n'influe pas d'une manière notable sur
l'action organique des corps extérieurs; car on trouve
et des corps vénéneux et des corps inertes parmi
ceux dont la couleur est blanche. On ne peut mettre
en doute que la température modifie l'action des
corps naturels; elle la constitue quelquefois entièrement , et ceux-ci ne sont alors que des véhicules du
froid et de la chaleur. Les substances les plus susceptibles de se combiner et de s'allier se trouvent en
général parmi les corps les plus actifs; ils modifient
même quelquefois la composition moléculaire en
même temps que les propriétés vitales. Mais nous
sommes encore loin d'avoir assez de données pour
pouvoir indiquer tous ces changemens moléculaires;
le plus souvent nous n'avons à cet égard que des
aperçus et non des expériences rigoureuses : aussi
ne peut-on pas encore les indiquer dans l'état actuel
de nos connaissances. La quantité ne modifie pas
toujours l'action immédiate des corps; elle est quelquefois indifférente , tandis que d'autres fois elle peut

y apporter les plus grands changemens. Le degré de concentration est rarement indifférent; le plus souvent il peut, avec un seul corps, former plusieurs médicamens. La durée de l'application ne modifie pas l'action immédiate de tous les médicamens; quelques-uns ne produisent que l'effet qu'ils déterminent d'abord; tandis que d'autres n'agissent qu'autant qu'on les maintient appliqués pendant longtemps, ou produisent des effets variés selon les différentes époques de leur application : c'est ainsi que l'ammoniaque excite d'abord le ton, puis enflamme, et enfin escarrifie. Qui peut mettre en doute l'influence de l'imagination sur l'action de beaucoup de médicamens? elle rend quelquefois vomitifs, purgatifs, etc., des corps qui ne sont nullement doués de cette propriété : aussi ne saurait-on y porter trop d'attention. Enfin l'organe avec lequel on met le médicament en contact apporte des modifications dans son action; il est des substances qui excitent promptement le ton de l'estomac, et qui ne modifient aucunement celui de la peau, etc.

On ne peut douter qu'il existe souvent un rapport entre l'organisation des corps et leur action immédiate sur les organes vivans. Cependant des parties très-voisines d'une même plante jouissent souvent de propriétés physiques et chimiques très-différentes. La partie qu'on administre ne se trouve pas toujours dans les autres espèces du même genre, et il est alors impossible d'établir de comparaison. L'espèce est quelquefois peu analogue aux autres espèces du même genre, ou le genre diffère notablement des autres genres de la même famille; il n'existe pas de rapport naturel, et dès-lors on ne saurait établir de point de comparaison. La même plante peut présenter des différences dans sa composition moléculaire selon l'âge, le climat, l'exposition, etc. Les préparations différentes et souvent opposées qu'on fait quelquefois éprouver aux substances végétales qu'on veut comparer entre elles, peuvent aussi en faire autant de médicamens différens.

L'analogie de composition moléculaire est susceptible des mêmes considérations que celle de l'organisation. Les alcalis, les acides, les sels ont en général beaucoup d'analogie sous le rapport de leur action sur les organes vivans. Il en est de même du muqueux, du sucre, de l'amidon, de l'huile fixe, du camphre, du tannin. Néanmoins, il existe des exceptions très-multipliées. La magnésie agit autrement que la chaux, la strontiane autrement que la baryte, le muriate de mercure insoluble autrement que le muriate de mercure soluble. L'extractif, la résine, l'huile volatile ne jouissent pas des mêmes propriétés dans toutes les plantes. Cette différence provient-elle de ce qu'on n'est pas encore parvenu à isoler entièrement ces matériaux? C'est ce qu'on ne saurait déterminer d'une manière absolue.

L'action que les corps exercent sur les organes morts n'apprend pas de quelle manière ils agissent sur ces mêmes organes à l'etat de vie. On ne saurait non plus appliquer à l'homme le résultat d'expériences tentées sur les animaux vivans, surtout lorsqu'ils s'éloignent beaucoup de lui sous le rapport de leur organisation (1).

____

(1) A la vérité, les expériences que l'on ferait sur des ani-

On a beaucoup trop multiplié le nombre des corps médicamenteux : cela provient de ce qu'on les a crus propres à guérir directement les maladies. Très-peu cependant agissent ainsi, et Bichat a démontré qu'ils ne guérissent qu'en modifiant l'état des propriétés vitales. Il faut rejeter de la classe des corps médicamenteux toute substance qui n'a pas d'action évidente sur les organes vivans. C'est faute d'y faire attention que, pendant long-temps, on a regardé comme médicamenteux les pierres précieuses, le corail, l'or, l'argent, etc. C'est par la même raison qu'il faut rejeter un grand nombre de mélanges officinaux qui ne jouissent pas d'action évidente, ou dont la composition est telle, qu'il est impossible d'en attendre des effets notables, à moins qu'on ne les administre en

---

maux vivans qui s'éloignent beaucoup de l'homme par leur organisation ne pourraient guère éclairer la matière médicale. Celles que l'on tenterait, par exemple, sur des animaux à sang froid seraient, sous ce rapport, entièrement inutiles. Mais il n'en est pas ainsi des expériences que l'on fait sur des animaux mammifères, et surtout parmi les espèces les plus voisines de l'homme. Toutes celles qui se font avec des substances corrosives ou simplement irritantes, offrent constamment des résultats qui peuvent fournir des applications utiles. On tire aussi des avantages évidens des essais que l'on fait sur ces mêmes animaux avec d'autres substances qui agissent par voie d'absorption, ou même par sympathie, sur des organes plus ou moins éloignés de ceux avec lesquels on les a mises en contact : tels sont les médicamens qui ont une action spéciale sur le cerveau ou sur le cœur. Seulement on doit borner les applications qu'on en fait à l'homme aux effets physiologiques déterminés par ces substances, et s'abstenir de tirer aucune conséquence des doses auxquelles elles ont été données. *P. H. N.*

trop grande quantité : tels sont beaucoup de conserves, de sirops , etc.

Les médicamens doivent être comparatifs dans leur nature, et exercer une action constante sur les organes vivans. Les minéraux sont , en général , plus constans dans leur nature que les végétaux ; ceux-ci varient très-souvent dans les proportions de leurs matériaux. Cette variation dépend beaucoup de l'époque de leur récolte, du sol où ils ont cru , de leur vétusté ; elle est surtout marquée dans les végétaux et animaux exotiques : c'est ainsi que, sous les noms de *quinquina* , d'*ipécacuanha*, nous recevons des écorces et des racines provenant de végétaux différens. Pour que les végétaux se rapprochassent des minéraux , il faudrait pouvoir en isoler ce qu'il y a de médicamenteux , comme on le fait pour quelques-uns. J'ai commencé, à cet égard , une série d'expériences que je me propose de poursuivre, et je suis déjà parvenu à reconnaître et à isoler le principe médicamenteux de beaucoup de végétaux. Mais cela n'est pas possible pour tous ; car plusieurs d'entre eux doivent leurs propriétés à une matière volatile qu'il est impossible d'obtenir indépendamment du dissolvant, et difficile d'avoir toujours dissoute dans les mêmes proportions ; plusieurs autres ne paraissent redevables de leur action qu'à la réunion de plusieurs matériaux et aux proportions particulières dans lesquelles ils se trouvent réunis.

Les médicamens végétaux et animaux qui sont le produit de solutions électives ou analytiques sont en général peu comparatifs , quelque soin qu'on prenne d'ailleurs pour leur préparation ; j'en ai été convaincu

par les expériences comparatives multipliées que j'ai
tentées à cet égard. Mais on ajoute encore à cet inconvénient en faisant varier à l'infini, 1° l'état dans
lequel on emploie le corps médicamenteux et l'intermède; 2° les proportions respectives de l'un et de
l'autre; 3° la durée de leur contact mutuel.

Tous les médicamens minéraux ne sont cependant
pas également comparatifs dans leur nature, et cela
dépend le plus souvent des procédés variés qu'on emploie pour les extraire ou pour les composer: c'est
ainsi que les effets du tartrate de potasse antimonié
ont été pendant long-temps incertains; que l'oxyde
d'antimoine hydro-sulfuré brun est inconstant dans
son action (1), etc. Les procédés qu'on suit pour la
préparation des médicamens végétaux exercent sur
leur action une influence encore plus grande, puis-

---

(1) Depuis les expériences de M. Cluzel, qui lui ont mérité
le prix proposé par la Société de Pharmacie de Paris sur une
question relative à la préparation du kermès minéral ou oxyde
d'antimoine hydro-sulfuré brun, ce médicament, préparé
suivant le procédé indiqué par ce chimiste, est constamment
identique dans ses propriétés. J'ai donné, dans l'article *Variétés*
du Journal de Médecine, Chirurgie et Pharmacie, cahier de
novembre 1807, les résultats généraux des expériences de
M. Cluzel et son procédé. Quant au tartrate de potasse antimonié, ce n'est que depuis la même époque qu'on est entièrement
fixé sur les moyens de l'obtenir toujours pur et également éner-
gique, et la science est redevable de cet avantage à M. Barruel,
dont les talens chimiques sont depuis long-temps connus. Son
intéressant mémoire sur le tartrite de potasse antimonié a été
également couronné par la Société de Pharmacie. J'en ai donné
une analyse détaillée dans le Journal de Médecine, Chirurgie
et Pharmacie, cahier d'avril 1808. *P. H. N.*

qu'ils leur donnent souvent des propriétés médicales différentes : c'est ainsi que le sirop de noirprun varie suivant qu'on le fait avec le suc fermenté des baies de ce nom, ou avec celui qui n'a pas éprouvé cette altération. C'est ainsi que le produit de la macération diffère de celui de la décoction du quinquina ; que l'extrait d'un végétal quelconque agit diversement selon qu'il a eu pour dissolvant l'eau ou l'alcool, et selon qu'il provient de la macération ou de la décoction. Ce que je dis ici peut s'appliquer à la plupart des médicamens officinaux que beaucoup de pharmaciens modifient à leur gré : il suffit, pour s'en convaincre, de consulter les différens ouvrages pharmaceutiques qu'on publie dans un même pays, et souvent dans une même ville.

Les médicamens cessent encore d'être comparatifs lorsqu'ils résultent du mélange de plusieurs substances, et lorsqu'en les désignant sous la même dénomination, des pharmacopées différentes changent la nature des ingrédiens, leur nombre, ainsi que leurs proportions réciproques, et suivent pour leur préparation des procédés plus ou moins variés. Qu'on compare à cet effet la thériaque de Paris et celle de Londres : la première contient soixante-trois substances différentes, tandis qu'on n'en trouve que quatre dans l'autre. Cet inconvénient existe dans la plupart des médicamens composés qu'on conserve dans les officines sous forme d'électuaires, de pilules, d'onguens, d'emplâtres, etc., etc. Il est des médicamens de cette sorte qu'on change presque entièrement dans les éditions subséquentes d'un même code, et auxquels on conserve cependant le même nom.

Mais ce n'est pas le seul reproche qu'on puisse faire à ces médicamens, comme je le ferai voir bientôt.

Des médicamens peuvent être préparés absolument de la même manière, et cependant éprouver plus ou moins de changement lors de leur reposition, soit par rapport aux moyens qu'on emploie pour les conserver, soit parce qu'ils ont en eux-mêmes une tendance à changer de nature. L'alcool sulfurique nous en présente un exemple; il passe spontanément à l'état d'alcool éthéré si on le conserve pendant quelque temps; l'acide muriatique oxygéné passe, au contact de la lumière, à l'état d'acide muriatique simple; le sulfate de fer vert se suroxyde au contact de l'air; le suc épaissi des feuilles de l'aconit napel est plus ou moins actif, selon qu'il est plus ou moins anciennement préparé; plusieurs corps pulvérulens cessent d'être médicamenteux s'il y a long-temps qu'ils ont été pulvérisés. Les électuaires et les conserves éprouvent spontanément une fermentation plus ou moins lente; de sorte que leur action n'est pas la même *avant*, *durant* et *après* la fermentation. On doit donc préparer extemporanément les médicamens susceptibles d'altération, à moins que leur action médicale ne dépende du changement d'état qu'ils subissent en s'altérant.

J'adopterai la nomenclature méthodique des chimistes pour dénommer les produits de la nature ou de l'art qui sont du domaine de la chimie, et je désignerai les végétaux avec la langue de Linnée. La nomenclature des produits officinaux n'a point jusqu'ici de base unique; je leur donnerai des dénominations tirées de la *forme*, de l'*intermède*, du *médicament* et du *mode de préparation*. On doit prévoir, d'après cela, que je ne conserverai point les mots d'*hyera-picra*, de *diachylum*, de *diabotanum*, de *catholicum*, d'*oxycrocum*, *etc.*, et tout ce système de mots à-la-fois barbares et insignifians. Mais, dira-t-on, ces mots sont consacrés par l'usage. Pour toute réponse je renverrai aux pharmacopées d'Edimbourg, de Londres, de Berlin, de Nancy, de Danemarck, etc., dans lesquelles on a remplacé ces dénominations stériles par des noms tirés du médicament lui-même. Et pourrais-je, à l'époque où j'écris, ne pas suivre un pareil exemple ! Les pharmacopées anciennes et quelques modernes désignent aussi, à la vérité, plusieurs produits officinaux par un des ingrédiens; mais alors elles prennent souvent pour dénominateur l'ingrédient le plus inerte. C'est ainsi que le sirop de pommes contient particulièrement du séné, et le sirop de chicorée de la racine de rhubarbe; que l'onguent d'althéa contient ₀,₁ de térébenthine et autant de résine; que les pilules de cynoglosse sont composées d'autant d'opium que de cynoglosse; que dans l'électuaire de citro se trouvent la scammonée, le séné, etc. Quelquefois on dénomme les produits officinaux d'après leurs prétendues propriétés médicales : de là les poudres tempérante, absorbante, arthritique, hydragogue. Mais ces produits ne doivent être dénommés par leur action médicale que lorsqu'ils sont dans un degré de concentration convenable, et qu'ils n'exigent aucune préparation ultérieure pour opérer l'effet qu'on recherche en eux.

On doit, toutes choses d'ailleurs égales, employer le préférence les médicamens qui croissent autour

de nous, ou ceux qu'on peut préparer artificiellement; et se procurer, dans la plupart des circonstances, ceux dont la nature est le moins variable,
qui ne sont point ou sont rarement sophistiqués;
ceux dont l'odeur et la saveur sont le moins désagréables, à moins que leur action n'en dépende; ceux
qui agissent sous peu de volume; qui se dissolvent
facilement; qui ne s'altèrent point par le contact de
l'air, de la lumière, de la chaleur et des intermèdes
ordinaires; qui sont faciles à administrer; dont l'excès
de dose ne peut donner lieu à des accidens; ceux
dont l'action médicale est constante; enfin qui com-
pliquent le moins leur action locale, c'est-à-dire, qui
n'agissent pas simultanément sur des organes plus ou
moins éloignés, et qui ne produisent pas alors d'effet
délétère. La plupart des médicamens ne réunissent
pas, à la vérité, toutes ces conditions; mais on
doit choisir ceux qui en présentent un plus grand
nombre.

On unit quelquefois plusieurs corps médicamenteux pour déterminer une médication. Les mélanges
médicamenteux sont très-nombreux dans quelques
pharmacopées. On mêle quelquefois des substances
analogues entr'elles par leurs propriétés chimiques et
médicales : telles sont les *espèces (species)* dites
émollientes, carminatives, vulnéraires, etc.; différentes poudres composées, plusieurs électuaires,
eaux distillées, pilules, onguens, emplâtres, etc.
ces mélanges sont inutiles lorsqu'une seule substance
opère absolument le même effet. D'autres fois on
mêle des substances qui diffèrent entr'elles par leur
nature chimique et par leurs propriétés médicales.

Les pharmacopées contiennent un très-grand nombre de mélanges analogues. Tout l'art de formuler de certains médecins consiste dans l'union indigeste de différens corps médicamenteux : ce mélange n'est point ordinairement le résultat d'expériences cliniques; il est le produit du caprice ou d'un raisonnement plus ou moins hypothétique; et il en résulte souvent des corps tout différens de ceux qu'on croyait employer. Je vais exposer en peu de mots les circonstances les plus générales dans lesquelles les corps médicamenteux peuvent s'altérer réciproquement.

Ces altérations ont quelquefois lieu à la température ordinaire de l'atmosphère, et le plus fréquemment à une température élevée. Elles sont plus faciles lorsque les corps sont dissous que lorsqu'ils ont une forme pulvérulente ou molle; elles sont quelquefois instantanées, tandis qu'elles exigent d'autres fois un intervalle de temps très-grand.

Tous les acides sont altérés par leur union avec les alcalis; le même effet a lieu lorsqu'on les mêle avec les métaux, les oxydes métalliques; ils le sont lorsqu'on les mêle à des sels sursaturés de base, et même avec la plupart des sels neutres, puisque, d'après les recherches de M. Berthollet, il y a alors partage de base (1). Les acides concentrés sont altérés par leur

______

(1) L'altération des acides et des bases salifiables les uns par les autres ne porte que sur les propriétés qui les distinguent lorsqu'ils ne sont pas combinés, et nullement sur leur nature : en effet, si on fait cesser leur état de combinaison, ils reprennent tous les caractères qu'ils avaient auparavant. *P. H. N.*

contact avec les substances végétales et animales. Les
alcalis sont à leur tour altérés par les acides, par les
sels acides, les sels métalliques, et même par beaucoup de sels alcalins et terreux, puisqu'alors il y a
partage du principe salifiant ; ils le sont par le soufre,
l'hydrogène sulfuré et plusieurs oxydes métalliques.
Les métaux sont altérés par la plupart des acides ; le
plus grand nombre d'entre eux l'est par le soufre, le
phosphore, l'hydrogène sulfuré. Les oxydes métalliques éprouvent de l'altération lorsqu'on les mêle avec
des métaux, des alcalis, des acides, l'hydrogène sulfuré, le soufre, des substances végétales et animales,
surtout à l'aide de la chaleur. Les sels sont le plus ordinairement altérés lorsqu'on les mêle entre eux :
dans la plupart de ces cas il y a échange réciproque
du principe salifiant et de la base. Les sels le sont encore par les acides, par les alcalis, ainsi que je l'ai
fait voir plus haut. Cette altération est surtout marquée dans les sels terreux et métalliques, en un mot
dans ceux qui, par leur mélange, peuvent donner
lieu à un sel pesant et insoluble. Les matériaux immédiats des végétaux sont aussi quelquefois altérés par
les corps précédens ; tous le sont par les acides et les
alcalis concentrés. L'extractif se précipite avec la
chaux, avec l'acide muriatique oxygéné ; le tannin se
dépose par le carbonate de potasse et par la gélatine ; le tannin et l'acide gallique sont séparés de leur
solution par le sulfate de fer ; enfin les sels variés que
les végétaux contiennent altèrent plus ou moins les
substances précédentes qu'on pourrait mêler avec eux.
D'ailleurs, comme le prouve M. Berthollet, la cohé-
sion, les masses respectives, la température, la pe-

santeur, exercent sur ces décompositions la plus grande influence.

Il ne suffit pas que les liquides qu'on mêle restent diaphanes pour qu'on puisse conclure qu'il n'y a pas d'altération ; car l'opacité ou la précipitation ne se manifestent que lorsqu'un ou tous les produits de la décomposition sont insolubles et pesans, et l'efferves-cence n'a lieu que lorsque l'un ou tous sont volatils ou insolubles dans le liquide : aussi sont-ce les sels terreux et métalliques liquides qu'on envisage comme étant le plus fréquemment décomposés , puisque les nouveaux corps qu'ils forment alors sont le plus sou-vent insolubles. D'un autre côté, il ne faut pas croire que dès qu'il y a précipitation ou effervescence , la dé-composition soit complète ; car elle n'est souvent que partielle.

Il ne suffit pas que des corps soient chimiquement inaltérables pour qu'on puisse être autorisé à les mê-ler ; car ils peuvent entraver leurs actions réci-proques quoiqu'ils ne se décomposent point. J'ai commencé une série d'expériences cliniques propres à déterminer et quels sont les médicamens qui , par leur mélange , modifient ou annihilent réciproque-ment leur action sur l'organisation , et quel est celui dont alors l'action prévaut , selon la dose , le degré de concentration auxquels on les emploie : j'ai déjà obtenu des résultats particuliers , et je me propose de poursuivre ces recherches.

Que fait-on en administrant à-la-fois des médica-mens propres à déterminer sur un même organe deux effets différens , ex. le vomitif et l'opium ? n'ar-rivera-t-il pas de trois choses l'une ? Si le vomissement a lieu, ne s'oppose-t-il pas à l'action de l'opium? si celui-ci agit d'abord, ne rend-il pas nulle l'action de l'autre? et d'autres fois ne résulte-t-il pas une action particulière qui n'est ni l'une ni l'autre des deux précédentes?

La plupart des médicamens composés qu'on conserve dans les officines présentent, en général, de grands inconvéniens : ils contiennent beaucoup d'ingrédiens inertes, ou que l'on a depuis long-temps rejetés de la pratique médicale; enfin ils ne sont point comparatifs. Leurs propriétés médicales particulières ne sont rien moins que déterminées; elles varient d'ailleurs à l'infini selon l'ancienneté de la préparation. Le médecin ne peut augmenter ni diminuer à volonté les proportions de leurs ingrédiens; les effets qu'ils opèrent peuvent être plus sûrement déterminés par un seul corps médicamenteux. D'ailleurs, les mêmes mélanges ne sont pas employés par les différentes pharmacopées; les modernes en ont considérablement diminué le nombre, et ceux que les pharmacopées d'Édimbourg, de Londres, de Genève, de Berlin, de Nancy ont conservés, contiennent une quantité moindre d'ingrédiens que les analogues qu'on trouve dans les pharmacopées de Paris et de Wirtemberg.

Rien n'a plus nui à l'avancement de la matière médicale que ces réunions de médicamens, puisqu'on rapportait à un ingrédient ce qui était souvent le résultat de son mélange avec plusieurs autres.

Les médecins croient avoir beaucoup fait en employant maintenant des formules moins compliquées; mais l'union de plusieurs médicamens est-elle nécessaire? et pourquoi? A-t-on à cet égard des expériences cliniques ? Dans les cas contraires, l'addition d'un second corps est déjà inutile. Il est néanmoins des circonstances qui paraissent nécessiter l'union de plusieurs médicamens ; cette union semble indiquée, 1° toutes les fois que des corps peuvent par leur mélange donner lieu à des effets nouveaux : l'opium, mêlé au tartrate de potasse antimonié ou à l'ipécacuanha, ne provoque ni le vomissement ni le sommeil, mais donne lieu à la sueur ; 2° lorsque cette association modifie convenablement un changement organique : c'est ainsi qu'elle rend quelquefois l'action d'un médicament plus constante. M. Hallé a observé que l'union du camphre avec l'opium rend plus constante l'action hypnotique de ce dernier ; d'autres fois elle rend le médicament principal moins susceptible de déterminer les accidens qui accompagnent ou suivent son administration, ou il cesse de les occasionner : c'est ainsi que l'union des aromatiques avec les purgatifs s'oppose aux coliques qui accompagnent quelquefois la purgation, etc., etc.; mais ces connaissances ne peuvent résulter que d'expériences cliniques multipliées, faites d'une manière comparative et dans des circonstances analogues, tantôt avec le médicament seul, tantôt avec ce médicament associé à un autre. Les mélanges médicamenteux doivent alors être envisagés comme autant de médicamens particuliers. Rien n'est arbitraire dans la science qui nous occupe, et tout ce qui n'est pas le résultat d'expériences multipliées faites sur l'homme sain et malade, et dans des cas bien déterminés, doit être rejeté comme le produit de l'hypothèse ou du caprice.

ARTICLE TROISIÈME.

De la Préparation des Médicamens.

§ Ier. *Des Doses, de leur influence, et des instrumens employés pour les déterminer.*

La quantité d'un médicament qu'on emploie pour déterminer un effet immédiat se nomme *dose*. Ce n'est que par des expériences cliniques multipliées qu'on peut parvenir à la déterminer. Ces expériences doivent être d'abord faites dans une température modérée, sur un homme adulte, sain, d'un tempérament moyen ; et c'est par des expériences comparatives qu'on recherche les variations que la dose doit éprouver selon l'âge, le sexe, le tempérament, l'idiosyncrasie, l'espèce de maladie, la température, etc. On ne peut établir de table générale à cet égard, comme l'a tenté Gaubius ; car, de ce que la dose d'un médicament existe dans tel rapport avec les différens âges, doit-il en résulter qu'il en est de même des autres ? Ne sait-on pas qu'un enfant, toute proportion gardée, supporte une dose plus grande d'un drastique que de l'opium ? L'idiosyncrasie modifie d'ailleurs tellement les résultats, qu'on ne peut avoir que des approximations, et qu'on est souvent obligé de s'informer près du malade s'il est sensible ou non à l'action du médicament qu'on veut administrer. La dose doit encore varier selon les surfaces sur lesquelles le médicament est appliqué. Il faut en général des doses moindres pour l'estomac que pour le gros intestin ou pour la peau. On croit que lorsqu'on veut introduire un médicament dans le gros intestin, la dose doit être double ou triple de celle qui est nécessaire pour l'estomac. Néanmoins, ces proportions doivent varier selon les médicamens et selon l'idiosyncrasie.

On ne peut pas déterminer la dose de tous les médicamens avec la même précision : l'ipécacuanha n'occasionne pas d'effet plus intense à une dose triple ou quadruple. Il n'en est pas de même des corps qui opèrent des effets différens selon la dose, ou qui sont susceptibles d'être délétères à une certaine dose : ex. le muriate de baryte, le muriate de mercure suroxydé. On doit consulter, sous ce rapport, le degré de constance que le médicament présente dans sa nature et dans son action, et les effets qu'il peut déterminer à des doses plus ou moins élevées. L'habitude influe tellement sur l'action de certains médicamens, qu'ils cessent d'agir à des doses successivement augmentées. La progression consiste dans la moitié en sus ou le double de la quantité préalablement employée. De cette manière, on parvient quelquefois à administrer des quantités cinquante à deux cents fois plus grandes que la première. Cela s'observe surtout par rapport aux médicamens qui agissent sur le système nerveux. Il en est cependant dont on ne peut continuer l'usage pendant long-temps ; l'organisme ne paraît pouvoir s'y habituer, et on est obligé d'en diminuer la dose, ou d'en suspendre l'administration. Lorsqu'on augmente graduellement la dose d'un médicament, et que celui-ci varie dans les proportions de ses composans, il faut avoir soin de

ne pas administrer la provision nouvelle dans la
même quantité que la précédente : ex. l'opium.

On ne doit pas regarder comme une dose la quantité d'un médicament qu'on administre à plusieurs
prises et à des intervalles plus ou moins grands, mais
seulement celle qu'on administre chaque fois, à
moins que les prises ne soient rapprochées, ou que
l'action du médicament ne soit lente. Toutes les fois
que le médicament n'exerce pas d'action constante,
et qu'il peut facilement déterminer un effet trop intense et pernicieux, il convient de n'employer que
de petites doses, et de les répéter à des distances plus
ou moins grandes, jusqu'à ce que l'effet soit obtenu.
Ces distances doivent être en rapport avec la rapidité d'action du médicament. On évite de cette manière les accidens qu'il peut occasionner, et cela est
surtout indispensable lorsque le médicament agit sur
des organes dont on ne peut le séparer à volonté.
Lorsqu'il agit trop violemment sur le tissu cutané,
on peut l'enlever aussitôt : il n'en est pas de même
lorsqu'il agit sur l'estomac, ou lorsqu'il porte, à l'aide
de la circulation, son action sur le cerveau.

C'est à l'aide des mesures pondériques qu'on doit
déterminer la dose des médicamens. Autrefois on se
servait aussi des mesures de capacité pour les médicamens liquides, et on désignait, par le nombre, les
corps isolés et d'un certain volume, tels que les fruits.
Ces deux dernières manières de mesurer sont défectueuses ; car les mesures de capacité ne déterminent
que le volume des corps : or, celui-ci n'est pas en
rapport avec la quantité des molécules intégrantes,
et il varie selon la température extérieure. Plusieurs

mesures de capacité sont d'ailleurs peu exactes et très-variables : telles sont les pincées, les gouttes. Je ne dose le médicament par gouttes que lorsqu'il y a de l'inconvénient à le peser, ou que toute précision est inutile. Pour que les gouttes soient comparables entre elles, je me sers d'un tube de verre dont le diamètre de l'ouverture a deux millimètres, et qui est évasé supérieurement en un petit entonnoir qu'on peut boucher à volonté à l'aide du doigt. Je rejette entièrement la numération, en ce qu'elle ne détermine ni le volume ni le poids.

Les poids sont les seules mesures qu'on doive employer pour doser les médicamens ; ils sont en rapport direct avec la quantité des molécules intégrantes (ou avec la masse); mais ils doivent être comparatifs; ils doivent, sous des dénominations analogues, indiquer constamment les mêmes quantités pondériques; leur unité (base) doit être constante et bien déterminée : or, ce caractère n'existe pas dans les anciens poids médicinaux. En effet, le grain ou l'unité pondérique varie ; il est semblable à une semence d'orge de moyenne grosseur; ses multiples ne sont pas dans des proportions réciproques, et présentent encore à cet égard des variations dans différens pays, et quelquefois sous le même gouvernement. D'après les pharmacopées de Paris et de Genève, vingt-quatre grains font un scrupule, trois scrupules un gros ou une drachme, huit gros font une once, et seize onces une livre. En Italie, en Angleterre, en Allemagne, et même dans une partie de la France, les médecins composent le scrupule de vingt grains, et la livre de douze onces. Mais ce qui augmente encore cette inexactitude, c'est que, dans les lieux où les progressions sont les mêmes, les noms semblables n'indiquent pas toujours les valeurs pondériques analogues : c'est ainsi que la livre *Troy*, ou la livre médicinale de toute l'Angleterre, est moins forte que la livre médicinale de toute l'Allemagne ; il suffit, pour s'en convaincre, de rapprocher ces différentes mesures du gramme.

1 gramme
{
15,4457 grains *Troy* ou médicinaux anglais.
16,1282 grains de Nuremberg, ou médicinaux du Nord.
18,827 grains de Paris.
}

Bien plus, les poids employés dans les officines de Paris, depuis 1732, ont une valeur différente de celle qu'avaient ceux qui étaient usités avant cette époque : la différence est de 4 grains par scrupule, de 12 grains par gros, de 96 grains par once, et de 3456 grains par livre.

On voit bien évidemment par là qu'on ne peut traduire littéralement la langue pondérique d'un pays dans celle d'un autre ; les doses des médicamens ne sont pas rigoureuses ; on emploie des dénominations pondériques analogues dans des pays différens, quoique les valeurs ne soient pas les mêmes ; et les médecins de Paris n'ont pas changé, depuis 1732, les doses nominales qu'ils employaient auparavant.

Afin de mettre plus d'exactitude dans la détermination des doses des médicamens, j'adopterai les poids décimaux français : l'unité ou le *gramme* est rigoureusement déterminée ; elle est égale au poids qu'un centimètre cube d'eau distillée a dans le vide et à la température de la glace fondante ; les multiples et les sous-multiples sont décimaux. Pour rendre l'application de ces poids plus facile, et prévenir l'erreur que la différence d'une voyelle pourrait déterminer, j'emploierai le *centigramme* ou la centième partie du gramme, le *gramme* ou l'unité pondérique, et le *hectogramme* ou cent grammes ; d'après cela tous les multiples et sous-multiples sont centimaux, et non les uns décimaux et les autres millimaux, comme cela a lieu si on prend le décigramme, le gramme et le kilogramme. Je dresserai une table de comparaison pour faciliter la conversion des poids décimaux en poids médicinaux anciens.

Je rejette toutes les fractions résultant de ce rapprochement ; elles ne peuvent qu'entraver ; d'ailleurs, elles n'influent en rien sur l'action immédiate, comme je l'ai fait voir plus haut, et comme le prouvent les expériences comparatives que j'ai, sous ce rapport, tentées à l'hospice de la Salpêtrière.

§ II. *Des Degrés de concentration, de leur influence, et des mesures employées pour les déterminer.*

On entend par degrés de concentration le rapprochement plus ou moins grand des molécules intégrantes d'un corps. On mesure cet état en déterminant la différence de poids que présentent les corps sous un même volume et à une même température ; de sorte que plus ils pèsent sous un volume déterminé, plus leur concentration est grande. Ce n'est que par des expériences cliniques multipliées qu'on doit déterminer les degrés de concentration que chaque médicament doit avoir.

Il est des corps qui, à une même dose, occasionnent des effets immédiats différens, si on change leur
degré de concentration. L'acide sulfurique à 66—o
est escarrotique; il n'est pas même enflammant à
5—o. Le tartrate de potasse antimonié est enflammant s'il est en poudre ou dissous dans peu d'eau;
il est vomitif lorsqu'il est étendu dans mille parties
d'eau; il devient purgatif si on l'etend dans dix
mille parties environ de ce liquide. La détermination des degrés de concentration est sous ce rapport
d'une importance telle, qu'elle exerce sur l'action
immédiate une influence plus grande que celle de
la dose : celle-ci ne fait que varier l'action, tandis
que l'autre la change. Un médicament très-étendu
est, toutes choses d'ailleurs égales, moins propre à
déterminer une action locale, et plus susceptible
d'être absorbé. On ne mesure souvent les médicamens que par leur degré de concentration : tous les
corps qu'on applique sur la peau, sur le tissu cellulaire soucutané, sur la membrane muqueuse de
l'œil, exemple, les onguens, les linimens, les collyres, etc. sont dans ce cas. On fait souvent de
même pour les médicamens qu'on applique sur la
surface muqueuse de l'appareil digestif. Lorsqu'on
dissout le tartrate de potasse antimonié dans mill
parties d'eau, et qu'on l'administre successivemen
jusqu'à ce que le vomissement ait lieu, n'a-t-on pa
uniquement égard à son degré de concentration ? L
détermination de la dose n'est, à la rigueur, néces
saire que lorsque le médicament doit agir chimique
ment, mécaniquement, ou d'une manière spéc
fique, comme les oxydes et sels mercuriels dans le

cas de syphilis, etc.; il est même alors le plus souvent indispensable de modifier son degré de concentration, si on veut s'opposer à ce qu'il n'enflamme les organes sur lesquels on l'applique.

Tous les corps n'exigent pas le même degré de concentration pour agir d'une manière déterminée ; quelques-uns n'ont d'action que lorsqu'ils sont bien concentrés ; d'autres ont besoin d'être très-étendus ; beaucoup agissent de manière variée selon leur degré de concentration ; il en est peu où la concentration puisse être indifféremment à des degrés variés.

On se sert de moyens variés pour mesurer le degré de concentration des différens corps. Je mesurerai celui des liquides à l'aide de l'aréomètre de Baumé. Cet instrument marque zéro dans l'eau distillée, à la température de 12° centigrades $+$ 0 ; chaque degré au-dessous de zéro est fixé à l'endroit où la tige de l'instrument s'arrête dans l'eau distillée tenant en solution un nombre corrélatif de centièmes de muriate de soude pur et décrépité ; les degrés au-dessus de zéro sont déterminés avec l'étalon des degrés inférieurs. Je ferai précéder le zéro du signe — pour désigner les liquides plus pesans que l'eau, et du signe $+$ pour indiquer ceux qui sont plus légers qu'elle (1). Pour plus de rigueur, j'aurai re-

---

(1) La détermination des degrés au-dessus de zéro différera de celle qui est adoptée par Baumé. Pour plus de commodité on fait deux aréomètres, l'un destiné aux liquides plus pesans que l'eau, et l'autre à ceux qui sont plus légers qu'elle. Baumé nomme *zéro* le lieu où s'arrête dans l'eau distillée l'aréomètre des liquides plus pesans, et 10 *degrés* celui où s'arrête l'aréomètre des liquides plus légers. D'après cela l'eau distillée pèse

cours au gravimètre de M. Guyton. On peut aussi, en pesant le centilitre, le décilitre ou le litre du liquide qu'on emploie, déterminer d'une manière exacte sa concentration comparée à celle de l'eau; puisque le centilitre d'eau distillée pèse dix grammes, le décilitre cent grammes, et le litre mille grammes. Il est plus difficile de reconnaître le degré de concentration des solides, à moins qu'on ne veuille recourir au gravimètre ou à la balance hydrostatique; mais cette précision est inutile; ordinairement on se borne, pour les sucs concrets ou pour les extraits, à indiquer le degré de mollesse ou de dureté; pour les végétaux, l'état de fraîcheur ou de siccité; et pour les corps cristallisables, l'état de cristallisation, d'efflorescence, de déliquescence ou de calcination. Cette détermination n'est pas indifférente; l'opium doit être employé à dose plus ou moins grande, selon qu'il est sec ou mou; la bulbe de scille maritime perd 0,8 de son poids d'eau par la dessiccation; le sulfate de soude 0,5 par l'efflorescence; l'alun 0,5 par la calcination.

Les corps médicamenteux dont il est difficile de déterminer le degré de concentration, ne sont pas ordinairement susceptibles d'une administration rigoureuse : tel est l'acétate d'ammoniaque liquide.

---

tantôt zéro, tantôt 10 degrés, selon qu'on se sert de l'un ou de l'autre de ces aréomètres; ce qui est un grand inconvénient. Dans l'aréomètre que j'adopte, les degrés au-dessus de zéro diffèrent de ceux de Baumé en ce qu'ils leur sont constamment inférieurs de 10. Il suffit donc d'ajouter 10 à chaque degré pour traduire les miens dans les siens, et d'en soustraire un nombre égal dans le cas opposé.

On diminue le degré de concentration des corps médicamenteux par des moyens variés, selon qu'ils sont pulvérulens, mous, liquides ou gazeux. Si le corps est pulvérulent, on l'étend dans une quantité plus ou moins grande d'une poudre inerte : on doit employer à cet égard la poudre de réglisse, celle de lycopode, l'amidon, le sucre; s'il est mou on l'étend avec le miel, le mucilage ou le sirop; s'il est liquide, c'est avec l'eau, l'alcool, et quelquefois avec le lait, le vin, le vinaigre; s'il est gazeux, avec l'air. On emploie d'ailleurs aussi des intermèdes différens selon l'état du médicament et la forme sous laquelle on veut l'administrer. On étend la poudre avec du miel ou de l'axonge, si elle doit être sous forme molle; le corps mou avec une poudre, si on veut lui donner la forme pilulaire; les corps pulvérulens, mous et gazeux avec un liquide, si on veut les avoir dans ce dernier état. L'intermède ne doit avoir aucune action chimique sur les corps médicamenteux, ni exercer d'action médicale évidente sur nos organes.

Lorsqu'il s'agit de diminuer le degré de concentration d'un corps médicamenteux, on doit avoir plutôt attention au volume de l'intermède qu'à son poids. Les molécules intégrantes de l'opium seront, à poids égal, plus écartées par la poudre de lycopode que par celle du sucre. J'ai, sous ce rapport, tenté une série de recherches comparatives, desquelles il résulte que les intermèdes sont entre eux, sous le rapport inverse de leur pesanteur spécifique, dans l'ordre suivant:

Les intermèdes pulvérulens.

La poudre de racine de réglisse............ 0,3
La farine de froment..................... 0,35
La poudre de lycopode.................... 0,4
L'amidon............................... 0,5
Le sucre............................... 0,7

Les intermèdes mous.

La cire fondue dans partie égale d'huile fixe. 0,82
L'axonge............................... 0,95
Le jaune d'œuf......................... 1,03
Le blanc d'œuf......................... 1,03
Le mucilage fait avec 0,1 de gomme adragant 1,10
Le sirop simple........................ 1,50
Le miel blanc.......................... 1,40

Les intermèdes liquides.

L'éther sulfurique..................... 0,74
L'huile fixe d'olives ou d'amandes....... 0,92
L'alcool...................... de 0,82 à 0,95
L'eau distillée........................ 1,00
L'acide acétique aqueux................ 1,01

L'influence que le volume des intermèdes exerce sur le mode et le degré d'action du médicament n'est pas toujours marquée; elle ne peut d'ailleurs être notable que lorsque l'intermède est très-volumineux, et que le corps médicamenteux agit différemment si on modifie son degré de concentration.

Parmi plusieurs substances inertes propres à diminuer le degré de concentration d'un corps médicamenteux, quoique employées dans des proportions analogues, celles qui sont visqueuses et cohérentes sont, toutes choses d'ailleurs égales, plus susceptibles de diminuer l'action du médicament que celles qui ne le sont pas. Si d'un côté on étend une partie d'acide sulfurique à 66 — o dans 99 parties d'eau distillée ; et de l'autre, si on emploie à cet effet 99 parties d'eau rendue visqueuse à l'aide de 0,01 de gomme adragant, on observe que le premier liquide a une saveur aigre plus marquée, et est moins facilement supporté par les malades que le second. Une différence dans la viscosité et la cohérence de l'intermède n'exerce cependant pas toujours une influence notable. J'ai appliqué pendant quelques jours, sur un des côtés d'une plaie de vésicatoire, 1 partie de poudre de cantharides étendue dans 9 parties de cérat ordinaire, et sur l'autre côté cette même poudre étendue en égale quantité dans 9 parties d'un intermède préparé avec 0,8 de cire et 0,2 d'huile : j'ai observé que l'action était absolument la même, quoique la cohérence fût beaucoup plus grande dans un cas que dans l'autre.

La saveur sucrée et fade de l'intermède diminue aussi l'action de plusieurs corps médicamenteux, surtout de ceux qu'on administre par la bouche. Les amers ne peuvent plus agir comme tels si on les étend dans un intermède doux propre à masquer leur saveur. Un acide étant mêlé d'une part avec un volume déterminé d'eau, et de l'autre avec un égal volume de sirop, sera, dans ce dernier cas, beaucoup moins aigre que dans le premier.

On augmente le degré de concentration des corps médicamenteux par des moyens variés, selon qu'ils sont solides, liquides ou gazeux, fixes ou volatils, altérables ou non par la chaleur ; ces moyens sont la

distillation et la dessiccation : celle-ci a lieu par calcination, évaporation, efflorescence, etc.

§ III. *De la Température des médicamens, de son
influence, et de la mesure employée pour la déterminer.*

Ce n'est encore que par l'expérience clinique et
par la connaissance des propriétés chimiques des médicamens, qu'on reconnaît à quelle température on
doit les employer. On ne saurait administrer l'éther
à une haute température, car il se volatiliserait avant
d'avoir été employé. Il est des corps qui doivent être
administrés à chaud, parce qu'ils ne sont solubles
qu'à une température élevée ; dans quelques cas, l'o-
deur et la saveur désagréables du médicament se dé-
veloppent par la chaleur, et rendent son administration difficile. Il est des surfaces organiques sur lesquelles les médicamens ne doivent être appliqués sans
être à l'unisson de leur température. L'effet immédiat
qu'on veut provoquer, et l'organe particulier sur lequel on veut agir par circulation, nécessitent aussi
plutôt une température qu'une autre. On provoque
plus facilement l'astriction à l'aide d'un corps froid ;
les mucilagineux et l'eau ne diminuent l'irritation que
lorsque leur température est élevée à un certain degré ; trop chauffés ils agissent comme irritans ; à une
température trop basse, ils n'ont pas assez d'action,
ou bien ils opèrent un effet opposé. L'eau froide prise
en grande quantité ne provoque pas le vomissement
auquel donne lieu l'eau tiède ; l'infusion aqueuse des
fleurs de sauge officinale favorise, selon sa température, la sueur ou la sécrétion urinaire. Il est néan-

moins aussi des circonstances où la température est indifférente.

Je me sers du thermomètre centigrade à mercure pour mesurer la température des corps médicamenteux. Cet instrument marque o dans la glace fondante, et 100 degrés dans l'eau distillée bouillante sous la pression atmosphérique de 76 centimètres.

§ IV. *De l'Etat dans lequel on administre les médicamens.*

Les médicamens peuvent être appliqués à l'état solide, pulvérulent, mou, liquide, vaporeux ou gazeux. Quelques-uns sont par eux-mêmes dans l'état convenable à leur administration, tandis que d'autres ont besoin d'éprouver quelque changement; mais ces modifications doivent être telles qu'elles n'influent en rien sur leur nature chimique. On nomme *intermèdes pharmaceutiques* les moyens qu'on emploie à cet égard. Ils ont pour chractères essentiels de pouvoir être amenés à un état constant, de ne point s'altérer facilement, de ne point avoir d'action chimique sur le médicament, ni de propriété médicale bien prononcée. On a l'habitude de nommer *formes* les différens *états* sous lesquels les médicamens peuvent être administrés. Je vais les parcourir successivement.

Forme pulvérulente. On ne donne pas toujours à la poudre la même ténuité; elle doit être relative au degré de pesanteur, à l'aridité et à l'insolubilité du médicament, à la surface sur laquelle on l'applique, à la manière dont son administration doit avoir lieu, aux formes secondaires auxquelles il est destiné et à

l'effet qu'on veut obtenir. Pour réduire les médicamens solides en poudre, on les pile, on les triture,
on les râpe, on les granule, on les porphyrise, et quelquefois on les précipite. Quelques-uns exigent en
outre l'intermède d'un autre corps, soit de l'alcool,
comme le camphre; soit de l'eau, comme le muriate
mercuriel doux; soit du mucilage de gomme adragant,
comme la coloquinte, etc., etc. : ces moyens ne sont
jamais indifférens. Il est des corps liquides et mous
qu'on peut mettre à l'état pulvérulent, en les triturant avec quantité convenable d'une poudre fine,
et surtout avec le sucre : tels sont les huiles volatiles, l'opium, le camphre, les sucs dits gommo-
résineux, etc.

Forme molle. Les médicamens mous peuvent avoir
la consistance de la cire ou d'une pâte, celle du miel
ou de l'axonge, enfin celle d'un mucilage épais : ils
peuvent avoir cette forme naturellement, la devoir
aux préparations particulières qu'on leur a fait subir
(les pulpes, les sucs épaissis, les extraits) (1), ou ne

---

(1) *Pulpe.* –La préparation des pulpes consiste à séparer la
substance molle des végétaux de leurs parties fibreuses : on a
recours à cet effet à l'expression, qu'on pratique ordinairement
à l'aide d'un tamis de crin et d'une spatule de bois appelée *pul-
poire.* On peut quelquefois soumettre de suite le végétal à l'expression : exemple, la casse ; d'autres fois on est obligé de le
ramollir préalablement : on y parvient alors soit par la coction
sous les cendres, soit par la coction dans une petite quantité
d'eau, soit par la simple digestion dans une quantité suffisante
de ce liquide, selon que le végétal contient de l'eau de végétation, ou est plus ou moins susceptible de ramollissement : dans
tous les cas, la pulpe est plus homogène si on a eu recours à la
coction dans l'eau. Si elle est trop liquide, on lui donne la con-

la tenir que de corps particuliers avec lesquels on les a mêlés. Les intermèdes qu'on emploie dans ce dernier

---

sistance convenable à l'aide de l'évaporation. Comme elle s'altère facilement, on ne la prépare qu'extemporanément, à l'exception de quelques-unes qu'on conserve en y faisant dissoudre une quantité plus ou moins grande de sucre : nonobstant cela, l'altération de plusieurs d'entre elles est très-prompte.

Sucs épaissis. Pour épaissir les sucs aqueux des végétaux, il ne s'agit que de les évaporer au bain-marie, jusqu'à ce qu'ils aient une consistance molle. Si leurs propriétés médicales dépendent de la portion qui se coagule par la chaleur, on doit enlever le coagulum aussitôt qu'il est formé, et ne l'ajouter au suc que lorsque celui-ci est sur le point d'avoir la consistance convenable.

Extraits. Ils sont le produit de l'évaporation, de la macération, infusion ou décoction, soit aqueuse, soit alcoolique d'un végétal. Cette évaporation doit se faire au bain-marie, et, autant que possible, à l'abri du contact de l'air. Les extraits doivent avoir plus ou moins de consistance, selon qu'ils sont plus ou moins susceptibles de s'altérer, et selon qu'on veut les administrer à l'état pulvérulent ou sous forme molle : de là les extraits mous et les extraits secs. Pour former ces derniers, on évapore le liquide convenablement; on l'étend ensuite en couche mince sur des assiettes de porcelaine, et on le laisse se dessécher soit au bain-marie, soit dans une étuve sèche. La dénomination des extraits doit indiquer le végétal, l'intermède, le mode de solution partielle et la consistance : car leur nature varie selon l'intermède qu'on a employé et la manière dont on l'a appliqué.

L'extrait, ainsi que le suc épaissi, diffèrent de ce qu'ils étaient à l'état liquide, s'ils contenaient alors quelques matériaux volatils : c'est ainsi que le suc épaissi du cochléaria officinal est inerte, et que l'extrait aqueux des feuilles d'absinthe ne contient plus l'huile volatile qu'on trouve dans l'infusion aqueuse de cette plante.

cas varient selon le degré de mollesse qu'on veut donner au médicament, et selon la surface sur laquelle on veut l'appliquer. Ils sont en général plus ou moins mous, excepté lorsque le médicament est lui-même à l'état de mollesse; car alors on emploie très-souvent des intermèdes pulvérulens. Les médicamens qui ne doivent qu'à l'art leur consistance molle, ne la prennent ordinairement que par mixtion. On fait ce mélange en triturant, en pilant ou en malaxant. Ils doivent toujours être préalablement ramollis, liquéfiés ou pulvérisés. L'intermède joue aussi quelquefois le rôle de dissolvant.

Forme liquide. Parmi les médicamens liquides, quelques-uns le sont naturellement. On conserve dans les officines ceux qui ne sont point altérables ou ne peuvent être obtenus dans toutes les circonstances, et on forme ou on extrait extemporanément ceux qui remplissent les conditions opposées : ex., les sucs aqueux non acides des végétaux (1), quelques sucs

---

(1) *Sucs des végétaux.* La préparation des sucs des végétaux consiste à séparer les substances liquides des parties fibreuses et molles que contiennent les plantes. On a recours à cet effet à l'expression, qu'on pratique souvent à l'aide d'une presse. On peut quelquefois soumettre le végétal de suite à la pression; d'autres fois on est obligé de le diviser convenablement, et de recourir en outre à l'action d'un intermède, tel que l'eau ou le calorique. Ces sucs peuvent être huileux ou aqueux, et, dans ce dernier cas, contenir en solution différens matériaux. Pour extraire les sucs aqueux, on est obligé de piler, pendant plus ou moins long-temps, les substances végétales préalablement divisées; quelquefois on y ajoute quantité suffisante d'eau, soit parce que le suc est très-visqueux : exemple, les borraginées, soit parce qu'il est très-peu abondant, comme

huileux. Il est des corps qui ont besoin d'un intermède pour être à l'état liquide : on a recours à cet égard à la suspension ou à la solution.

La suspension est indiquée lorsque le médicament n'est point ou n'est que peu soluble, que sa pesanteur n'est pas trop grande. La pulvérisation est préalablement nécessaire pour les médicamens solides. La sus-

---

dans les labiées. Les sucs aqueux des végétaux sont ordinairement troubles ; pour les rendre transparens on a recours à des intermèdes variés : c'est ainsi que la clarification peut être opérée spontanément, par filtration, par fermentation acétique ou vineuse, à l'aide de la chaleur, de l'alcool et des acides. Ces moyens ne sont pas indifférens : la clarification spontanée et par filtration est nécessaire pour les sucs qui contiennent quelques matériaux volatils, tels que celui des feuilles de cochléaria officinal. Dans les cas où on ne peut attendre que la clarification par filtration soit opérée, et où on croit devoir recourir à l'action du calorique, il faut introduire le suc dans un vaisseau clos qu'on tient plongé dans un bain-marie convenablement échauffé ; on le retire dès que la coagulation a lieu ; on ne le débouche et on ne le filtre que lorsqu'il est entièrement refroidi. Les sucs acides sont clarifiés spontanément et par fermentation : ce moyen est surtout nécessaire lorsque la propriété médicale existe dans la résine ou l'extractif oxygéné, et que le suc ne peut les tenir en solution que lorsqu'il est à l'état vineux, comme on en a un exemple dans le suc des baies de nerprun cathartique. Les sucs non acides sont préparés extemporanément, parce qu'ils s'altèrent facilement. On conserve les sucs acides en les déposant dans des vaisseaux bien bouchés qu'on remplit entièrement. En général, on ne doit extraire les sucs des végétaux que lorsqu'ils contiennent seuls le principe médicamenteux, et que celui-ci s'altère ou se volatilise par la dessiccation du végétal ; car les sucs amers ont un aspect très-désagréable, et n'ont aucun avantage sur les macérations et infusions aqueuses des mêmes plantes desséchées.

pension ou la condensation des gaz exige une température basse et une pression plus ou moins forte. C'est
l'eau qui sert ordinairement de véhicule. La suspension peut y être faite immédiatement et par simple
agitation, ou à l'aide de corps visqueux. J'ai tenté une
série de recherches afin de pouvoir déterminer quels
sont les intermèdes les plus convenables à cet effet,
et dans quelles proportions on doit les employer relativement à l'état du médicament, à sa pesanteur
spécifique, à son volume, à ses propriétés particulières, etc. : voici les résultats principaux que j'ai obtenus.

La *poudre de gomme arabique* triturée avec l'eau
ne donne la viscosité sirupeuse qu'à 4 parties environ
de ce liquide; employée dans des proportions égales
et même supérieures à celles du corps pulvérulent,
elle le laisse bientôt se déposer au fond et aux parois
du vaisseau; une couche muqueuse recouvre ce précipité, et le liquide devient limpide et diaphane. Il
faut l'agiter long-temps pour suspendre de nouveau
la poudre, qui d'ailleurs ne tarde pas à se précipiter.
Cette gomme, triturée avec les huiles fixes et les résines liquides, s'en sépare aussitôt qu'on y ajoute de
l'eau.

La *poudre de gomme adragant* forme, avec
10 parties d'eau, un magma très-visqueux, non-cou-
lant; avec 20 parties de ce liquide, un magma qui
coule légèrement; avec 50 parties, elle prend la
viscosité du miel, et avec 100 parties environ, la
viscosité sirupeuse. Si on la dissout dans 200 parties
et au-delà, elle s'en sépare presque en totalité, sous
la forme de flocons légers, cohérens, qui se déposent

au fond du vaisseau. La gomme adragant se dissout plus promptement, plus facilement et d'une manière plus homogène, si on la triture préalablement avec la poudre qui doit être dissoute ou suspendue avec elle. Les corps pulvérulens qu'on suspend dans l'eau, à l'aide de cet intermède, se déposent avec les flocons visqueux ; mais cette précipitation est bien différente de celle qui a lieu lorsqu'on emploie la gomme arabique, puisqu'alors la poudre se précipite seule, et ne se suspend de nouveau qu'avec difficulté et que momentanément ; tandis que le précipité qui a lieu lorsqu'on se sert de la gomme adragant est entouré de mucilage, s'étend dans l'eau avec la plus grande facilité, et n'a lieu que lorsque cet intermède est dissous dans une quantité plus grande que celle dans laquelle il reste en solution. On peut suspendre les corps pulvérulens à l'aide de la moitié de 0,2 et même de 0,1 de leur poids de gomme adragant. La différence de pesanteur spécifique n'y apporte pas de modification notable, puisque, à l'aide de 0,2 de ce corps, j'ai suspendu également du carbonate de magnésie, du camphre et du sulfure d'antimoine : or, la pesanteur spécifique du carbonate de magnésie en poudre est de 0,10, celle du camphre en masse de 0,99, et celle du sulfure d'antimoine pulvérisé de 2,00. Le mucilage de gomme adragant ne suspend point, ou seulement d'une manière momentanée, les huiles fixes et les résines liquides : aussi ne saurait-il convenir sous ce rapport. La gelée amilacée, la poudre du salep d'orchis, m'ont présenté des phénomènes approchant de ceux de la gomme adragant ; seulement les flocons sont plus opaques, plus consistans, et se déposent plus promptement que ceux de cette dernière. Ces substances pourraient donc convenir lorsqu'on ne peut se procurer la gomme adragant.

Le *jaune d'œuf* étendu d'eau laisse, bientôt après, précipiter une substance molle, jaunâtre, de nature albumineuse; le liquide surnageant est jaunâtre et diaphane. Les corps pulvérulens qu'on suspend dans l'eau à l'aide de cet intermède s'en précipitent presque immédiatement après; le dépôt qu'ils forment est recouvert par le magma albumineux dont je viens de parler. Mais si le jaune d'œuf ne peut convenir pour tenir pendant quelque temps en suspension les substances pulvérulentes, il n'en est pas de même relativement aux huiles fixes et aux résines liquides : j'ai observé qu'alors il ne laisse pas, ou que très-lentement, déposer le magma albumineux. Ce mélange est homogène, d'un jaune plus ou moins pâle; à sa surface se forme quelquefois une pellicule jaune qui se dessèche. L'huile fixe n'est nullement à nu, si ce n'est lorsqu'on a employé l'intermède en trop petite quantité : ex. une partie de jaune d'œuf sur 10 parties d'huile; tandis que la séparation n'a point lieu lorsqu'on emploie la moitié ou les 0,2 de cet intermède. Le suspensum des résines liquides se dépose quelquefois, mais lentement, et la moindre agitation suffit pour l'étendre de nouveau dans l'eau.

Le *blanc d'œuf* peut également convenir pour les huiles fixes; il convient moins pour les résines liquides. On commence d'abord par le triturer, puis on y ajoute successivement l'huile, et enfin l'eau. Le liquide est blanc, pâle; peu de temps après il est surnagé par une couche jaunâtre homogène, qui s'étend dans le liquide par la moindre agitation. Cette couche n'est recouverte de gouttes d'huile que lors-qu'on a employé de trop petites proportions d'albu-mine : ex. une partie sur 7 parties d'huile. Celle-ci est, au contraire, intimement unie à la matière al-bumineuse lorsqu'on emploie 0,5 ou 0,2 de cette dernière.

Il résulte des expériences dont je viens d'exposer le précis, que le jaune d'œuf doit être préféré lors-qu'il s'agit de suspendre les résines liquides ; que le blanc d'œuf se rapproche du jaune, mais lui est un peu inférieur lorsqu'on veut avoir les huiles fixes à l'état de suspension ; et que les corps pulvérulens doivent être suspendus à l'aide de la gomme adra-gant, ou, si on ne peut se la procurer, à l'aide de la gelée amilacée, ou des différens saleps réduits en poudre.

La solution ne peut être convenable que lorsque le médicament n'exige pas une trop grande quantité du dissolvant. La température sous laquelle on opère peut être analogue à celle de l'atmosphère ou au-dessus : lorsqu'elle ne doit pas passer celle de l'eau bouillante, on a recours au bain-marie qu'on échauffe plus ou moins. Le sujet médicamenteux doit être plus ou moins divisé ; on peut le laisser simplement en contact avec le dissolvant, l'agiter successivement avec lui, ou le triturer, en y ajoutant fréquemment l'intermède : on peut recourir à la distillation. Pour dissoudre les corps gazeux, on les dirige, à l'aide d'un tube recourbé, dans un vase clos qui contient le liquide, et on favorise cette solution par l'agitation, la pression et une température très-basse.

Les intermèdes liquides tantôt dissolvent le médicament en entier, ou seulement à l'exception de quelques particules hétérogènes : c'est ce qui constitue la *solution complète ;* tantôt ils ne dissolvent qu'un ou plusieurs des matériaux dont le sujet médicamenteux est composé : c'est ce qui forme la *solution partielle, élective* ou *analytique.*

Le produit de la solution partielle peut varier selon le dissolvant qu'on a employé, selon la température à laquelle on l'a appliqué, et selon le temps pendant lequel on l'a laissé en contact avec le sujet médicamenteux. Il peut, sous ce rapport, avoir des propriétés médicales plus ou moins différentes de celles de ce dernier, ou son action peut être absolument analogue. Les proportions des matériaux dissous sont très-variables, comme je m'en suis convaincu en cherchant à appliquer à ce genre de produits la précision dont d'autres sont susceptibles : on ne peut les déterminer que très-difficilement ; et, sous ce rapport, les médicamens liquides provenant de solutions partielles ne peuvent être amenés à un état constant, et par là ne sauraient être comparatifs. Les pharmacopées ont ajouté à cet inconvénient en ne s'accordant pas relativement aux proportions du sujet médicamenteux et de l'intermède, à la température et au temps.

On donne des noms différens à la solution partielle, selon la température sous laquelle on y procède. On la nomme *macération* lorsque la température de l'intermède liquide est analogue à celle de l'atmosphère ; *digestion,* lorsqu'elle est au-dessus de celle de l'atmosphère et au-dessous de celle de l'eau bouillante, et qu'on entretient le contact pendant un temps plus ou moins long. Elle s'appelle *infusion* lorsque l'intermède est bouillant et qu'on le laisse refroidir sur le sujet médicamenteux ; *décoction*, lorsque l'ébullition est entretenue pendant quelque temps. Enfin on la désigne sous le nom de *distillation*, lorsqu'on volatilise le dissolvant sur le sujet médicamenteux, de manière qu'il puisse enlever à ce dernier les matériaux qui sont volatils, et se condenser avec eux dans des vaisseaux disposés à cet effet et désignés sous le nom de *récipiens*. Le produit de la solution partielle emprunte sa dénomination du mode opératoire, de l'intermède et du sujet médicamenteux : c'est ainsi qu'il se nomme *macération, digestion, infusion, décoction aqueuse, alcoolique,* etc., *de....*, *eau distillée de...*, *eau spiritueuse de....* Quelques-uns sont préparés extemporanément, et d'autres sont officinaux ; la variabilité de ces derniers est telle, que le médecin ne peut les doser s'il ne se rappelle les proportions qu'on a employées pour les former.

Les intermèdes usités pour la solution, soit complète, soit partielle, sont l'eau, l'alcool, l'éther, l'huile fixe, et quelquefois, mais rarement, l'acide acétique faible. Quelques-uns seulement sont convenables pour tous les corps médicamenteux et pour toutes les surfaces sur lesquelles on veuille les appliquer. Le vin, la bière, le vinaigre, le lait, le petit-lait, l'émulsion, le bouillon, etc., ne conviennent point comme dissolvans, et ne doivent être, le plus ordinairement, employés que comme véhicules. Les raisons que j'ai pour les exclure consistent en ce qu'ils sont eux-mêmes très-variables, s'altèrent très-facilement durant les opérations auxquelles on est obligé de les soumettre, et ne peuvent former que des médicamens inconstans et nullement comparatifs. On connaît la réforme avantageuse que M. Parmentier a introduite relativement aux vins médicinaux.

L'*eau* est employée comme dissolvant et comme véhicule ; elle réunit au plus haut degré le caractère des intermèdes. Les corps qu'elle dissout sont en très-grande quantité ; quelques-uns peuvent s'y dissoudre dans toutes les proportions, d'autres seulement dans des proportions déterminées, tels que la plupart des sels. L'eau saturée d'un corps est encore susceptible d'en dissoudre un autre en quantité plus ou moins grande. Il est des corps également solubles à la température ordinaire et à celle de 100° centigrades $+0$; d'autres sont plus solubles dans l'eau bouillante que dans l'eau froide. En général, on doit, pour l'usage médicinal, choisir l'eau la plus pure : après l'eau distillée, on doit préférer celles de pluie et de rivière. Il est des corps qui s'altèrent dans ces deux dernières et non dans celle qui a été distillée : tels sont spécialement les alcalis purs, la chaux, les sels solubles de baryte, les phosphates et carbonates alcalins, beaucoup de sels métalliques ; il en est parmi ces derniers qui se décomposent même dans l'eau distillée : tel est le muriate d'antimoine. Parmi les matériaux médiats ou immédiats des végétaux et des animaux qui ne sont ni acides ni salins, l'eau ne dissout à froid que les corps muqueux et sucrés, l'extractif, le tannin, l'albumine, la gélatine ; à chaud elle dissout l'amidon, l'extractif oxygéné, le tannin oxy-géné; elle dissout aussi, mais seulement dans de très-petites proportions, l'huile volatile, le camphre, la résine, l'éther.

L'eau se prête à tous les procédés relatifs à la solution partielle; le choix des vaisseaux est entièrement subordonné au mode opératoire et à la nature du corps qu'on prépare. La macération et l'infusion ont un effet plus prompt, plus marqué sur les substances végétales desséchées que sur celles qui sont fraîches. L'infusion est préférable pour les substances aromatiques; elle doit être faite à vaisseau clos. La macération suffit pour dissoudre l'extractif amer. Une ébullition momentanée, faite à vaisseau clos, est indiquée pour dissoudre l'extractif et le tannin oxygénés. On rejette quelquefois le produit de la première infusion ou macération; d'autres fois c'est ce produit qu'on doit plus particulièrement conserver : cela dépend absolument de celui des matériaux qu'on veut avoir à l'état liquide, et de leur degré respectif de solubilité. Lorsqu'on veut concentrer le médicament liquide, soit qu'il provienne de l'infusion, de la macération ou de la décoction, l'évaporation doit être faite sans ébullition, et, autant que possible, à l'abri du contact de l'air, surtout s'il contient de l'extractif. Lorsqu'on veut soumettre pendant long-temps une substance végétale à l'ébullition, et que la chaleur peut nuire aux matériaux que l'eau extrait successivement, il faut enlever le liquide à mesure qu'il se sature, verser de nouvelle eau sur le végétal, continuer ainsi jusqu'à ce que tout ce qui est soluble soit extrait, et ensuite mêler les différentes liqueurs pour les évaporer, s'il le faut, à une chaleur modérée. La distillation extrait ordinairement l'huile volatile avec plus de facilité des plantes convenablement desséchées, que des plantes fraîches : dans ce dernier cas on a souvent besoin de faire précéder la macération (1).

La plupart des médicamens liquides préparés par macération, infusion et décoction aqueuses, sont extemporanés, d'autant plus que ces préparations peuvent être faites instantanément. Les eaux distillées sont, au contraire, des médicamens officinaux, et se conservent facilement : néanmoins on a souvent mis les uns et les autres à l'état sirupeux; le miel était à cet effet plus particulièrement employé par les anciens; les modernes l'ont presqu'entièrement remplacé par le sucre, et ils ne l'ont conservé que pour deux ou trois substances. La pharmacopée d'Edimbourg ayant observé que le miel n'a aucun avantage sur le sucre, qu'il détermine d'ailleurs fréquemment

---

(1) L'huile volatile s'extrait au contraire beaucoup plus facilement et en plus grande quantité des plantes fraîches que des plantes desséchées; tous les végétaux aromatiques perdent en effet par la dessiccation une partie de leurs principes volatils, et il n'y a à cet égard aucune exception. La menthe poivrée et la fleur d'orange desséchées ne contiennent même plus sensiblemen d'huile volatile au bout d'une couple d'années. On doit en conséquence extraire l'huile volatile des plantes lorsqu'elles sont à l'état frais. M. Schwilgué aurait-il été induit en erreur par la comparaison des quantités d'huile volatile retirées de deux poids égaux de la même plante, à l'état frais et à l'état sec, et sans avoir égard à la grande quantité d'eau de végétation qui s'évapore pendant la dessiccation ? *P. H. N.*

des coliques, l'a entièrement rejeté, et je crois devoir l'imiter.

On convertit ces liquides à l'état sirupeux de plusieurs manières différentes. Tantôt on fait dissoudre, au bain-marie et à vaisseau clos, 2 parties de sucre blanc superfin et pulvérisé dans une partie du médicament liquide ; dès qu'il est dissous et refroidi, on passe le tout à travers une toile ; on emploie ce procédé lorsque le liquide est susceptible de s'altérer par le contact de l'air et à l'aide d'une forte chaleur. Tantôt on fait infuser dans le sirop simple bouillant, et à vaisseau clos, les substances végétales convenablement divisées : ce mode d'opération est usité pour les végétaux dont le principe médicamenteux est volatil. Quelquefois on fait dissoudre 2 parties de sucre ordinaire dans le médicament liquide ; on le clarifie avec plusieurs blancs d'œufs, et on l'évapore ensuite jusqu'à ce qu'il pèse 32 — o à chaud et 34 — o à froid ; on ne fait l'application de ce procédé que lorsque les liquides ne sont pas susceptibles d'altération par la chaleur. D'autres fois on réunit plusieurs de ces procédés : c'est ainsi qu'on fait infuser le même végétal dans le sirop provenant du troisième mode opératoire, ou bien on convertit séparément à l'état sirupeux les produits de la distillation et de la décoction ou de l'infusion aqueuse d'un végétal ; on les mêle ensuite pour en faire un sirop qui contienne tous ces produits réunis.

En général, on a trop multiplié le nombre des sirops ; la plupart ne peuvent être regardés comme médicamens ; d'ailleurs ils ne sont pas comparatifs, puisque des sirops du même nom sont préparés, dans quelques officines, avec des infusions, dans d'autres avec des décoctions ; ils contiennent d'ailleurs, comme je l'ai déjà fait voir, trop peu de principes médicamenteux pour qu'à la dose à laquelle on les administre ils puissent déterminer un effet évident. La plupart des pharmacopées modernes ont entrevu ces inconvéniens ; aussi en ont-elles diminué le nombre. Je n'emploierai à l'état sirupeux que les médicamens liquides propres à agir sous peu de volume, qui exigent beaucoup de temps pour être préparés , et qui ne sauraient être conservés pendant quelque temps sans l'intermède du sucre ; ou bien ceux qui, quoique susceptibles d'être préparés promptement , sont cependant très-altérables, et ne peuvent être obtenus que dans des saisons ou des pays particuliers.

L'*alcool* peut être employé dans des états différens de concentration ,

    1°. celui de 0,95 à 0,91, ou de   8 à 15+0;

    2°. celui de 0,91 à 0,88, ou de 15 à 20+0;

    3°. celui de 0,88 à 0,85, ou de 20 à 25+0;

    4°. celui de 0,85 à 0,82, ou de 25 à 30+0.

Il faut observer que la température de 12° centigrades+0 est sous-entendue, et que, par chaque 6° centigrades d'élévation ou d'abaissement de la température atmosphérique, ce liquide augmente ou diminue d'environ un degré. L'alcool ne se comporte pas de la même manière dans ces différens états ; car il dissout d'autant plus d'extractif oxygéné, de résine, de camphre et d'huile volatile, qu'il est plus concentré. Outre ces corps , il dissout encore l'extractif, le tannin, le sucre, l'acide gallique, l'acide benzoïque, l'éther, les alcalis caustiques, la plupart des sels déliquescens et des sels métalliques dont le métal est suroxydé.

L'alcool n'est susceptible que de macération, de digestion et de distillation. Les deux premières opérations doivent nécessairement être faites à vaisseau clos, et les substances végétales ont besoin d'être convenablement desséchées, à moins qu'elles ne perdent par là leur propriété médicale. C'est à plusieurs reprises qu'on applique toute la quantité de ce liquide dans laquelle la macération ou la digestion doivent se faire ; on filtre le produit de ces opérations, et on le conserve ordinairement en provision dans les officines. Afin qu'il ne varie que le moins possible, il faut continuer la macération ou la digestion jusqu'à ce que le sujet pharmaceutique qu'on a employé cesse de contenir ce qu'on veut en extraire, ou jusqu'à ce que l'alcool donne un produit déterminé et constant, soit par l'addition de l'eau, soit par l'évaporation. Lorsqu'on a recours à la distillation, on la fait au bain-marie ; et si on a employé de l'alcool au troisième état, on distille à siccité, à moins que le végétal n'ait été à l'état frais ; car, dans ce cas, on doit en retirer une moindre quantité. Lorsqu'on a employé de l'alcool de 8 à 15° + 0, on distille ou non jusqu'à siccité, selon l'état dans lequel on veut avoir le produit de la distillation.

Tous les produits de solution alcoolique, soit complète, soit partielle, présentent des propriétés médicales différentes de celles du corps médicamenteux qu'on a employé pour les former. Il en est beaucoup qui doivent leur action principale à l'alcool, soit parce que les matériaux qu'il tient en solution n'ont que des propriétés médicales peu marquées, soit parce qu'ils y sont dans de très-petites proportions, soit enfin parce que le médicament alcoolique est administré à trop petite dose.

L'*huile fixe*, envisagée comme intermède, présente plusieurs inconvéniens : elle rancit facilement ; elle n'est le dissolvant particulier d'aucun corps, si ce n'est de l'huile volatile fugace du jasmin et de quelques autres plantes analogues ; elle ne dissout que l'huile volatile, les résines, le camphre, le phosphore, le soufre ; il est même des résines qui ne s'y dissolvent qu'en de très-petites proportions ; elle ne touche point à l'extractif, à l'extractif oxygéné, au tannin, au muqueux, au sucre, à la gélatine et à la fibrine. On voit évidemment par là que quelques pharmacopées emploient divers produits de macération ou de décoction huileuse qui ne tiennent rien en solution. L'huile convient comme dissolvant lorsque la solution peut être complète et extemporanée ; elle doit alors être employée récemment extraite et non rance ; mais elle convient très-peu pour les solutions partielles : aussi les pharmacopées d'Edimbourg, de Londres, de Genève, ont-elles rejeté tous les produits de macération ou de décoction de substances végétales dans l'huile ; je crois en cela devoir les imiter, d'autant plus que les procédés qu'on suit pour leur préparation ne sont rien moins que comparables entre eux.

L'*éther sulfurique* ne doit être employé comme intermède que lorsque le corps médicamenteux ne peut être administré sous forme molle, et n'est soluble dans aucun intermède liquide ; car, à cause de son action médicale, il complique nécessairement celle du médicament qu'il dissout. La solution, tant complète que partielle, qu'on fait par son intermède, doit être opérée à froid et à vaisseau clos; le corps à dissoudre doit être entièrement desséché; la séparation doit avoir lieu par décantation et non par filtration, car l'éther est si volatil, qu'il se dégagerait presque en totalité. Les produits des solutions éthérées doivent être regardés comme des médicamens particuliers dont l'action médicale n'est point en rapport avec celle du corps qu'on a employé.

L'acide acétique faible présente, comme intermède, un inconvénient, en ce qu'il n'est jamais ou rarement, au même degré de concentration; il n'est d'ailleurs le dissolvant particulier d'aucun corps, car il ne dissout point les gommes-résines, le camphre, comme on l'a cru pendant long-temps (1). Les solutions acétiques doivent être faites à l'abri du contact de l'air, dans des vaisseaux non-métalliques et à la température ordinaire de l'atmosphère : le sujet médicamenteux doit être desséché. Je crois que cet intermède est absolument inutile. Les pharmacopées modernes ne l'emploient d'ailleurs que très-rarement.

Les vaisseaux dans lesquels on prépare les médicamens doivent être tels qu'ils ne les altèrent point et

---

(1) Cette assertion est une erreur que M. Schwilgué n'a pu laisser échapper que par inadvertance; car l'acide acétique faible dissout plusieurs gommes-résines, et une assez grande quantité de camphre; et l'acide acétique concentré est même le meilleur dissolvant de cette dernière substance, qui n'en exige que partie égale de son poids. *P. H. N.*

n'en soient pas altérés : telle est la raison pour laquelle on doit rejeter les vaisseaux de fer, de cuivre, ceux qui sont vernissés en plomb, ainsi que ceux de marbre, lorsqu'on emploie des corps acides; les vaisseaux de fer lorsqu'on traite des substances qui contiennent du tannin et de l'acide gallique, et les vaisseaux de cuivre lorsqu'on prépare des sels ammoniacaux, etc. : en général les vaisseaux de cuivre doivent être entièrement bannis. On a observé que les poudres qu'on a préparées dans des mortiers de ce métal en contiennent des parcelles; on sait que le suc épaissi de la racine de réglisse glabre, et le parenchyme des siliques du tamarin des Indes, contiennent souvent du cuivre, parce qu'on les prépare dans des vaisseaux de ce métal. Les mortiers les plus utiles sont ceux de fonte, de verre, de serpentine et de marbre; et les vaisseaux de verre et de porcelaine sont ceux qu'on doit préférer à tous les autres.

§ V. *De l'influence que les propriétés physiques et chimiques des corps médicamenteux exercent sur les formes qu'il convient de leur donner, et sur les intermèdes qu'il faut employer.*

Tout corps médicamenteux ne peut prendre indistinctement toutes les formes. Les propriétés physiques qui influent le plus à cet égard sont les suivantes : 1° l'état naturel du corps médicamenteux, 2° son odeur, 3° sa saveur, 4° son volume, 5° sa pesanteur, 6° son degré de pulvérisabilité, 7° sa solubilité ou son insolubilité, les intermèdes particuliers dans lesquels il est soluble, et son degré de solubilité ou de miscibilité; 8° son altérabilité par le contact du calorique, de la lumière, de l'air et des intermèdes ordinaires. L'influence que ces particularités exercent sur la forme qu'il convient de donner aux médicamens est plus ou moins marquée, selon la surface sur laquelle on les applique.

Les corps gazeux sont, en général, plus difficiles à administrer que les liquides. Les corps solides ne peuvent être administrés si on ne les a pulvérisés, ramollis ou liquéfiés. Les corps mous et les liquides, ces derniers surtout, sont ceux qu'on administre le plus facilement. L'odeur, la saveur et le volume influent plus particulièrement sur les médicamens qu'on administre par la bouche. On est le plus souvent obligé de donner en pilules les substances dont l'odeur et la saveur sont désagréables (l'assa fœtida).

Les corps pesans qui sont en même temps pulvérulens et insolubles, sont d'une administration difficile, surtout si on est obligé de les employer en grande quantité : cet inconvénient est moindre lorsque leur dose est petite, qu'ils sont peu volumineux, et lorsqu'ils sont susceptibles d'être réduits à l'état de poudre très-fine (l'oxyde d'antimoine hydrosulfuré brun); on peut alors les suspendre dans l'intermède liquide, et favoriser cette suspension à l'aide d'un corps visqueux, tel que le mucilage de gomme adragant : sinon on est obligé de leur donner une forme molle, et d'employer un intermède dont la consistance soit assez grande pour ne pas les laisser précipiter (les oxydes de fer, la poudre d'étain).

Les corps solubles sont, en général, plus faciles à administrer que ceux qui ne le sont pas : on doit suspendre ces derniers directement ou à l'aide d'un corps visqueux, les administrer sous forme pulvérulente ou molle. Les corps qui sont solubles dans l'eau ou dans l'huile ont un avantage sur ceux qui ne sont solubles que dans l'alcool ou dans l'éther, parce que ces intermèdes ont par eux-mêmes une action médicale bien évidente, qui complique nécessairement celle du médicament. Il est indispensable d'avoir égard au degré de solubilité; car tel corps se dissout dans partie égale ou dans moins de son poids d'eau, tandis que tel autre en exige cent parties et plus. Le peu de solubilité exerce peu d'entrave lorsque le médicament doit être employé très-étendu et à petite dose (le tartrate de potasse antimonié); mais lorsqu'il agit avec peu d'intensité et a besoin d'être employé à grande dose, alors son peu de solubilité équivaut à une insolubilité complète, et force le médecin à le suspendre dans un liquide ou à l'administrer sous forme molle (le tartrate acidule de potasse) (1).

---

(1) On doit, en général, préférer la forme molle à la suspension dans un liquide pour les médicamens peu solubles et qui doivent être donnés à grande dose : telles sont beaucoup de substances végétales. Mais comme on peut augmenter la solubilité du tartrate acidule de potasse par l'acide boracique, il est préférable d'employer ce moyen lorsqu'on veut donner ce sel à forte dose, par exemple, à celle d'une once ou plus, que de l'administrer sous forme molle ou en suspension. Quant aux médicamens peu solubles, qu'on n'emploie qu'à très-petite dose et très-étendus, leur peu de solubilité n'empêche pas, ainsi que l'observe M. Schwilgué, de les administrer à l'état liquide ; mais le tartrate de potasse antimonié ne peut être cité pour exemple, puisqu'il est très-soluble. *P. H. N.*

Il est des médicamens liquides qu'on ne peut administrer directement, et qui ont besoin d'être étendus dans un autre liquide : leur application est facile s'ils sont miscibles et de pesanteur à-peu-près analogue (l'éther). Il n'en est pas de même dans le cas opposé ; car on est obligé de favoriser leur union à l'aide de corps visqueux (les huiles fixes) ; et si le liquide médicamenteux qu'on veut étendre est très-pesant (le mercure), ou s'il jouit d'une odeur et d'une saveur désagréables (le copahu), on est obligé de l'administrer seul ou sous une autre forme. Les corps gazeux qui sont insolubles (le gaz oxygène) ou peu solubles dans l'eau (le gaz acide carbonique), et qu'on veut cependant administrer sous forme liquide, sont d'une administration difficile, et ont besoin d'une pression particulière et d'une température très-basse.

On doit, en général, administrer les corps volatils à froid, et les déposer dans des vaisseaux clos : lorsqu'ils sont liquides et qu'ils se volatilisent à la température ordinaire, on ne peut les employer sous les différentes formes molles qu'on doit conserver pendant quelque temps (l'éther, l'ammoniaque, les huiles volatiles, etc.).

L'altérabilité du corps médicamenteux par la lumière nous force à le déposer dans des flacons opaques (l'acide muriatique oxygéné). Son altérabilité par l'air modifie plus ou moins son administration, selon la promptitude avec laquelle il s'altère et le degré d'altération qu'il éprouve : c'est ainsi que le phosphore, qui brûle dès qu'il est en contact avec l'air, ne peut être administré en poudre ou sous

forme molle, parce que, durant la trituration nécessaire à cet égard, il serait déjà en grande partie
converti en acide phosphoreux. L'acétate de potasse
ne peut être employé sous forme molle ou pulvérulente, puisqu'il se liquéfie au contact de l'atmosphère.
Le muriate de mercure suroxydé, le muriate de baryte, ne doivent pas être dissous dans l'eau ordinaire,
puisqu'ils y changent de nature; et les alcools résineux ne doivent pas être mêlés avec les liquides
aqueux, puisqu'alors ils laissent précipiter la résine
qu'ils tenaient en solution, etc., etc. C'est pour
rendre la préparation des médicamens plus facile et
plus conforme aux règles établies, que, dans l'exposé des sujets médicamenteux qui fait l'objet de
la première partie, j'ai cru devoir grouper autour de chacun d'eux les propriétés qui influent
le plus sur la manière dont ils doivent être administrés.

§ VI. *De l'influence que les surfaces qu'on met en contact
immédiat avec les médicamens exercent sur la forme
qu'il convient de donner à ces derniers, et sur les intermèdes qu'il faut employer.*

Il est des surfaces organiques sur lesquelles les médicamens peuvent être appliqués, quel que soit l'état
dans lequel ils se trouvent; il en est d'autres avec
lesquelles on ne peut les mettre en contact que dans
un état déterminé. Les surfaces organiques ont à cet
égard des intermèdes pharmaceutiques communs, et
d'autres qui ne peuvent convenir qu'à une ou à plusieurs d'entre elles. Je vais examiner successivement

les différentes surfaces organiques sur lesquelles on applique les médicamens.

Surface cutanée. Elle n'exige point de préparation particulière, si ce n'est quelquefois des lotions faites avec de l'eau pure ou savonneuse. Les médicamens sont appliqués sur toute son étendue, ou seulement sur quelqu'une de ses régions : ils peuvent l'être sous formes pulvérulente, molle, liquide, vaporeuse ou gazeuse. On les maintient à l'aide de moyens variés selon le lieu de leur application ; mais il faut, en général, avoir l'attention de ne pas déterminer une compression trop forte, puisqu'on s'oppose par là à leur action.

Formes pulvérulentes. La poudre doit être de finesse plus ou moins grande, selon l'espèce de médicament qu'on emploie, la manière dont on l'administre et l'action qu'on veut déterminer. On l'applique de manière variée :

1°. Par aspersion, à l'aide d'une houppe, ou après l'avoir introduite dans un nouet de linge. Pour la maintenir on la recouvre d'une feuille de papier ou d'un morceau de toile fine : c'est ainsi qu'on saupoudre les excoriations qui surviennent au mamelon des nourrices : la poudre doit être alors d'une grande ténuité.

2°. On plonge une partie entière dans la poudre.

3°. On laisse tomber la poudre d'une hauteur plus ou moins grande.

4°. On introduit la poudre dans un sac de toile ; elle doit alors être grossière, de manière à ne pas traverser les mailles du sac : c'est ainsi qu'on applique quelquefois le quinquina, etc.

5°. On étend la poudre sur une couche emplastique, sur une couche faite avec de la pâte ou sur un cataplasme, et on la maintient appliquée convenablement : c'est ainsi qu'on applique la poudre de cantharides, etc.

Formes molles. Les médicamens qu'on administre à l'état mou peuvent avoir plus ou moins de consistance et des formes variées; ils prennent sous ce rapport des dénominations différentes : on peut leur donner la consistance de la cire (*emplâtres*), celle de la pâte (*pâtes*), celle de l'axonge (*onguens*), celle d'une pulpe (*cataplasmes*), celle d'une huile fixe (*linimens*) : les intermèdes et le mode d'application varient selon ces différentes formes.

L'*emplâtre* (*emplastrum*) a une consistance plus ou moins analogue à celle de la cire ; il est cohérent; il s'agglutine facilement à la peau à l'aide de la chaleur, mais non à froid : on l'applique par apposition. Cette forme est particulièrement usitée lorsque le médicament doit être borné à une région de la peau et y séjourner pendant quelque temps.

On peut employer un mélange fait avec partie égale de cire jaune et d'huile fixe grasse, ou deux parties de cire et une d'huile ; on coupe la cire menu ; on expose le tout à la chaleur du bain-marie ; on agite ; on retire le vase du feu dès que la cire est liquéfiée, et on continue l'agitation jusqu'à entier refroidissement. Cet intermède n'exerce pas d'action évidente sur les organes. Préparé suivant la première proportion i peut recevoir jusqu'à partie égale d'une poudre légère, et suivant la seconde, la moitié de son poids environ. En employant des quantités variées de ces inter-

mèdes, on diminue plus ou moins le degré de concentration du médicament. Celui-ci peut y être incorporé extemporanément et sans le secours de la chaleur:
il n'a besoin que d'être pulvérisé ou convenablement
ramolli. Cette mixtion peut se faire dans un mortier
de marbre. Après avoir convenablement divisé le médicament, on y ajoute successivement la quantité
indiquée d'intermède; on pile ou on malaxe jusqu'à
ce que la mixtion soit bien exacte; on étend ensuite
le mélange sur de la toile ou sur de la peau, auxquelles
on a donné la forme convenable. Lorsqu'on veut, pendant quelque temps, conserver le médicament sous
forme emplastique, on le malaxe sur une surface unie
imprégnée d'huile ou d'eau, selon que le médicament
est ou non soluble dans ces liquides, et on le roule en
cylindres plus ou moins gros, désignés sous le nom
de *magdaléons*; mais il est, en général, préférable de
le préparer extemporanément.

Lorsqu'on veut préserver la peau du contact de l'air,
qu'on veut y maintenir un corps solide: exemple, le
nitrate d'argent fondu, la potasse caustique, le pois
d'un cautère, ou une poudre telle que celle de cantharides; ou lorsqu'on veut maintenir rapprochés les
bords d'une plaie, etc.; on se sert plus particulièrement des deux intermèdes suivans, qu'on étend en
couche plus ou moins épaisse sur de la toile, de la peau
ou du papier (*sparadrap*).

1°. L'*emplâtre de plomb blanc*, désigné communément sous le nom d'*emplâtre simple*, de *diachylum*,
etc. Pour le préparer on prend une partie d'oxyde
demi-vitreux, ou d'oxyde rouge, ou de carbonate
de plomb finement pulvérisés; on mêle l'une de ces

trois substances avec le double de son poids d'huile fixe grasse, ex., d'huile d'olive; on chauffe le mélange avec une petite quantité d'eau. On renouvelle celle-ci à mesure qu'elle s'évapore par de l'eau chaude; on retire le vase du feu à mesure qu'on l'y ajoute. On agite et on continue ainsi jusqu'à ce que l'oxyde soit entièrement combiné avec l'huile, et que le composé soit devenu blanc, cendré, consistant, homogène, qu'il ne pétille plus sur les charbons ardens, se précipite au fond de l'eau et n'adhère point à froid à la peau.

Cet emplâtre est un savon de plomb. On peut le préparer instantanément en mêlant une solution de savon alcalin avec une solution aqueuse d'acétate de plomb. M. Déyeux est celui des chimistes qui a le mieux fixé l'attention des médecins sur la différence qu'il y a entre les savons métalliques, auxquels il réserve le nom d'*emplâtres*, et les mélanges de corps pulvérulens avec de la cire et de la résine, qu'il désigne sous le nom d'*onguens durs* (1).

---

(1) Je crois que, pour la pratique chirurgicale, il est préférable de caractériser les emplâtres d'après leur consistance et leur propriété agglutinative, que d'après leur composition. En effet, les topiques gras, qui ont la consistance de la cire et s'agglutinent à la peau à l'aide de la chaleur, ne s'appliquent guère, quelle que soit leur composition, que sur des tumeurs non ouvertes, ou sur les bords des plaies qu'on veut réunir par première intention. Ces topiques me paraissent devoir conserver le nom d'emplâtres; et il me semble qu'on doit réserver celui d'onguens à ceux qui, soit qu'ils contiennent ou non un oxyde métallique, ont une consistance plus ou moins molle; qui ne

2°. *L'emplâtre de cire et de résine.* On fait fondre, à une légère chaleur, partie égale de cire jaune et de poix de Bourgogne purifiée, préalablement coupées menu; on agite continuellement jusqu'à refroidissement, et on malaxe avec de l'eau.

Lorsqu'on veut ramollir ces deux emplâtres pour les étendre, on les tient plongés dans de l'eau chaude.

Pour faire le sparadrap, on attache des bandes de toile fine ou de papier fin sur les bords d'une table, on y verse l'emplâtre liquéfié, et on l'y étend aussitôt à l'aide d'une spatule de fer légèrement échauffée; on les lisse ensuite avec un cylindre de bois bien uni.

La *pâte (pasta).* Elle se rapproche, par sa consistance, de la pâte ordinaire. Elle adhère plus ou moins fortement à la peau, sans s'étendre au-delà du lieu de l'application, et s'y déssèche. On l'applique par apposition, et étendue sur du linge; on n'a pas besoin de replier les bords de celui-ci, parce qu'elle ne coule pas comme le cataplasme. On l'emploie plus particulièrement lorsqu'on veut que l'action du médicament soit d'une certaine étendue, mais bornée; on ne l'ap-

---

s'agglutinent pas; qui se liquéfient à la chaleur de la peau, qui, ainsi qu'il est indiqué page 182, s'appliquent spécialement sur des parties dénudées, telles que les plaies, les ulcères; ou sur des surfaces cutanées très-étendues, lorsque le médicament doit être absorbé, tel que l'onguent mercuriel. Ainsi l'onguent brun, qui contient un oxyde métallique, doit être placé dans les onguens. *P. H. N.*

plique point sur des surfaces enflammées ou suppurantes.

Les intermèdes qu'on emploie sont la farine de froment, celle de seigle ou d'orge, et l'eau ou le vinaigre. Il est des corps médicamenteux qui, par eux-mêmes, sont susceptibles de faire pâte avec l'eau ou le vinaigre, et qui n'ont pas besoin de farine, à moins qu'on ne veuille les étendre.

Lorsqu'on veut donner cette forme aux médicamens, on les réduit d'abord en poudre ; on les mêle, s'il est nécessaire, avec des proportions déterminées de farine ; on y ajoute successivement quantité suffisante d'eau ; on pile et on malaxe jusqu'à ce que le mélange soit intime, de consistance molle, et qu'il se détache facilement de la peau, ainsi que des parois du vase : telle est la pâte de moutarde (sinapisme). Si le corps n'est point pulvérisable, mais susceptible d'être liquéfié à l'aide de la chaleur, on commence par faire une pâte avec des proportions déterminées de farine et quantité suffisante d'eau : on y mêle ensuite successivement le corps liquéfié, et on agite jusqu'à refroidissement complet : telle est la pâte de poix. Si le corps peut être ramolli à l'aide de l'eau ou de l'alcool (l'assa fœtida), on commence par le ramollir ; on le mêle ensuite avec la farine, et on ajoute le surplus d'eau nécessaire pour donner au tout la consistance indiquée.

On prépare la pâte extemporanément, parce qu'elle se dessèche facilement. Dans les cas où on ne pourrait se la procurer préparée récemment, et où elle ne serait pas altérée, il suffit de la piler de nouveau en y ajoutant successivement quantité suffisante d'eau.

La pâte simple est quelquefois employée pour servir de couche intermédiaire aux médicamens pulvérulens ; elle a l'avantage de pouvoir être faite instantanément et dans toutes les circonstances, puisqu'on trouve par-tout de la farine et de l'eau. Elle convient particulièrement pour l'apposition de la poudre de cantharides.

L'*onguent* (*unguen*, *unguentum*) diffère de l'emplâtre en ce qu'il est moins dense, moins cohérent ; en ce qu'il se liquéfie à l'aide de la chaleur cutanée, et s'étend facilement au loin. On l'applique par simple apposition ou par onction. On l'emploie plus particulièrement lorsqu'on veut agir sur une grande étendue, lorsque le médicament doit se liquéfier ou être absorbé, et que le tissu sur lequel on l'applique est délicat : exemple, les plaies, les ulcères.

Les intermèdes sont :

1°. L'*axonge*. Celle de porc peut remplacer toutes les autres : on doit la choisir récente, non rance, et purifiée par le lavage dans l'eau.

2°. Le *beurre*. On doit le choisir récent, non sophistiqué.

3°. Le *cérat*. Pour le préparer, on prend quatre parties d'huile d'olive fine et une partie de cire jaune ou blanche (en été on prend un quart de cire) ; on coupe la cire menu ; on chauffe au bain-marie jusqu'à ce que la cire soit fondue ; on passe le mélange à travers un linge, et on l'agite jusqu'à refroidissement (1).

---

(1) On peut aromatiser ces différens intermèdes gras à l'aide d'un peu d'huile volatile de citron, de lavande, etc. ;

4°. Le *jaune d'œuf*.

5°. Le *savon* ramolli dans quantité suffisante d'alcool.

6°. Le *mucilage*.

7°. La *colle*.

8°. Le *miel*.

9°. Le *blanc d'œuf*.

Lorsqu'on veut donner la forme onguentacée à
un médicament, on commence par le pulvériser, le
ramollir ou le liquéfier ; puis on le triture dans des
proportions déterminées avec un des intermèdes indiqués plus haut. On augmente ou on diminue la quantité de l'intermède selon l'effet qu'on veut obtenir.
Le choix de ce dernier est quelquefois indifférent ;
de manière qu'on emploie celui qu'on a sous la main :
le jaune d'œuf, le savon, ont l'avantage de ne pas
graisser le linge des malades. Le savon ne peut convenir lorsque le médicament est susceptible de s'altérer avec les alcalis : exemple, le soufre. Lorsque ce
sont des substances végétales ou animales, on les fait
quelquefois digérer dans l'axonge maintenue liquide,
à la chaleur du bain-marie, dans des vaisseaux de
verre ou de porcelaine bouchés; on prend ces substances desséchées, à moins qu'elles ne perdent de
leurs propriétés médicales par la dessiccation. Lorsque l'axonge est staturée, et que la substance qu'on
fait digérer cesse d'être odorante et sapide, on passe

---

ou en les lavant avec quantité suffisante d'une eau distillée aromatique. On peut les colorer en rouge en y faisant digérer un
peu de racine d'orcanette, et en jaune en les triturant avec de la
racine de curcuma ; en bleu avec du prussiate de fer ; en vert
avec le mélange de ces deux dernières substances.

l'axonge avec expression à travers un linge; pour la séparer ensuite des corps étrangers qu'elle peut contenir, il suffit d'en enlever successivement des couches très-minces, et puis de la liquéfier de nouveau. On ne doit que rarement avoir recours à la digestion ; car l'axonge rancit facilement par ce procédé, et on ne sait jamais dans quelles proportions se trouve le médicament qu'on emploie. Il faut d'ailleurs savoir que l'axonge ne dissout que les résines, le camphre et les huiles volatiles; tandis que le sucre, le muqueux, la gélatine, l'extractif, le tannin, la fibrine, ne peuvent y être tenus en solution, et ne sont susceptibles que d'être mêlés avec elle. Les pharmacopées d'Edimbourg, de Londres et de Genève ne contiennent point d'onguens préparés par cette seconde voie. Comme les onguens s'altèrent, et que le corps gras rancit facilement, il ne faut les former qu'extemporanément, à moins qu'ils n'exigent une préparation longue, tel que l'onguent mercuriel noir.

Le *cataplasme* (*cataplasma*). Il se rapproche d'une bouillie par sa consistance; il est visqueux, se dessèche par la chaleur cutanée et adhère plus ou moins fortement à la peau. On l'applique par simple apposition, étendu sur du linge dont on a replié les bords, afin d'empêcher qu'il coule : on le place entre deux linges lorsqu'on veut prévenir son adhérence à la peau. On s'en sert ordinairement par rapport à l'humidité et à la température qu'il entretient : aussi faut-il le renouveler à mesure qu'il se dessèche ou se refroidit.

On emploie pour intermèdes les substances amilacées qui, à 'aide de a chaleur et de l'humidité, se convertissent à l'état de colle.

On prépare les cataplasmes de plusieurs manières.

1°. A l'aide de la coction, sous des cendres chaudes : tels sont les fruits mous, les bulbes d'ail, d'oignon, etc.

2°. A l'aide de la coction dans une petite quantité d'eau ou d'un autre liquide : telles sont les farines d'orge, de seigle, la mie de pain, la poudre de graine de lin, la poudre de feuilles de mauve ordinaire, de guimauve officinale, etc. (Il est inutile de prendre plusieurs de ces substances à la fois, puisqu'une seule suffit, et que par leur union elles ne déterminent rien de particulier.)

Ces cataplasmes servent quelquefois de couches intermédiaires pour l'apposition de poudres ou de liquides : c'est ainsi qu'on les saupoudre de quinquina, ou qu'on les recouvre d'une infusion aqueuse des capsules du pavot somnifère. Comme les cataplasmes se dessèchent promptement, on doit les préparer extemporanément.

Le *liniment* a une consistance intermédiaire entre celle de l'huile et de l'axonge ; il est visqueux ; on l'applique en onction et ensuite par apposition, à l'aide de flanelle qu'on imbibe (*embrocation*). On l'emploie lorsque l'action du médicament doit avoir une grande étendue.

L'intermède dont on se sert est l'huile fixe grasse, non rance : c'est l'huile d'olive qu'on préfère. On peut en augmenter la consistance à l'aide de 0,1 à 0,2 d'axonge, ou de 0,1 de cire.

On prépare le liniment de plusieurs manières.

1°. Par simple mélange de suspension : c'est ainsi qu'on mêle l'alcool opiatique avec l'huile.

2°. Par solution complète : celle-ci peut être faite par agitation : exemple, le liniment ammoniacal ; par trituration : exemple, le liniment camphré ; à l'aide d'une douce chaleur : exemple, le liniment sulfuré.

3°. Enfin par solution partielle, à l'aide de la macération ou de la digestion.

Formes liquides. On emploie les médicamens à cet état lorsque leur action doit être prompte, très-étendue et non limitée. On peut les appliquer de plusieurs manières différentes.

1°. En y plongeant tout le corps (*bain*), ou seulement une partie du corps (*demi-bain*, *pédiluves*), etc.

2°. En faisant tomber le liquide en colonne de hauteur et de largeur déterminées (*douche*).

3°. En le répandant en nappe (*aspersion*).

4°. En imbibant du liquide des compresses à l'aide desquelles on lave la peau (*lotion*).

5°. En appliquant sur la peau des compresses qui en sont imbibées, et en les renouvelant à mesure qu'elles se dessèchent (*fomentation*).

On applique les médicamens liquides à une température variée. Les intermèdes qu'on emploie sont l'eau, l'alcool, le vin, le vinaigre ; on les prépare par suspension et par solution complète ou partielle ; ils sont extemporanés et quelquefois officinaux ; leur degré de concentration doit être plus ou moins précis, selon l'effet particulier qu'ils doivent déterminer.

Forme vaporeuse. Ces vapeurs peuvent être liquides ou sèches. On emploie les médicamens sous cette forme lorsque leur action doit être prompte et aidée de celle de la chaleur. On les applique par simple apposition, et souvent en même temps par frictions, lorsque les vapeurs sont sèches. On met quelquefois tout le corps en contact avec le médicament (*bain de vapeur*, *étuve humide*); alors on place le malade dans un lieu clos, dans lequel on fait volatiliser de l'eau pure ou tenant en solution quelque médicament. D'autres fois on dirige la vapeur sur une partie du corps qu'à cet effet on enveloppe de manière que les vapeurs s'y condensent (1).

Forme gazeuse. On emploie sous cette forme les médicamens qui sont gazeux par eux-mêmes et peu condensables dans l'eau. On les applique plus particulièrement sur les surfaces suppurantes : à cet effet on en emplit des vessies qu'on peut fermer et ouvrir à l'aide d'un robinet, et on détermine la sortie du gaz en comprimant la vessie. D'autres fois on introduit dans une bouteille le composé dont on veut extraire le gaz; on le mêle avec le décomposant; on bouche exactement, jusqu'à ce que le gaz remplisse tout l'intérieur du vase : il ne suffit alors que de le déboucher sur la partie qu'on veut mettre en contact avec lui. Enfin on a imaginé des instrumens particuliers; mais ils sont peu ou point usités.

Surface muqueuse de l'œil. Les médicamens peuvent y être appliqués sous formes pulvérulente,

---

(1) Voyez la description de l'appareil de M. Paul, dans le *Recueil périodique* de la Société de Médecine , t. xxiii, p. 599. *P. H. N.*

olle, liquide, vaporeuse et gazeuse : ils prennent
ns ces différens cas le nom de *collyres*.

Forme pulvérulente. Sous cette forme, les médi-
mens sont nommés *collyres secs, sief*. La poudre
it être fine, légère, et le plus ordinairement
luble dans l'eau ainsi que dans le mucus; on
nsuffle à l'aide d'un tuyau de plume, ou d'un
tit cornet de carte ou de papier.

Forme molle. Sous cette forme, le médicament
ut avoir la consistance d'un onguent ou celle
un liniment; on l'applique sur toute la conjonc-
e, ou seulement sur un point : lorsque c'est sur
bord ciliaire des paupières, on renverse un peu
lui-ci, puis on y applique le médicament en
iction à l'aide du doigt ou d'une barbe de plume;
rsque c'est sur la conjonctive, on l'introduit, à
ide de l'extrémité obtuse d'une sonde, entre
eil et les paupières, et on fait mouvoir celles-
, afin qu'il s'étende en tous sens. Les intermèdes
'on emploie ordinairement sont l'axonge, le
eurre, et quelquefois le mucilage de gomme adra-
ant et l'huile. Le blanc d'œuf a l'inconvénient de
dessécher sur l'œil et de coller quelquefois les
aupières et les cils : aussi doit-il être rejeté.

Forme liquide. Les médicamens portent, lors-
u'ils sont employés sous cette forme, le nom
e *collyres* proprement dits ou de *collyres liquides*.
n les applique en bain, en injection à l'aide
une seringue ou d'un tuyau de plume, et en fo-
entation. Leur température peut être froide ou
haude : on la mesure par l'impression qu'elle fait
prouver au malade. Les intermèdes les plus or-

dinaires sont l'eau, et l'alcool à 10° + o. On pr.
pare ces médicamens par suspension et par solutio.
complète ou partielle.

Forme vaporeuse. Si le médicament a besoi.
de l'action du feu pour se volatiliser, on le chauf.
convenablement ; on dirige sa vapeur vers l'œil l.
l'aide d'un entonnoir, et on l'y concentre en er
veloppant la tête. Si le médicament est liqui..
et qu'il se volatilise spontanément, il suffit d'a..
procher de l'œil le flacon qui le contient : exempl..
l'éther.

Forme gazeuse. Pour appliquer les gaz sur l'œi..
on peut les dégager au moment même, soit ..
l'eau qui les tient en condensation : exemple..
l'ammoniaque; soit des corps dans la compositio..
desquels ils entrent : c'est ainsi qu'à l'aide de ..
chaux, on dégage l'ammoniaque du muriate an..
moniacal.

SURFACE MUQUEUSE NASALE. Les médicame..
peuvent y être appliqués sous formes pulvérulen..
te, molle, liquide, vaporeuse et gazeuse : ils pren..
nent dans ces cas le nom générique de nasau..
(*nasalia*).

Forme pulvérulente. La poudre doit être d'u..
ténuité médiocre; on peut l'introduire directemen..
l'insuffler à l'aide d'un cornet; quelquefois on ..
recouvre un bourdonnet de charpie dont on rempl..
la cavité nasale; on fait faire au malade une for..
inspiration par le nez, pour favoriser l'extensio..
de la poudre sur la membrane muqueuse.

Forme molle. L'application se fait par onctio..
si c'est sur les bords de la cavité, ou à l'aide ..

entes si c'est profondément. Les intermèdes sont
axonge, etc. La préparation est la même que celle
es onguens.

Forme liquide. Pour introduire les médicamens
quides, on fait renifler le malade sur un vase qui
es contient, ou on les injecte. On peut aussi en
mbiber du coton ou de la charpie qu'on introduit
ans le nez.

L'eau, l'alcool, le vinaigre, sont les intermèdes
auxquels on a recours. Cet état des médicamens
e prépare par suspension et par solution complète
ou partielle; leur température peut varier.

Forme vaporeuse. Si le médicament se volati-
ise spontanément, on approche du nez le flacon
qui le contient; si on le volatilise à l'aide de la
chaleur, on dirige sa vapeur dans la cavité nasale
à l'aide d'un entonnoir, et on enveloppe la tête
convenablement.

SURFACE MUQUEUSE DES BRONCHES. Les médicamens ne peuvent y être appliqués que sous formes
vaporeuse et gazeuse.

Forme vaporeuse. On approche le médicament
de la bouche au moment de l'inspiration, lorsqu'il est susceptible de se volatiliser spontanément;
lorsqu'on a besoin pour le volatiliser du secours
de la chaleur, on en dirige la vapeur dans la bouche
à l'aide d'un entonnoir : l'appareil de *Mudge* de
Plymouth est très-convenable à cet effet (1).

______

(1) On en trouve la description et la gravure dans le 4e volume du *Cours complet de Chirurgie* de Belle, page 84, tra-
duction française de M. Bosquillon.

Forme gazeuse. Pour faire inspirer les gaz, on les introduit dans une vessie bien lavée, à l'ouverture de laquelle se trouve un robinet de cuivre qu'on peut ouvrir et fermer à volonté, et qui est surmonté d'un bec qu'on introduit dans la bouche.

SURFACE MUQUEUSE DE LA CAVITÉ BUCCALE. Les médicamens peuvent y être appliqués sous forme solide, pulvérulente, molle, liquide et vaporeuse.

Forme solide. C'est directement qu'on introduit les médicamens dans la bouche; on les soumet ou non à la pression : c'est ainsi qu'on emploie les masticatoires.

Forme pulvérulente. On introduit la poudre dans un nouet de linge qu'on soumet ou non à la pression des dents mollaires.

Forme molle. On pulvérise ou on ramollit le médicament, ou on l'incorpore dans de la cire, et on fait une pâte que l'on administre comme les formes précédentes. On fait aussi quelquefois des pastilles analogues à celles qui sont usitées pour l'estomac, et on les laisse fondre dans la bouche.

Forme liquide. On agite ce médicament dans la bouche en faisant différens mouvemens avec la tête. Les intermèdes sont l'eau, et l'alcool à $10^\circ + 0$; le vinaigre et le vin sont quelquefois employés comme véhicules. On prépare ces médicamens par solution complète ou partielle, par suspension, etc. On leur donne une température variée.

Forme vaporeuse. Analogue à celle qui est destinée aux bronches.

SURFACE MUQUEUSE GUTTURALE. Les médicamens

peuvent y être appliqués sous forme molle, liquide et vaporeuse.

Forme molle. (Voyez la surface gastrique.) On y porte le looch à l'aide d'un pinceau, surtout lorsque son action doit être bornée : dans tous les cas, on doit le retenir long-temps dans la gorge. Il en est absolument de même des pastilles; on doit les laisser fondre dans la gorge et les y maintenir le plus long-temps possible.

Forme liquide (*gargarisme*). On applique les médicamens liquides de plusieurs manières.

1°. On les roule doucement dans la gorge en portant fortement la tête en arrière (*collutorium*).

2°. On les agite en divers sens en faisant avec la tête des mouvemens très-variés (*gargarisation*).

3°. On les injecte à l'aide d'une seringue.

Si le liquide est vénéneux, il faut avoir soin de ne pas l'avaler, et de le rejeter dès que son action a eu lieu. Les intermèdes sont l'eau, et l'alcool à 10°+0 ; le vinaigre et le vin sont quelquefois employés comme véhicules. On prépare ces médicamens par solution complète ou partielle, ou par suspension. On leur donne une température variée.

Forme vaporeuse. Sa préparation et son administration sont absolument analogues à celles des médicamens vaporeux qui sont employés sur les surfaces muqueuses de la bouche et des bronches.

Surface muqueuse de l'estomac. Les médicamens peuvent y être administrés sous formes pulvérulente, molle, liquide et gazeuse.

Forme pulvérulente. Sous cette forme, les médicamens sont difficiles à avaler : aussi les administre-

t-on très-rarement ainsi ; presque toujours on leu
donne la forme molle ou liquide ; on les envelopp
dans du pain azyme, dans un fruit mou ; pour l[e]
administrer aux enfans, ou en saupoudre quelque
fois le pain , qu'on a préalablement recouvert d[e]
beurre , surtout lorsque la poudre est blanche.

Forme molle. Les médicamens qu'on administr[e]
à cet état peuvent avoir plus ou moins de consistanc[e]
et des formes variées. Ils prennent des noms particu[-]
liers : tels sont ceux d'*électuaires*, de *bols*, de *pilules*
de *pastilles* , de *looch.*

L'*électuaire* (*electuarium* , *electarium* , *opiat*
confection , *conserve*) (1) a une consistance un pe[u]
plus grande que celle du miel , laquelle ne lui per[-]
met pas de couler lorsqu'on l'abandonne à lui-mêm[e]

---

(1) Je confonds toutes ces dénominations sous celle d'*éle*
tuaire , parce qu'en effet elles n'indiquent rien de particulie[r]
Beaucoup de conserves ne sont que des électuaires , puisqu'[on]
les prépare absolument de la même manière et extemporan[é-]
ment ; c'est pourquoi je les range sous la même dénominatio[n]
Quant à celles qui sont préparées avec les substances végétal[es]
fraîches et converties à l'état pulpeux, je crois devoir les rej[e-]
ter , car elles s'altèrent très-promptement, fermentent et passe[nt]
à l'état vineux ; elles contiennent d'ailleurs une trop gran[de]
quantité de sucre (0,75 de leur poids) pour qu'à la dose à l[a-]
quelle on les administre elles puissent avoir un effet imméd[iat]
marqué. En outre , plusieurs des médicamens qu'on administ[re]
sous cette forme ne perdent pas leur propriété par la dessicc[a-]
tion (le bulbe de scille maritime, l'absinthe); et d'auti[es]
peuvent être récoltés dans presque toutes les saisons , tels q[ue]
le cochléaria officinal . le *sysimbrium nasturtium* , etc. Pl[u-]
sieurs pharmacologistes modernes, et notamment M. Baum[é]
ont depuis long-temps provoqué cette réforme.

Cette forme est particulièrement usitée lorsque le médicament est volumineux, insoluble, d'une odeur et d'une saveur désagréables. On ne peut l'employer pour les corps qui sont très-pesans, qui se gonflent beaucoup par l'humidité, qui se liquéfient ou s'altèrent de toute autre manière au contact de l'air, qui ne peuvent se mêler avec les intermèdes ordinaires, ou qui les altèrent, comme plusieurs acides concentrés. On administre les électuaires par cuillerées et par portions que le malade divise lui-même d'une manière approximative. Les intermèdes qu'on emploie à cet égard sont,

1°. *Le miel.* On doit choisir celui qui est extrait récemment, qui est blanc, ferme, non grenu, transparent, d'une odeur aromatique, d'une saveur douce, qui n'a point été sophistiqué avec de l'amidon, etc., et n'a pas besoin d'être purifié. On l'emploie plus particulièrement pour les médicamens pulvérulens. S'il a trop peu de consistance relativement au médicament qu'on emploie, on peut l'augmenter en le mêlant préalablement avec une poudre végétale inerte.

2°. *Le sirop (sirupus).* On le fait en dissolvant directement, à l'aide d'une douce chaleur, deux parties de sucre blanc pulvérisé dans une partie d'eau; on coule ensuite le tout à travers l'étamine. Ce liquide refroidi pèse 1,3 ou 34—o. Si on manque de sucre blanc bien pur, on peut employer la cassonade; mais il en faut alors une quantité plus grande. On a observé que 10,00 parties de sucre fin donnent la densité de 54—o à 5,00 parties d'eau distillée; tandis que la même quantité de cassonade ne donne cette même densité qu'à 3,84 parties d'eau. Si on emploie la cassonade, on la dissout dans environ parties égales d'eau bouillante. Pour la clarifier on se sert de 0,015 environ de blanc d'œuf rendu écumeux par l'agitation, avec une quantité suffisante d'eau ; on le verse successivement dans le liquide bouillant retiré du feu ; on chauffe le tout modérément, et, pour favoriser la clarification, on y verse de temps en temps quelques gouttes d'eau froide ; on enlève l'écume successivement, ayant la précaution de retirer préalablement le vaisseau du feu ; lorsque le liquide est convenablement clarifié, on le coule à travers l'étamine, et on l'évapore jusqu'à ce qu'il pèse 32 — 0 à chaud et 34 — 0 à froid.

On peut indifféremment aromatiser le sirop avec des substances aromatiques variées, selon l'odeur particulière qu'on desire lui communiquer. A cet effet on peut y mêler une eau distillée aromatique, telle que celle de fleurs d'oranger ; ou le verser bouillant dans un vaisseau clos contenant des plantes aromatiques ; ou y dissoudre une petite quantité d'un oléo-saccharum odorant ; ou enfin remplacer l'eau ordinaire dans laquelle on dissout le sucre, par une eau distillée ou une solution aqueuse aromatique. On doit, dans ce dernier cas, prendre du sucre fin qui n'ait pas besoin de clarification, et faire cette solution au bain-marie et à vaisseau clos. On peut donner au sirop une couleur variée en remplaçant l'eau ordinaire par une solution aqueuse colorée, telle que l'infusion de fleurs de violette faite dans un vaisseau d'étain, l'infusion de coquelicot, etc. Il faut alors employer du sucre blanc pulvérisé qui n'ait pas besoin d'être clarifié.

La couleur et l'odeur ne doivent être envisagées que comme objet d'agrément. Si le sirop a trop peu de consistance relativement au médicament qu'on emploie, on peut l'augmenter en le mêlant préalablement avec une poudre végétale inerte. On emploie le sirop plus particulièrement pour les pulpes. Lorsque l'électuaire doit être conservé pendant quelque temps, on doit, avec M. Déyeux, préférer le sirop fait avec la cassonade, parce qu'il est moins susceptible de cristalliser.

3°. *Le sucre en poudre* qu'on dissout directement dans un tiers de son poids d'eau.

4°. *Le jaune d'œuf* trituré préalablement avec du sucre.

5°. *Les confitures, les gelées, la pulpe de pruneaux, l'extrait de genièvre,* peuvent, dans des cas particuliers, remplacer extemporanément le premier et le deuxième intermède.

Quelques médicamens ont par eux-mêmes la consistance d'électuaire : telles sont les pulpes végétales, les gelées, etc.; quant aux autres, on commence par les réduire en poudre ou par les ramollir selon leur propriété particulière ; puis on les mêle successivement avec un des intermèdes indiqués plus haut, et surtout avec le miel ou le sirop. Les proportions doivent varier à cet égard selon chaque corps : en général on prend deux à trois parties de sirop, et trois à quatre parties de miel pour les poudres légères ; les sucs desséchés, dits *gommo-résineux*, en exigent à-peu-près partie égale ; les poudres très-pesantes et arides, les sels neutres non déliquescens environ la moitié de leur poids, et les corps déliquescens 0,1.

Si on veut plus ou moins étendre le médicament, on le mêle d'abord avec une quantité déterminée d'une poudre végétale inerte, inodore, ou plus ou moins colorée et aromatique, telle que la poudre de cannelle, celle de pétales de roses, etc. Il est préférable de ne donner qu'extemporanément la forme d'électuaire aux médicamens; car, sous cette forme, ils éprouvent successivement des altérations qui modifient plus ou moins leurs propriétés médicales.

Le bol (*bolus*) a une consistance un peu plus grande que celle de l'électuaire, une forme sphérique, ovoïde, le diamètre d'un à deux centimètres à-peu-près, et est susceptible d'être avalé en une seule fois. Cette forme est usitée pour les médicamens qui agissent sous beaucoup de volume, qui ont une odeur et une saveur désagréables, et sont pesans et insolubles dans l'eau; elle ne convient point lorsque le médicament est très-volatil, qu'il s'altère au contact de l'air, et lorsque le malade ne peut avaler que difficilement : aussi ne l'emploie-t-on pas ordinairement pour les personnes délicates, les enfans, etc. Ordinairement il est indifférent de donner au médicament la forme de bol ou celle d'électuaire : on consulte alors uniquement le goût du malade. On avale le bol directement ou enveloppé dans du pain azyme ou dans un peu de liquide, et on boit immédiatement après. Les intermèdes qu'on emploie ordinairement sont le miel, le sirop, des pulpes végétales; lorsque le médicament est mou, ce sont des substances pulvérulentes, telles que le sucre, la poudre de lycopode, celle de réglisse, etc.

Pour préparer les bols on pulvérise d'abord le mé-

dicament, s'il en est susceptible ; si on veut diminuer son degré de concentration, on l'étend dans
une quantité déterminée de poudre végétale inerte ;
on y ajoute ensuite quantité suffisante de miel ou de
sirop, et on pile le tout fortement dans un mortier
de marbre, et à l'aide d'un pilon de bois, jusqu'à ce
que la masse se détache facilement des parois du
mortier. Si le médicament est mou (la térébenthine),
on y ajoute quantité suffisante de sucre ou d'un autre
corps en poudre, et on pile de la même manière que
dans le cas précédent. Lorsque la pâte est formée,
on la roule sur une surface unie et saupoudrée de
lycopode ou de réglisse, etc. ; on en forme des cylindres calibrés qu'on divise, à l'aide d'un pilulier (1),
en un nombre déterminé de portions égales ; on arron-
dit chacune d'elles sur la paume de la main, et on
les roule dans la poudre indiquée plus haut, afin
qu'elles n'adhèrent point entre elles et ne communiquent pas leur saveur désagréable. On en détermine le nombre d'après la quantité du médicament ;
de cette manière, on sait exactement ce que contient chaque bol en particulier : cette précision est
inutile lorsqu'on doit les ingérer en une fois ou à distances très-rapprochées. Les bols doivent être préparés extemporanément ; car ils se dessèchent, se dur-

---

(1) Le pilulier le plus simple consiste dans une plaque d'i-
voire, d'argent, de cuivre, de corne ou de bois, divisée en
un certain nombre de dents également distantes les unes des
autres. On le pose sur le cylindre bolaire ou pilulaire pour y
tracer les empreintes sur lesquelles on doit appliquer l'instrument tranchant, afin de diviser le cylindre en portions égales.

cissent, et se fendillent quelquefois plus ou moins.

La *pilule* (*pilula*, *catapotium*) a la consistance d'une pâte ferme, une forme sphérique ou ovalaire, le diamètre de trois à dix millimètres, et le poids de 1 à 70 centigrammes. Cette forme est particulièrement usitée pour les médicamens insolubles, qui s'administrent sous peu de volume, qui ont une saveur et une odeur désagréables; elle ne convient pas lorsque le médicament est volatil, qu'il s'altère au contact de l'air; lorsque la déglutition est difficile: elle convient plus particulièrement lorsque l'action du médicament doit être tardive et lente. On avale les pilules seules ou dans une cuillerée de liquide, dans un corps mou, dans du pain azyme; on en facilite la déglutition par un peu de boisson qu'on fait prendre après.

Les intermèdes varient selon l'état et les propriétés particulières du médicament; on emploie surtout le sirop, le miel, l'alcool, l'eau, le calorique, le mucilage, la mie de pain seule ou avec le sucre, etc.; on se sert quelquefois de poudres végétales inertes, si le médicament est trop mou: lorsqu'on veut diminuer son degré de concentration ou augmenter son volume, on l'étend dans du sucre, de l'amidon, du lycopode ou de la poudre de réglisse, etc.

Pour préparer les pilules, on suit des procédés différens, selon l'état particulier du médicament. S'il est aride, pulvérulent, non susceptible de faire pâte avec le miel, on le mêle préalablement avec quantité suffisante d'amidon; quelquefois on se sert de mie de pain fraîche, et on y ajoute du sucre en poudre pour ralentir sa dessiccation. S'il est pulvérulent et susceptible de se lier au miel ou au sirop, on le mêle avec quantité suffisante de l'un ou de l'autre de ces intermèdes : il exige à cet égard environ la moitié de son poids de sirop ou trois quarts de miel. S'il est mou, il prend quelquefois la forme pilulaire sans intermèdes (l'opium brut), ou n'a besoin que d'être pilé dans un mortier convenablement échauffé (l'assa fœtida), ou d'être mêlé à une petite quantité d'eau ou d'alcool (l'assa fœtida). S'il est trop mou, on augmente sa consistance à l'aide de quantité suffisante de poudre végétale inerte (différens extraits ou sucs épaissis). Dès que le médicament est exactement mêlé avec l'intermède convenable, on pile le mélange dans un mortier de marbre avec un pilon de bois, jusqu'à ce que la pâte soit bien liée et se détache facilement des parois du mortier et de la peau, on la roule alors sur une surface unie et saupoudrée ; on en forme des cylindres égaux dans leurs dimensions qu'on divise, à l'aide du pilulier, en un nombre déterminé de portions égales ; on presse ensuite chacune d'elles entre l'index et le pouce pour leur donner la forme sphérique, et on les roule dans une poudre quelconque. On doit rejeter les feuilles d'or et d'argent dont on enveloppe quelquefois les pilules, dans l'intention de masquer leur odeur et leur saveur désagréables : il est connu que ces feuilles contiennent souvent du cuivre ; elles ralentissent d'ailleurs et quelquefois annihilent l'action du médicament ; les pilules dorées et argentées sont souvent rejetées, avec les déjections alvines, telles qu'elles ont été prises (1).

---

(1) Les atomes de cuivre que contiennent les feuilles d'or et

Cette forme doit être extemporanée; lorsqu'on veut cependant, pour des raisons particulières, conserver les pilules pendant quelque temps, on doit les déposer dans des vaisseaux de verre bien bouchés.

La *pastille* (*pastillus*, *eclegma solidum*) a une consistance solide, une forme arrondie et oblongue, sphérique, etc., une saveur sucrée; elle se ramollit et se convertit, dans les voies de la déglutition, en un mucilage sucré plus ou moins visqueux. Cette forme est particulièrement employée pour les médicamens dont l'odeur et la saveur ne sont pas désagréables, et qui doivent en grande partie exercer leur action dans la bouche ou dans les voies de la déglutition.

On emploie pour intermède le sucre, conjointement avec le mucilage de gomme adragant; quelque-

---

d'argent ne sont pas plus nuisibles dans l'usage pharmaceutique que l'arsenic que contiennent les vases d'étain dans lesquels on met tous les jours des alimens et des médicamens. Ce serait donc exclusivement dans la supposition que ces feuilles s'opposeraient à l'action du médicament qu'elles enveloppent, qu'on les proscrirait. Mais lorsque les pilules ne se délaient pas promptement dans les organes digestifs, c'est particulièrement parce qu'elles sont préparées depuis long-temps, et que les substances qui entrent dans leur composition s'humectent difficilement. Celles qui ne sont enveloppées d'aucune feuille métallique ne sont pas exemptes de cet inconvénient. J'ai constamment vu les pilules drastiques dorées et argentées que j'ai eu l'occasion de prescrire extemporanément, produire l'effet que j'en attendais; et je ne vois aucune raison plausible qui puisse engager le médecin à refuser aux malades qui ont une grande répugnance pour les médicamens ce moyen de masquer l'odeur et la saveur des pilules qu'il leur prescrit. *P. H. N.*

fois on étend le médicament à l'aide d'une quantité déterminée d'amidon. La quantité du sucre surpasse souvent celle du médicament ; d'autres fois elle lui est égale, et quelquefois elle est moindre de moitié ; cela dépend du degré d'action du médicament, du degré de concentration qu'il exige, de sa saveur plus ou moins désagréable, et de l'effet particulier qu'on veut déterminer. C'est ainsi que les pastilles de magnésie ne contiennent quelquefois que la moitié de leur poids de sucre, tandis que dans celles d'ipécacuanha il y a souvent 40 parties de sucre, et même plus, sur une du médicament.

Pour préparer les pastilles, on commence par pulvériser ou par ramollir le médicament ; on le mêle ensuite avec des proportions déterminées de sucre blanc bien pulvérisé ; on y ajoute quantité suffisante de mucilage de gomme adragant ou, à son défaut, de gelée amilacée ; on pile le tout jusqu'à ce que la pâte se détache facilement des parois du mortier et de la peau ; on la place ensuite sur une surface unie et saupoudrée d'amidon ; on l'asperge légèrement et uniformément avec la même poudre ; à l'aide d'un rouleau de bois on l'étend en une couche plane de l'épaisseur de cinq millimètres environ ; et, à l'aide d'un emporte-pièce (1), on la divise en un nombre déterminé de pastilles. Lorsqu'on n'a pas d'emporte-

––––––––––

(1) L'emporte-pièce consiste dans un tube de fer-blanc long d'un décimètre, de forme conique, dont le sommet est tranchant et ordinairement du diamètre de dix à vingt millimètres ; le diamètre de la base est plus grand de cinq millimètres environ.

pièce, on introduit la pâte dans un châssis carré de
carton, et, à l'aide d'un compas, d'une règle et d'un
couteau, on la partage en un nombre déterminé
de portions égales; ou on convertit la masse en cylindres qu'on divise par portions égales; on roule
chacune d'elles entre l'index et le pouce, puis on les
aplatit en les comprimant suffisamment. On fait sécher ces pastilles à une douce température; à l'aide
du tamis on leur enlève ensuite l'excédent de poudre
qui y adhère, et on les conserve dans des vaisseaux
de verre. On détermine le nombre des pastilles par
la quantité du médicament qu'on a employée. Cette
forme est très-souvent officinale, parce qu'elle exige
un ou plusieurs jours pour être parfaitement desséchée. Les pastilles officinales sont en général moins
composées que les électuaires officinaux, etc.

La *tablette* (*tabulatum*, *tabella*) a une consistance
solide, une forme variée, quelquefois arrondie,
plane d'un côté et convexe de l'autre, d'autres fois
aplatie, carrée ou en losange, etc.; elle est d'une
saveur douce, et se liquéfie dans la bouche. Cette
forme est usitée dans les mêmes circonstances que la
précédente. On emploie pour intermède le sucre cuit
à la plume; à cet effet on fait, à l'aide de la chaleur,
dissoudre du sucre blanc dans quantité suffisante d'eau;
on évapore jusqu'à ce que, soufflant à travers l'écu-
moire qu'on vient de retirer du liquide, on en fasse
jaillir le sucre sous forme de flocons. On peut, pour
dissoudre le sucre, se servir d'eau pure, d'une eau
distillée aromatique, ou d'une solution aqueuse
odorante.

Pour préparer les tablettes, on pulvérise finement

ou on ramollit d'abord le médicament ; on le mêle ensuite exactement et dans des proportions détermi- nées (ordinairement d'une à deux parties sur dix de sucre) avec le sucre cuit à la plume ; on verse aussi- tôt le mélange sur une surface lisse et huilée ; à l'aide des mains et d'un rouleau de bois imbibés d'huile, on l'étend en une couche aplatie plus ou moins épaisse, qu'on divise aussitôt, à l'aide d'une règle et d'un cou- teau, en losanges ou en carrés de grandeur variée. Si le médicament est liquide et ne doit être employé qu'en petite quantité, on ne l'ajoute que lorsque le sucre est presque refroidi. Quelquefois les tablettes ne contiennent que le liquide dans lequel on a fait dissoudre le sucre : dans ces deux derniers cas, on leur donne une forme arrondie plano-convexe; il suffit à cet effet de verser le sucre, goutte à goutte, sur une surface imbibée d'huile. On fait dessécher les tablettes sur du papier non collé, afin de les priver de l'huile qui y adhère, et on les dépose ensuite dans des vaisseaux de verre bien bouchés.

La *pâte gommo-sucrée* a une consistance molle ; elle est flexible, plus ou moins élastique, d'une saveur sucrée et fade; on ne la compose qu'avec des liqui- des doux, d'une saveur et d'une odeur agréables. Les intermèdes sont la gomme arabique, conjointement avec le sucre : le plus souvent ils constituent seuls le médicament.

Pour préparer cette pâte, on prend une partie de gomme arabique choisie et concassée, qu'on fait dis- soudre dans quatre parties d'eau, à l'aide d'une tem- pérature de 60° centigrades+o environ ; on y ajoute ensuite une partie de sucre blanc préalablement divisé ; lorsque le tout est liquéfié, on le passe à travers une étamine blanche, et on le fait ensuite évaporer en consistance de miel épaissi. Tantôt on évapore cette pâte jusqu'à ce qu'elle n'adhère plus à la peau, et on l'étend ensuite sur une surface unie saupoudrée d'amidon ; on la laisse refroidir, et on la conserve dans la poudre amilacée ; tantôt on lui donne une consistance plus épaisse ; on la coule dans des capsules de fer-blanc ou de papier, et on la fait dessécher dans une étuve sèche de 40 à 50° centigrades+0. Lorsqu'on veut donner beaucoup de blancheur à la pâte, on bat 0,15 à 0,3 de blanc d'œuf dans une eau distillée aromatique, qu'on mêle avec la pâte au moment où elle a la consistance d'un miel très-épais, et on agite fortement le mélange ; on continue ensuite l'évaporation comme dans le cas précédent.

La *pâte gélatino-sucrée*, employée depuis quelque temps sous le nom de *gélatine*, se rapproche beaucoup de la précédente ; elle ne diffère qu'en ce que la gomme arabique est remplacée par de la gélatine clarifiée.

La pastille, la tablette et la pâte gommo-sucrée n'ont entre elles que des différences accidentelles qui portent plutôt sur le mode opératoire que sur leur nature.

Le *looch* (*look*, *looc*, *looh*, *eclegma*, *eclectos*, *linctus*) est très-visqueux et a une consistance intermédiaire entre celle des liquides et des corps mous : il est particulièrement usité lorsque le médicament doit séjourner long-temps dans les voies de la déglutition.

Les intermèdes qu'on emploie sont un corps liquide, un corps visqueux, et un corps doux. Le liquide peut être de l'eau pure ou une solution aqueuse ;
les corps visqueux sont le mucilage de gomme adragant, le jaune d'œuf : le sucre est plus particulièrement employé comme corps doux. Les proportions
de la gomme adragant sont d'une partie sur 100 parties d'eau, et celles du sucre de 20 parties environ.
Pour faire le mucilage, on mêle d'abord la poudre de
gomme adragant avec quantité convenable de sucre
pulvérisé, et on y ajoute successivement l'eau : si on
veut suspendre un corps pulvérulent, on commence
par le mêler exactement avec la gomme adragant
et le sucre. Le looch doit être préparé extemporanément.

Forme liquide. Cette forme est usitée lorsque le
médicament est naturellement dans cet état, lorsqu'il est soluble dans les intermèdes liquides, ou s'il
y est indissoluble, lorsqu'il n'est ni trop pesant ni
trop volumineux, lorsqu'il n'a pas de saveur ni
d'odeur très-désagréables, et lorsqu'il doit agir
promptement et sur une grande étendue. On administre les médicamens liquides sous un volume plus
ou moins grand ; 1°. par gouttes ; 2°. par cuillerées,
ou sous le volume d'un centilitre environ ; 3°. par
verres, ou sous celui d'un à deux décilitres. On les
fait prendre en une ou en plusieurs fois. Une des circonstances qui influent le plus sur le volume qu'on
leur donne, c'est le degré de concentration qu'ils
doivent avoir pour déterminer l'effet desiré : c'est
ainsi que le tartrate de potasse antimonié peut être
dissous dans 100 ou dans 10,000 parties d'eau :

on l'administre par cuillerées dans le premier cas, et par verres dans le deuxième.

Les médicamens liquides peuvent être préparés par solution complète ou partielle, ou par suspension ; et celle-ci peut être faite par simple agitation, ou à l'aide de corps visqueux. L'eau est l'intermède qu'on emploie le plus ordinairement ; mais, pour étendre les médicamens liquides, on se sert quelquefois de vin, d'émulsion, de lait, d'une eau mucilagineuse, de bouillon, etc.

On édulcore quelquefois les médicamens liquides qu'on administre par la bouche ; mais les corps doux ne peuvent masquer toutes les saveurs qui sont désagréables : c'est ainsi que la saveur salée persévère malgré l'addition de substances douces ; l'édulcoration est encore inutile lorsque la saveur désagréable est très-tenace, qu'elle ne se manifeste que quelque temps après l'introduction du médicament dans la bouche, ou qu'elle est ressentie plus particulièrement vers la gorge. On emploie des corps différens pour édulcorer : tels sont le sucre, le miel, la racine de réglisse et celle de polypode. Le sucre est plus généralement employé, surtout lorsque le médicament et concentré et administré sous peu de volume : dans ce cas, sur 100 parties d'eau on prend environ 20 parties de sucre, tandis qu'on n'en emploie que 2 à 4 parties lorsque le médicament est peu concentré, et qu'il ne sert en grande partie qu'à étancher la soif. Si on remplace le sucre par le sirop, on en prend ordinairement 0,30 dans le premier cas, et 0,03 à 0,06 dans le second. Le miel n'est employé que pour les boissons ; il a d'ailleurs l'inconvénient de déterminer souvent des coliques. Il faut choisir celui qui est blanc et n'a pas besoin d'être clarifié ; on l'emploie dans les proportions de 0,02 environ. La racine de réglisse n'est de même employée que pour les boissons : on la préfère desséchée, car alors elle a une saveur plus agréable ; on la prive de son épiderme, on la coupe menu, et on la fait infuser pendant quelques momens, ou seulement macérer dans le liquide. Si on avait recours à la décoction ou à une infusion trop prolongée, on extrairait de l'extractif amer : 0,01 à 0,02 de cette racine suffit le plus ordinairement pour édulcorer les boissons. Quant à la racine de polypode, elle est moins convenable ; sa saveur douce est moins franche ; ordinairement elle est en même temps un peu acerbe. Le premier produit de la macération est moins doux que les produits subséquens : aussi ne l'emploie-t-on que lorsqu'on ne peut se procurer les substances précédentes.

Lorsqu'on veut donner à ces médicamens liquides une odeur agréable, on se sert particulièrement de l'eau distillée de fleurs d'oranger, de l'huile volatile de citron, de l'eau distillée de cannelle, ou de l'*oleosaccharum* fait avec différentes huiles volatiles.

Lorsqu'on se propose de leur donner une couleur particulière, on a recours au sirop de coquelicot, de vinaigre framboisé, etc., pour colorer en rouge ; à celui de violette pour colorer en bleu ; et à ce même sirop mêlé avec un peu de carbonate alcalin, pour colorer en vert, etc.

On administre ces médicamens liquides à des tem-

pératures variées, selon leurs propriétés particulières, et selon l'effet qu'on veut obtenir.

Je me servirai du mot *boisson* pour indiquer les
médicamens liquides du volume d'un demi-litre à un
litre qu'on prend par verres, et de celui de *potion*
pour indiquer ceux du volume d'un centilitre à deux
décilitres qu'on administre en une fois ou par cuillerées. Je rejette, d'après cela, comme inutiles, les
dénominations de *mixture*, de *julep*, d'*apozème*,
de *tisane*, etc., etc.

Il est des circonstances dans lesquelles un état
convulsif, paralytique, squirrheux ou autre du pharynx et de l'œsophage, ou un serrement spasmodi-
que des mâchoires, s'opposent à l'introduction tant
des médicamens que des alimens. Dans ces cas on est
obligé d'introduire une sonde de caoutchouc dans le
conduit ; on la dirige, d'après Desault, par une narine, à moins que cette voie ne soit impossible,
et alors on l'introduit par la bouche, d'après le procédé de M. Boyer.

On se sert de sondes munies d'un stylet, d'une
longueur proportionnée à l'étendue des passages
qu'elles ont à parcourir, et d'un diamètre égal à celui des plus grosses de l'urètre. Le malade doit être
assis, la tête renversée en arrière. Dans le premier
cas, on saisit, comme une plume à écrire, la sonde
armée d'un stylet recourbé dont on dirige la conca-
vité en en bas. On l'introduit dans une narine, en la
poussant lentement jusqu'à ce qu'elle soit parvenue
à la partie moyenne du pharynx : on retire alors le
stylet d'une main, tandis que, par un mouvement
opposé, on pousse, avec l'autre main, la sonde de

manière à la faire pénétrer dans l'intérieur de l'œsophage. On reconnaît qu'elle entre dans le larynx par
la résistance qu'elle éprouve, le gargouillement, la
douleur et la toux qu'elle détermine, et par l'agitation qu'elle communique à la flamme de la lumière
qu'on expose à son orifice. On la retire alors légèrement, et on la pousse de nouveau jusqu'à ce qu'elle
soit introduite dans l'œsophage; pour la maintenir,
on entoure son extrémité supérieure, par plusieurs
circulaires, d'un fil qu'on fixe ensuite autour de la
tête du malade. On introduit soit les alimens liquides, soit les médicamens, à l'aide d'une seringue
qu'on adapte à l'orifice de la sonde.

Si on ne peut diriger la sonde par les narines, on
l'introduit directement par la bouche : à cet effet, on
abaisse la langue avec l'indicateur de la main gauche,
et on porte aussitôt la sonde dans le pharynx en la
dirigeant du côté gauche. Mais si on doit la maintenir
dans ce conduit pendant quelque temps, il est préférable de la repousser et de la faire ressortir par une
narine : pour cela, on fait d'abord communiquer, à
l'aide de la sonde de *Bellocq*, un fil dans la bouche
et dans une narine; et dès que la sonde est introduite
dans le pharynx, on la fixe avec le bout de fil qui est
dans la bouche ; tandis qu'un aide tient le bout supérieur de ce même fil. On pousse ensuite l'extrémité
supérieure de la sonde dans l'arrière-bouche ; lorsqu'elle est arrivée derrière le voile du palais, on saisit
le bout de fil qui sort par la narine; on le tire doucement en haut et en dehors, et avec lui l'extrémité de
la sonde ; on la place à demeure de la même manière
que dans le cas précédent.

Forme gazeuse. On introduit les gaz soit en les dégageant au moment même où on fait avaler les corps liquides ou pulvérulens qui les contiennent, soit en ingérant d'abord le corps dans lequel le gaz est condensé, puis en avalant aussitôt celui à l'aide duquel on le dégage. C'est ainsi qu'on administre quelquefois le gaz acide carbonique. Il est des individus qui peuvent directement avaler les gaz.

SURFACE MUQUEUSE DU GROS INTESTIN. Les médicamens peuvent y être appliqués sous forme solide, liquide, vaporeuse et gazeuse.

Forme solide. Sous cette forme, les médicamens prennent le nom de *suppositoires ;* ils sont coniques, cohérens, d'une consistance analogue à celle de l'emplâtre, de la grosseur d'un doigt environ, et de la longueur de quatre à cinq centimètres. On les introduit par leur sommet dans le rectum, où on les maintient convenablement : on les enduit souvent d'huile ou de beurre pour favoriser leur entrée. On ne les emploie que lorsqu'il s'agit de distendre mécaniquement le sphincter de l'anus, ou lorsqu'on borne l'application du médicament à la partie inférieure du rectum : on doit les rejeter toutes les fois qu'il est dangereux d'irriter cet intestin, comme dans des cas de squirrhe, d'ulcères, etc.

On enduit quelquefois un suppositoire ordinaire avec le médicament convenablement liquéfié ou ramolli ; d'autres fois on mêle le médicament intimement avec l'intermède : on se sert à cet effet du cérat indiqué pour la préparation de l'emplâtre, et on procède à la mixtion de la même manière. On donne à la pâte la forme conique en la roulant entre deux surfaces, dont l'une est horizontale et l'autre oblique : la paume de l'une et de l'autre main peut suffire.

Les suppositoires ordinaires, qu'on emploie pour distendre mécaniquement, ou pour servir de support au médicament, peuvent être formés avec des substances très-variées : tels sont surtout le savon, qu'on taille convenablement, le suif, le beurre de cacao, etc., qu'on fait liquéfier, puis refroidir dans un cône de papier, l'extrémité supérieure d'une bougie, d'une chandelle, etc. On emploie aussi quelquefois des suppositoires de caoutchouc.

Forme liquide. Les médicamens liquides prennent le nom de *clystères* ou de *lavemens*. On les administre par injection. Le corps de la seringue qu'on emploie à cet effet doit être parfaitement calibré et entièrement rempli par le liquide, afin qu'il n'y ait pas en même temps introduction de l'air. L'individu qui reçoit ces médicamens doit être tranquille, dans une position horizontale et incliné sur le côté droit. On administre les médicamens à l'état liquide lorsque leur action doit être étendue sur toute la surface du gros intestin, et lorsque le malade ne peut avaler, soit par répugnance ou autrement.

Le volume sous lequel on administre ces médicamens varie selon l'âge de l'individu, selon différentes circonstances individuelles et selon l'effet qu'on veut déterminer : il est en général d'un à deux décilitres pour les enfans de cinq environ pour les adolescens, et de sept à huit pour les adultes. Il doit être moindre lorsque la distension intestinale peut gêner la respiration ou déterminer quelque accident particulier, et surtout lorsque le médicament doit être retenu pendant

quelque temps. Les intermèdes et le mode de préparation peuvent varier, et se rapportent à ce que j'ai dit
des formes liquides en général. Pour favoriser la suspension on se sert plus particulièrement du jaune d'œuf
et de la gelée amilacée. La température doit varier selon les degrés de volatilité et de solubilité du médicament, et selon l'effet qu'on se propose d'occasionner.

Forme vaporeuse. Il suffit de diriger le corps vaporeux vers le rectum, et de l'y concentrer.

Forme gazeuse. L'injection gazeuse est rarement
usitée; elle présente des inconvéniens très-marqués;
car le gaz ne s'arrête point dans le gros intestin; il
franchit la valvule iléo-cœcale, distend le petit intestin et l'estomac, et sort quelquefois par la bouche; il
gêne plus ou moins la respiration. Les médicamens
administrés sous forme liquide ne présentent pas le
même inconvénient et peuvent déterminer les mêmes effets. On injecte les gaz à l'aide d'une vessie gar-
nie d'un robinet et d'une canule; on ouvre le robinet,
et on comprime la vessie. L'injection est moins aisée
lorsqu'on dégage le gaz à mesure qu'on l'introduit
dans l'intestin, comme, par exemple, la fumée des
feuilles de tabac. Le procédé le plus simple consiste
à introduire dans le rectum le tuyau raccourci d'une
pipe de terre dont on a rempli le réceptacle de feuilles
de cette plante desséchées et coupées menu; on al-
lume celles-ci, on les recouvre aussitôt du réceptacle
d'une autre pipe qu'on y fixe à l'aide de papier, et on
souffle fortement par le tube de la pipe qui sert de
couvercle. On a d'ailleurs inventé à cet égard des
soufflets plus ou moins compliqués, parmi lesquels
on remarque surtout celui de *Pia.*

SURFACE MUQUEUSE VÉSICALE. On n'introduit dans la vessie urinaire que des médicamens liquides par solution, et non par suspension; ces derniers déposeraient le corps pulvérulent dans l'intérieur de cette cavité, et pourraient favoriser la formation de calculs urinaires. Ils doivent avoir une température analogue à celle de l'organe. On se sert pour les administrer d'une sonde creuse qu'on fait pénétrer dans la vessie, et d'une seringue par le moyen de laquelle on les y injecte.

SURFACE MUQUEUSE URÉTRALE. Les médicamens qu'on applique sur la surface muqueuse de l'urètre sont ordinairement employés à l'état liquide. On les administre à l'aide de l'injection. On se sert à cet effet d'une petite seringue dont l'extrémité de la canule doit être courte, conique, d'une grosseur proportionnée à l'ouverture de l'urètre, afin qu'elle entre dans ce canal sans pénétrer profondément. Si la canule est mince, et surtout si elle n'est pas lisse, le liquide peut refluer entre elle et la paroi de l'urètre, ou elle peut excorier la membrane muqueuse. Le corps de la seringue doit être parfaitement cylindrique; l'injection doit être faite d'une manière lente et progressive, et le malade doit essayer d'uriner avant de s'injecter. On juge de la quantité du liquide injecté par la distension que présente l'urètre. Lorsqu'on veut borner l'action du liquide à une portion de ce canal, on comprime celui-ci au-delà du lieu où le liquide doit s'arrêter.

Les intermèdes, le mode de préparation et la température, sont les mêmes que pour les formes liquides en général. La suspension peut être faite sans intermèdes.

SURFACES MUQUEUSES VAGINALE ET UTÉRINE. Les médicamens peuvent y être appliqués sous formes liquide, vaporeuse ou gazeuse.

Les médicamens liquides sont administrés par injection : on se sert à cet effet d'une seringue dont la canule est terminée par une olive criblée de trous. On peut, avec M. Swédiaur, employer une canule d'ivoire ou d'étain, du diamètre de deux à trois centimètres environ, et de la longueur de cinq à huit centimètres, qu'on fixe à une poche de caoutchouc. Quelquefois on introduit une pelotte de charpie ou une éponge qu'on a imprégnée du médicament liquide.

Les intermèdes, le mode de préparation et la température, sont les mêmes que pour les formes liquides en générales.

On administre les médicamens vaporeux et gazeux sur cette surface de la même manière que sur la membrane muqueuse du gros intestin.

SURFACE MUQUEUSE DU CONDUIT AURICULAIRE. Les médicamens peuvent y être appliqués sous formes molle, liquide, vaporeuse ou gazeuse. Les médicamens mous ont la consistance emplastique ou onguentacée : on les introduit directement. On injecte les liquides à l'aide d'une seringue, pendant que le malade incline sa tête du côté opposé ; on peut aussi en imbiber du coton qu'on introduit dans ce conduit. On dirige les vapeurs et le gaz directement ou à l'aide d'un entonnoir coudé, et on enveloppe l'oreille convenablement.

SURFACES DÉNUDÉES ACCIDENTELLEMENT. Les médicamens peuvent y être appliqués sous formes molle, liquide, vaporeuse et gazeuse. Ce que j'ai dit de la

surface cutanée se rapporte entièrement à celles-ci,
si on en excepte l'emplâtre et la pâte, qui sont plus
particulièrement consacrés à la peau.

§ VI. *Manière d'écrire les formules des médicamens.*

Une formule doit indiquer l'espèce, la qualité et la
quantité du médicament ou des corps médicamenteux,
l'intermède et ses proportions, le mode de préparation, de reposition, et quelquefois la manière dont le
médicament doit être administré. Elle peut être plus
ou moins composée; elle consiste quelquefois dans
le simple énoncé du nom du médicament, de sa qualité et de sa quantité; tandis que, dans d'autres cas,
elle embrasse tous les rapports que je viens d'indiquer.

La plupart des médecins étrangers écrivent les formules en latin; mais nous les écrivons plus ordinairement en français. Il n'est nécessaire de recourir à la
langue latine que lorsque des raisons particulières
empêchent de faire connaître au malade les moyens
qu'on emploie : il suffit d'ailleurs, dans ce cas, de recourir à des synonymes français. C'est ainsi qu'on
voit quelquefois des malades se refuser à l'emploi du
tartre émétique, tandis qu'ils prennent sans répugnance et sans danger le *tartre stibié* ou le *tartrate de
potasse antimonié*, etc., etc.

On doit, autant que possible, se servir de la nomenclature méthodique des chimistes et des botanis-
tes; cela doit être néanmoins subordonné aux circonstances : il faut, avant tout, savoir si en écrivant ainsi,
on peut être compris par ceux qui sont chargés du
soin de préparer les médicamens. Lorsqu'on a cette
crainte, on peut joindre le nom vulgaire à la déno-

mination méthodique. Jusqu'à ce que la *loi relative aux poids et mesures* soit en exécution dans les offi-cines, il est convenable de se servir des poids usités dans les pharmacies du lieu qu'on habite. Bientôt sans doute cette difficulté diparaîtra, et les poids décimaux seront les seuls dont les pharmacies françaises feront usage.

Une formule ne doit contenir que ce qu'il est essen-tiel d'indiquer. Les noms des médicamens et des quantités doivent être écrits en toutes lettres; on doit rejeter les abréviations et les signes qui ont été em-ployés pour distinguer les uns et les autres. La quan-tité totale du médicament qu'on prescrit à-la-fois doit varier selon l'espèce et la variété de la maladie, selon sa durée, selon l'intervalle qu'il y a entre les visites, selon la facilité avec laquelle le médicament s'altère, et selon le caprice du malade.

On croyoit autrefois, et beaucoup de médecins croient encore, qu'une formule n'est bien faite que lorsqu'on y trouve la *base*, l'*adjuvant*, le *correctif* et l'*excipient*; mais la distinction entre base et adju-vant est le plus souvent arbitraire, fréquemment un seul médicament suffit, et lorsqu'il en faut plu-sieurs, il est difficile d'indiquer avec précision lequel joue le rôle de *base* ou d'*adjuvant*. Le correctif est rarement nécessaire; on sait depuis long-temps que beaucoup de substances auxquelles on donne ce titre n'agissent qu'en changeant la nature du médi-cament.

L'ordre à suivre dans l'exposition des objets qui composent une formule n'est rien moins qu'indiffé-rent. On commence d'abord par écrire en toutes lettres *prenez*, ou par abréviation *pr.*; on expose ensuite sur la même ligne d'abord le médicament, puis sa qualité, et enfin sa quantité. Exemple :

Pr. Sulfate de soude cristallisé..... vingt grammes.

Si on croit devoir réunir plusieurs substances, on les place les unes au-dessous des autres sur autant de lignes isolées, de manière à faire correspondre les noms de ces substances, ceux des qualités et des quantités. Exemple :

Pr. Opium brut............... cinq centigrammes.
Camphre .... dix centigrammes.

Lorsqu'on prescrit une quantité égale de plusieurs médicamens, on l'exprime par *âa* ou *ana*.

On consacre une autre ligne pour le correctif lorsqu'il y en a un, et une autre pour le véhicule ou l'intermède. Lorsqu'il y en a plusieurs, on les expose dans la série dans laquelle on doit les employer. Exemple :

Pr. Camphre................. un gramme.
Sucre................... vingt grammes.
Poudre d'adragant.......... un demi-gramme.
Eau.................... un hectogramme.

On ne prescrit les proportions de l'intermède que lorsque cela est indispensable; il est inutile de le faire pour la préparation des pilules, des bols, et souvent pour celle des électuaires. On remplace alors l'énoncé de la quantité par le mot *quantité suffisante*, ou par les lettres *q. s.* Exemple :

Alcool................... quantité suffisante.
Alcool................... q. s.

C'est sur une nouvelle ligne, et à quelque distance de la dernière, qu'on indique le mode de préparation. Exemple :

Triturez le camphre avec q. s. d'alcool à 20° + o, puis
avec la poudre d'adragant et le sucre ; mêlez exactement ;
ajoutez successivement la quantité d'eau indiquée.

Mais lorsque ce mode ne présente rien de particulier, il suffit d'écrire, *faites selon l'art*, ou *f. s. l.*,
et d'indiquer ensuite le nom de la forme sous laquelle
on veut administrer le médicament. Exemple :

Faites selon l'art une potion.
F. s. l. une potion.

Lorsque le médicament doit être divisé en plusieurs portions, on en fait connoître le nombre.
Exemple :

F. s. l. vingt pilules.
F. s. l. dix paquets.

On indique ensuite le lieu et le mode de reposition, mais seulement lorsque c'est indispensable.
Exemple :

Déposez dans un flacon bouché en cristal.

On décrit aussi quelquefois la manière d'administrer le médicament ; mais cela doit être fait en peu
de mots, et seulement lorsqu'il est à craindre que
le malade ou les assistans ne l'oublient. On fait précéder cette instruction, qu'on désigne par le mot *signe-
ture*, de la lettre initiale *T*., c'est-à-dire, *transcri-
vez*. On invite par là le pharmacien à la transcrire
sur le vaisseau qui contient le médicament. Exemple :

T. A prendre par cuillerées d'heure en heure.

Lorsqu'on écrit plusieurs formules sur la même feuille de papier, on laisse un certain intervalle entre elles. Il convient quelquefois de donner à chacune une dénomination distincte, qui doit plutôt indiquer la composition du médicament que la maladie dans laquelle on l'emploie, afin de prévenir les applications quelquefois dangereuses qu'on pourrait en faire, sans consulter le médecin, dans des cas supposés analogues. C'est ainsi que le nom de *potion pectorale*, donné à une potion faite avec l'oxide d'antimoine hydro-sulfuré brun, rendrait son usage dangereux dans la première période d'une pneumonie très-intense. On désigne la formule sous un nom vague lorsqu'on ne peut indiquer ni le nom du médicament, ni celui de la maladie.

Il est souvent utile de dater et signer la formule, ainsi que de désigner la personne à laquelle on la destine : c'est un bon moyen de justifier sa conduite.

Exemple d'une formule.

```
Pr. Camphre................ un gramme.
    Sucre.................. vingt grammes.
    Poudre de gomme adragant. un demi-gramme.
    Eau................... un hectogramme.
```

Triturez le camphre avec q. s. d'alcool à 20° + o, puis avec la poudre de gomme adragant et le sucre ; mêlez exactement ; ajoutez successivement la quantité d'eau indiquée. Faites une potion.

T. A prendre par cuillerées d'heure en heure.

Pour M. N....

    Paris, ce

                  N. M.

LIVRE SECOND.

DES MÉDICATIONS EN PARTICULIER.

L{ES} médications peuvent être divisées en plusieurs ordres; ceux-ci peuvent être groupés dans trois sections. La première comprend les ordres de médications communes à la plupart des organes, et dont l'objet est de modifier les propriétés vitales organiques. La deuxième est consacrée aux ordres de médications qui sont particulières à un système ou à un appareil d'organes, et dont l'objet est de modifier l'état des fonctions. La troisième contient les ordres de médications spécifiques.

PREMIÈRE SECTION.

MÉDICATIONS COMMUNES.

ORDRE Ier.

Médications toniques.

L{ES} médications toniques agissent spécialement sur les propriétés vitales organiques, telles que la sensibilité organique et la contractilité organique insensible. Elles élèvent ou maintiennent les organes à leur ton ordinaire ou peu au-delà; elles déterminent à un égal degré l'exercice de toutes les fonc-

tions qui sont sous la dépendance de ces deux propriétés, ou au moins elles n'en favorisent aucune
en particulier d'une manière très-notable.

Les effets locaux secondaires varient selon l'organe, selon la délicatesse de son tissu, selon les
propriétés vitales qui y sont plus particulièrement
en jeu, selon ses fonctions, selon son état actuel
normal, atonique ou hypertonique, selon le mode
et le degré d'action de l'excitant, selon le mode
et la durée d'application de ce dernier, etc. Ils
peuvent être nuls ou très-apparens, présenter une
astriction, ou une rougeur et une chaleur notables;
la sensibilité peut y être accrue; il peut y avoir contraction involontaire perceptible, ou disparition de
spasmes et de convulsions; l'exhalation ou la sécrétion de l'organe peut être augmentée, diminuée ou
supprimée. De là les propriétés sudorifiques, diurétiques, emménagogues, expectorantes, galactopho-
res, aphrodisiaque, anti-spasmodiques, antéméti-
ques, résolutives, astringentes, suppuratives, anti-
septiques, dessiccatives, etc., qu'on a attribuées à
plusieurs de ces excitans, parce qu'on ne faisait pas
attention que ces différentes lésions étaient dépendantes de l'état des propriétés vitales organiques.

Les médications toniques, sous quelque variété
qu'elles se présentent, peuvent se manifester plus
ou moins promptement après l'application du médicament. Elles varient dans leur durée. En général,
plus elles surviennent promptement et plus elles
sont intenses, plus leur durée est courte; leur marche est au contraire plus longue lorsqu'elles se manifestent lentement et avec moins d'intensité : cela n'est

cependant point sans exception. Les médications toniques peuvent se terminer en maintenant l'organe
à son rhithme normal ou en le plongeant dans un état
de débilité : ce dernier effet a lieu d'autant plus
facilement que l'excitant agit avec plus d'intensité, qu'il augmente davantage les sécrétions ou les
exhalations, ou qu'il occasionne secondairement des
contractions trop fréquentes des organes qui en sont
susceptibles.

L'excitation tonique peut être locale ou générale :
dans ce dernier cas les propriétés vitales organiques
sont également augmentées dans tous les organes :
cette différence dépend du moyen qu'on a employé,
de son degré de concentration et de la surface sur laquelle on l'applique. Il est des médicamens qui, à
petite dose, déterminent l'excitation générale plus
facilement que d'autres même à grande dose. Cette
excitation peut survenir promptement ou seulement
plusieurs heures et même plusieurs jours après l'excitation locale. Toutes choses d'ailleurs égales, on la
fait naître plus particulièrement si on met l'excitant
en contact avec l'estomac, et si on l'emploie concentré et à grande dose. On serait tenté de croire qu'elle
n'est qu'un effet sympathique de l'état de ce dernier. Il est néanmoins plusieurs médicamens qui paraissent agir en même temps ou uniquement par absorption: La peau et la membrane muqueuse du gros
intestin tiennent le second rang sous ce rapport.
L'excitation peut d'ailleurs être encore déterminée
sympathiquement par les médications d'un autre ordre, telles que la vésication, le vomissement, l'éternuement, etc.

Les médications toniques exigent quelques précautions dans l'administration des moyens propres à les déterminer. En général il ne faut point que l'organe pèche par un extrême d'excès ou de défaut de ton; on déterminerait souvent l'inflammation dans le premier cas, et on agirait en vain dans le second : telle est une des causes pour lesquelles nos moyens sont si peu efficaces dans les fièvres adynamiques, lorsque nous attendons que la prostration soit trop grande. Il faut avoir soin de s'opposer à l'augmentation des sécrétions ou des exhalations : c'est ainsi qu'on doit empêcher les effets purgatif, sudorifique qu'occasionnent quelquefois les excitans; car ils peuvent affaiblir le malade. Il faut avoir l'attention de ne pas continuer pendant trop long-temps l'emploi de ces moyens; leur usage prolongé jette souvent l'organe dans un état d'atonie, et cet effet est d'autant plus prompt que le médicament a agi avec plus d'intensité : c'est ainsi qu'on voit certains médecins débiliter lors même qu'ils se proposent de déterminer un état opposé. L'observation a prouvé que l'emploi habituel d'un excitant annihile son action; c'est pour cette raison qu'il faut l'administrer à des intervalles plus ou moins éloignés, en suspendre l'usage pendant quelque temps, le remplacer par d'autres, ou même alterner l'emploi de différens excitans.

Il est facile de voir que les médications toniques sont indiquées lorsque les propriétés vitales organiques sont affaiblies; néanmoins il ne faut pas trop généraliser. Il est beaucoup de circonstances dans lesquelles elles pourraient être nuisibles ou dangereu-

ses. On doit bannir les excitans dans les cas de faiblesse par oppression : telle est la débilité qui accompagne la fièvre angioténique , la pneumonie très-intense, etc. On doit les rejeter lorsque la débilité
générale est un effet sympathique d'une maladie locale avec excès de ton , comme dans certaines péri-
tonites. On ne doit les employer qu'avec prudence
dans l'affaiblissement qui provient d'une évacuation
excessive, dans celui qui est l'effet de l'inaction , de
l'inanition , de l'onanisme , d'un excès dans les travaux du corps et de l'esprit. En général il est nécessaire de connaître le degré de forces propres à chaque espèce , variété et période de la maladie : il faut
savoir quelle influence exercent à cet égard l'âge ,
le sexe , le tempérament, la saison, le climat , etc ;
c'est de là qu'on peut déduire quel est l'affaiblissement qu'on doit combattre ou abandonner à lui-
même. Dans tous les cas , il faut que l'action des excitans soit en rapport avec le degré d'atonie et la durée
de la maladie : si on abuse de ces moyens dans le début d'une fièvre adynamique, on reste sans ressource
vers la fin. Il faut agir autrement dans la syncope et
dans le scorbut.

Il est difficile d'exposer d'une manière précise les
espèces et périodes de maladies dans lesquelles les
toniques peuvent convenir; ces circonstances sont
nécessairement subordonnées aux causes et à l'état
des propriétés vitales organiques. En général les toniques sont indiqués dans la deuxième et la troisième
périodes des fièvres muqueuses continues et rémittentes; dans les deuxième et troisième périodes de
fièvres adynamiques, continues rémittentes et inter

mittentes; dans les fièvres ataxiques continues, rémittentes et intermittentes; et en général dans toutes
les fièvres intermittentes qui tendent à la chronicité,
de quelque ordre de fièvres qu'elles soient, et quel
que soit leur type. On en fait usage dans les phlegmasies cutanées qui menacent de délitescence, qui tendent à la gangrène; dans les rhumatismes chroniques;
dans la débilité de la digestion qui accompagne la
goutte, etc.; dans la troisième période des catarrhes
aigus, et dans les catarrhes chroniques. On les emploie dans les hémorrhagies passives, dans le scorbut;
dans un grand nombre de névroses atoniques; dans
beaucoup de maladies cutanées chroniques; dans les
scrophules, le carreau, les hydropisies; dans le dia-
bètes, les affections vermineuses, etc. Mais ces indications sont trop générales; car il est des fièvres adynamiques si légères et d'autres si intenses, qu'à peine
les unes exigent l'emploi des toniques, tandis que les
autres le réclament dès leur début. On sait que beaucoup de catarrhes chroniques, d'hémorrhagie passives,
que le scorbut cèdent souvent aux seuls moyens hygiéniques. M. Pinel a vérifié l'observation des anciens,
que beaucoup de fièvres gastriques intermittentes
tierces cessent spontanément après un nombre d'accès plus ou moins grand.

Les toniques sont ordinairement inefficaces et même nuisibles dans les fièvres intermittentes, les névroses, les hydropisies, etc., qui sont l'effet sympathique de la lésion de tissu d'un organe plus ou moins
éloigné. Les complications des phlegmasies avec les
fièvres adynamique et ataxique présentent surtout
de grandes difficultés : dans ces différens cas, il faut

soigneusement examiner si la phlegmasie participe de l'état adynamique, ou si elle conserve un surcroît d'excitation. Cette distinction est facile à faire lorsque l'organe affecté tombe sous nos sens, comme la peau, la membrane muqueuse de la gorge : sa flaccidité et sa couleur livide indiquent évidemment l'adynamie locale ; tandis que sa rénitence, sa rougeur vermeille annoncent un surcroît d'excitation. Il est plus difficile de faire cette remarque lorsque les phlegmasies du poumon et des organes profondément cachés sont compliquées de fièvre adynamique ou ataxique. Dans le cas où l'adynamie est générale, le traitement ne diffère point de celui de la fièvre adynamique seule ; mais il exige beaucoup de prudence lorsqu'une phlegmasie, avec excès d'excitation, est compliquée avec l'une ou l'autre de ces fièvres. Il faut surtout, dans les pneumonies, éviter de confondre l'adynamie générale qui est résultante de la gêne qu'éprouve la circulation pulmonaire, avec la fièvre adynamique qui se complique d'une pneumonie sthénique ou asthénique. Il faut en outre observer que l'intensité d'action des toniques qu'on emploie doit toujours être en rapport avec l'intensité de la maladie, ou, pour mieux dire, avec le degré d'affaiblissement des propriétés vitales organiques.

Si les toniques sont si multipliés, c'est que la susceptibilité des propriétés vitales varie tellement, que souvent le même individu ne peut les supporter tous. L'assuétude, en annihilant l'action de l'un, force à recourir à l'emploi de l'autre : le médecin peut souvent se trouver dans des circonstances de localité qui le forcent à se servir de ceux qui sont sous sa main.

D'ailleurs, quoique les différens moyens qu'on emploie pour déterminer l'excitation tonique jouissent de propriétés analogues, il en est cependant un grand nombre qui manifestent cette action plutôt vers un organe que vers un autre, qui l'occasionnent à des degrés différens et avec des modifications particulières.

Quelques toniques se bornent à élever les propriétés vitales à leur état normal : tels sont les amers, quelques acerbes et ferrugineux. Leur caractère est de ne déterminer aucune sensation ni aucun changement de couleur dans l'organe sain avec lequel on les met en contact. Il en est parmi eux qui paraissent plus particulièrement que d'autres favoriser la suppression de l'exhalation ou de la sécrétion : tels sont les acerbes, plusieurs ferrugineux; mais cela est en grande partie relatif à leur degré de concentration.

Il est d'autres toniques qui peuvent relever les organes un peu au-delà de leur rhithme ordinaire : telles sont les labiées, plusieurs radiées, flosculeuses, ombellifères et crucifères. On les reconnaît à la chaleur, au picotement et à la légère rougeur qu'ils déterminent.

Quelques-uns peuvent déterminer l'inflammation si on n'apporte pas beaucoup de prudence dans leur administration : tels sont la glace, les acides, l'ammoniaque, l'alcool, le phosphore, l'éther sulfurique, les huiles volatiles, le camphre, la racine de raifort sauvage, les bulbes d'oignon, d'ail cultivé, la semence de moutarde noire, les baies de poivre noir, les girofles, etc. Il faut en général, dans l'emploi de ces moyens, connaître le degré de concentration qu'ils doivent avoir, et le temps pendant lequel il faut les maintenir appliqués.

Il est quelques toniques qui en même temps peuvent déterminer la sédation des propriétés vitales animales, et de la contractilité organique sensible du conduit alimentaire : tels sont le froid, l'ammoniaque, le phosphore, l'alcool, l'opium, l'éther, les huiles volatiles, le camphre, le musc, le castoréum, plusieurs ombellifères, l'assa fœtida, le sagapénum, la gomme ammoniaque, l'opoponax, les feuilles de ciguë officinale, de belladone, de jusquiame, de pomme épineuse, de digitale pourprée; la plupart des labiées, des radiées et des flosculeuses aromatiques : plusieurs de ces corps manifestent cette action sédative sur l'encéphale et les nerfs, d'autres seulement sur les nerfs. Lorsqu'on veut prévenir cet effet, il faut avoir soin de n'appliquer ces moyens qu'en petite quantité à-la-fois, et de les renouveler à des distances plus ou moins éloignées.

Il est d'autres excitans dont un excès de dose ou un degré trop grand de concentration peut déterminer la sédation de toutes les propriétés qui président aux fonctions nutritives, et occasionner par là une mort prompte : tels sont le gaz hydrogène sulfuré, l'eau distillée des feuilles de laurier-cerise, et quelques autres substances analogues. M. Chaussier a prouvé, par des expériences multipliées, que l'hydrogène sulfuré, soit à l'état gazeux, soit en solution aqueuse, tue promptement les animaux, soit qu'ils le respirent, soit qu'on l'introduise dans l'estomac, le gros intestin ou le tissu cellulaire; le tissu des organes devient mollasse, perd sa contractilité.

le sang devient noir , et la putréfaction est prompte : aussi ne doit-on administrer cet excitant qu'étendu dans une grande quantité d'eau et d'une manière prudente. Quant à l'eau distillée des feuilles de laurier-cerise , on sait que ce liquide mis dans de certaines proportions en contact avec la surface muqueuse du conduit alimentaire , détermine une mort prompte ; tandis qu'au rapport de Fontana , introduit dans une plaie , appliqué sur un nerf , ou même injecté dans les veines du cou, il occasionne des effets beaucoup plus lents. Le suc et l'infusion aqueuse de ces feuilles jouissent de cette propriété délétère à un degré inférieur.

Le degré de concentration influe d'une manière très-manifeste sur le mode d'action des substances qu'on peut employer comme toniques : c'est ainsi que les corps qui sont susceptibles d'enflammer peuvent par là devenir capables de déterminer une excitation tonique modérée ; c'est ainsi aussi que l'alcool, les acides , les sels très-étendus débilitent ordinairement à la longue les propriétés vitales tant organiques qu'animales. Plusieurs corps médicamenteux agissent même alors d'une manière si lente , qu'on ne peut connaître leur action que par les changemens qui surviennent dans la marche des maladies : c'est ce qui a lieu dans l'emploi des oxides et sels mercuriels et antimoniaux , du muriate de baryte, etc. ; dans l'administration de l'opium, de la ciguë officinale à très-petite dose, etc. ; dans celle des boissons faites avec les racines de salsepareille, de bardane, de patience , avec le bois de gaïac officinal, etc. (1).

---

(1) C'est le peu d'évidence de ces effets généraux qui a porté

Le plus souvent on doit déterminer la dose des toniques par leur degré de concentration ; mais nul organe ne peut à cet effet servir de terme de comparaison ; car le mode de vitalité varie tant dans chacun d'eux, que deux corps qui déterminent la même excitation tonique sur l'organe B, agissent souvent différemment l'un de l'autre sur l'organe C, etc.

Lorsqu'on veut agir par circulation, c'est par le poids qu'on détermine la quantité du médicament, et on l'étend ensuite dans une quantité assez grande de véhicule pour qu'il ne puisse point agir localement. Ce ne sera que lorsqu'on aura bien pu distinguer les phénomènes médicaux sympathiques de ceux qui sont déterminés par l'absorption du médicament, qu'on apprendra de laquelle de ces deux manières il est plus convenable de doser les toniques qu'on emploie.

La forme qu'on donne aux toniques varie selon l'organe sur lequel on les applique et les propriétés particulières de ceux qu'on emploie. Les intermèdes ordinaires sont l'eau et l'alcool ; celui-ci était plus fréquemment employé autrefois que maintenant : on peut y avoir recours soit pour dissoudre le corps médicamenteux, soit pour augmenter ses propriétés médicales. Dans le premier cas, l'alcool n'est nécessaire

---

les médecins à donner le nom d'*altérans* aux moyens qu'on emploie pour les déterminer, et c'est l'examen de leurs effets secondaires qui leur a fait donner le nom de *fondans, dissolvans, anti-scrophuleux*, etc., etc. Si je les expose ici, c'est comme annexes, et jusqu'à ce que nous ayons plus de données sur leur mode d'action.

qu'autant que le corps médicamenteux est insoluble dans l'eau : aussi peut-on l'étendre dans des quantités d'eau plus ou moins grandes, à moins que celle-ci n'altère la solution , comme cela a lieu pour l'alcool résineux, camphré, etc. ; dans le second cas, au contraire , il faut bien se garder de l'étendre dans une quantité indéterminée de liquide aqueux , comme on le fait souvent, car il peut perdre ses propriétés médicales. A cet effet il faut savoir qu'une partie d'alcool à 0,82 (30+0), mêlée avec 15 parties d'eau , pèse 0,99 (2+0), et par conséquent n'a pas de propriété bien différente de celle de l'eau pure ; que l'alcool à 0,82 (30+0), mêlé avec partie égale d'eau , passe à l'état d'alcool à 0,94(10+0) ; que l'alcool à 0,94 (10+0) pèse 0,97 (5+0) lorsqu'il est mêlé avec partie égale d'eau , et 1+0 lorsqu'il l'est avec 10 parties de ce liquide. Dans ce dernier cas sa saveur est extrêmement foible.

Les proportions dans lesquelles on mêle ordinairement l'alcool à 0,82 (30+0) avec l'acide sulfurique à 1,84 (66—0) et avec l'ammoniaque à 0,89 (19+0), sont telles que, pour pouvoir administrer ces médicamens sur une surface muqueuse, il faut les étendre dans des quantités d'eau si grandes, que l'alcool est trop affoibli pour pouvoir exercer une action excitante. La même considération peut s'appliquer aux macérations alcoolo-ammoniacales qu'emploient particulièrement les pharmacopées d'Edimbourg, de Londres et de Berlin.

§ Ier *Application des toniques sur la membrane muqueuse de l'estomac, ainsi que de l'intestin grêle, et excitation tonique de ces organes.*

On applique les toniques sur la membrane muqueuse de l'estomac, soit pour exciter directement le ton de cet organe, soit pour agir secondairement sur d'autres tissus ou sur tout l'organisme. Les sympathies nombreuses qui lient l'estomac et l'intestin avec la plupart des organes, et la grande absorption qui a lieu sur leurs surfaces, font qu'on les choisit le plus ordinairement pour déterminer les excitations toniques sympathiques, ainsi que celles qui ont lieu par la voie de la circulation. Mais la susceptibilité de l'estomac présente tant de variations, soit chez le même individu, soit chez des individus différens, qu'il est difficile d'obtenir toujours le même effet, quoique le degré de concentration du médicament soit le même, ou quoique les corps qu'on emploie aient beaucoup d'analogie entre eux. D'ailleurs, l'état de vacuité et de plénitude, ainsi que le degré de plénitude de l'estomac, modifient beaucoup le degré de concentration du corps médicamenteux : ce dernier, étendu dans le liquide contenu dans l'estomac, n'agit plus d'une manière aussi intense qu'il l'aurait fait dans l'état de vacuité. Il résulte de là que toutes les fois que le tonique doit exercer une action constante, il faut l'administrer dans l'état de vacuité, à moins qu'il ne soit destiné à faciliter la digestion des alimens qu'on vient de prendre.

La forme sous laquelle on administre les toniques est quelquefois indifférente, et on consulte uniquement le goût du malade et les propriétés chimiques du médicament. Il est cependant beaucoup de cas où elle exige toute l'attention du médecin : c'est ainsi que les toniques préparés avec des corps susceptibles d'occasionner le vomissement et l'inflammation, n'ont pas besoin d'être aussi étendus sous la forme pilulaire qu'à l'état liquide ; on peut même ingérer sans accident des semences âcre entières, etc., tandis qu'à l'état liquide elles pourraient facilement produire l'inflammation ; cela provient sans doute de ce que les végétaux simplement divisés, les bols et les pilules ont besoin pour agir d'être dissous ou ramollis par les liqueurs de l'estomac, et parce que cet effet a lieu lentement. D'un autre côté, on observe que la poudre des végétaux amers, du tannin, des ferrugineux, détermine souvent un sentiment de pesanteur dans l'estomac, l'anxiété et le vomissement ; tandis que ces médicamens fatiguent moins à l'état liquide. La difficulté avec laquelle l'estomac supporte ces derniers corps pulvérulens, surtout sous la forme pilulaire, a porté les médecins à les aromatiser et à les administrer de préférence en solution dans l'eau ou dans l'alcool.

On administre les toniques liquides à une température plus ou moins analogue à celle de l'organisme. On sait que la température tiède débilite l'estomac, rend les digestions pénibles, et ne peut que diminuer l'action tonique du médicament qu'on administre. D'ailleurs, les liquides tièdes, surtout lorsqu'ils sont administrés en grande quantité, déterminent des nausées et le vomissement. Il n'en est pas de même lorsque la température est chaude ; l'observation

clinique apprend que l'eau sucrée, le lait, les infusions aqueuses chaudes excitent le ton de l'estomac et
de l'organisme en général, et augmentent la transpiration. On sait qu'une trop grande chaleur peut enflammer, et que l'abus des médicamens chauds jette
l'estomac et l'organisme dans un état de débilité. La
température froide, lorsqu'elle n'est pas portée à
un trop haut degré, exerce une action analogue à
celle du chaud ; mais elle exige plus de prudence ;
car si l'individu est en sueur, si la chaleur atmosphérique est très-élevée, l'eau froide peut aussitôt déterminer la suppression de la sueur, l'anxiété, occasionner des coliques, la diarrhée, la syncope, des
phlegmasies variées, etc.; tandis que si on l'administre
prudemment et à un degré qui ne s'éloigne pas trop
de la température extérieure de l'atmosphère, elle
peut favoriser l'action tonique. On sait que le froid
est souvent employé seul pour déterminer l'excitation tonique : telles sont, surtout en été, l'eau à la
glace, les *glaces* telles que les préparent les confi-
seurs. L'usage prolongé des boissons froides amène
la faiblesse indirecte avec plus ou moins de promptitude.

Le mode d'administration des toniques doit varier
selon qu'ils doivent exercer une action locale, ou selon qu'ils doivent être absorbés et agir généralement.
Dans ce dernier cas, on est le plus souvent obligé de
s'opposer à ce qu'ils ne déterminent aucun effet local, ou on les laisse seulement agir de manière à reconnaître s'ils ne sont pas inertes. C'est ainsi qu'on
évite toute action locale lorsqu'on emploie le muriate de baryte, le muriate de mercure suroxydé, etc.

Le mode d'administration doit varier si le corps qu'on emploie pour déterminer l'excitation tonique est susceptible d'occasionner le vomissement, la purgation; s'il peut enflammer les organes gastriques ou agir secondairement d'une manière nuisible. Il faut, dans ce cas, l'administrer convenablement étendu et à petite dose à-la-fois.

Le mode d'administration doit varier si le corps qu'on emploie pour déterminer l'excitation tonique peut, quoique très-étendu, jeter, par son usage prolongé, l'organisme dans un état de maladie, et peut surtout porter atteinte aux fonctions nutritives (les oxydes et sels mercuriels, etc.). Il doit varier si l'excitant qu'on emploie pour déterminer l'action tonique peut plus ou moins promptement jeter l'organisme dans un état de faiblesse indirecte.

Le mode d'administration doit varier selon les degrés d'intensité d'action qu'on veut déterminer. Si l'excitation tonique doit être très-forte, mais momentanée, comme dans la syncope, dans l'asphyxie, il faut employer le médicament aussi peu étendu et à aussi forte dose que possible. Si l'excitation tonique doit être forte et continuée pendant quelque temps, il faut administrer le tonique à petite dose et à des intervalles rapprochés, et augmenter cette dose progressivement : c'est ainsi qu'on en fait usage dans les fièvres adynamiques, dans les phlegmasies adynamiques. Si l'excitation tonique doit être modérée et continuée pendant long-temps, on laisse un plus grand intervalle entre la reprise des doses : c'est ainsi que dans les maladies chroniques on administre l'opium une ou deux fois par jour, tandis qu'on le donne tous les quarts d'heure ou demi-heures dans les maladies aiguës qui en indiquent l'usage.

Le mode d'administration doit varier selon l'organe qui doit plus particulièrement participer à l'excitation tonique, et selon l'effet particulier que cette action tonique doit déterminer. On emploie des moyens variés si l'on veut exciter la contraction insensible, si on veut plus particulièrement augmenter la chaleur générale, modifier les sécrétions ou la nutrition, enfin si ces effets doivent avoir une durée plus ou moins longue.

L'usage prolongé des corps qu'on emploie pour déterminer l'excitation tonique devient constamment pernicieux; quelquefois il jette l'estomac dans un état de débilité, comme on le voit par l'usage prolongé des amers; d'autres fois il rend cet organe d'une susceptibilité telle qu'il ne peut plus supporter le même corps ni des substances analogues; il faut d'après cela savoir en suspendre et en alterner l'emploi.

Il est des circonstances qui contre-indiquent l'application des toniques sur la membrane muqueuse de l'estomac; ce sont :

1°. *L'embarras gastrique.* Souvent il augmente par l'emploi des toniques, et ces derniers ne font alors qu'aggraver la maladie existante; tandis qu'ils produisent l'effet desiré dès que le vomissement a fait disparaître l'embarras gastrique. On voit néanmoins ce dernier céder quelquefois à l'emploi des toniques, soit parce qu'il n'est occasionné que par l'état de débilité de l'estomac, par une moindre surcharge de matières devenues hétérogènes, soit parce qu'il e sympathique. On sait qu'une légère indigestion cède souvent aux toniques, tandis qu'une indigestion très-forte ne cesse le plus ordinairement que par le vomissement.

2°. *Un état de susceptibilité très-grande de l'esto-mac.* Cette susceptibilité peut exister à des degrés dif-férens ; elle est quelquefois telle, que le malade rejette le médicament aussitôt qu'il l'a pris. On est, dans ce cas, obligé de remédier préalablement à cet état, d'appliquer les toniques sur d'autres surfaces, ou de déterminer l'excitation de l'estomac par voie de sym-pathie. D'autres fois cette susceptibilité est moindre : il suffit alors d'employer les toniques à plus petite dose, ou de les étendre dans un corps mucilagineux, sucré, laiteux, etc. La nature nous présente plusieurs végétaux dans lesquels l'extrait amer et le tannin sont étendus dans un mucilage plus ou moins abon-dant.

3°. *Un état de lésion de texture de l'estomac,* etc. Si on veut déterminer une excitation tonique géné-rale, il est, dans ce cas, indispensable d'appliquer les médicamens sur d'autres surfaces.

Je vais maintenant exposer les différens moyens qu'on peut employer pour exciter les propriétés vi-tales organiques à leur ton normal ou peu au-dessus ; je les classerai sous le rapport des différens effets qu'ils peuvent produire outre l'action tonique, et je les grouperai ensuite selon le mode d'excitation tonique qu'on veut déterminer, et selon les circonstances qui les indiquent.

Corps qui, même à grande dose, ne déterminent ni l'inflammation ni le narcotisme, qui n'augmentent pas notablement ou que légèrement la chaleur générale, mais paraissent plus particulièrement exciter la contraction insensible.

Parmi ces corps se trouvent les amers, le tannin et les végétaux qui le contiennent, le fer, les différens oxydes et sels ferrugineux. A l'état pulvérulent, ces corps pèsent plus ou moins sur l'estomac, à moins qu'on ne les unisse avec quelque huile volatile, ou avec une substance végétale qui en contient ; ils occasionnent quelquefois le vomissement et la purgation ; plusieurs d'entre eux déterminent un état d'astriction très-marqué, surtout si on les emploie très-concentrés. Ils n'augmentent point la chaleur générale, ni la sueur, ni l'urine, au moins d'une manière notable ; ils paraissent cependant soulager fréquemment les douleurs déterminées par la présence des calculs urinaires. A quelque dose et quelque concentrés qu'on les emploie, ils ne paraissent pas propres à déterminer l'inflammation. En général, ils paraissent exciter plus particulièrement la contraction insensible. Leur action est lente, mais durable ; leur usage prolongé peut devenir préjudiciable, nuire à l'exercice des fonctions digestives, et altérer la nutrition générale.

On les emploie particulièrement lorsqu'il s'agit d'augmenter l'action digestive, dans les catarrhes chroniques de l'intestin, dans les affections vermineuses, dans les cas de passage des phlegmasies à la gangrène, par l'effet de débilité précédente et con-

comitante. On en fait usage dans les fièvres hectiques
dépendantes d'un état de débilité de tout l'organisme
ou, d'un organe en particulier, dans les catarrhes
chroniques de l'utérus, de la vessie urinaire, dans les
hémorrhagies passives, dans les fièvres intermittentes,
etc.; on les emploie dans beaucoup de névroses qui
paraissent consister uniquement dans une susceptibilité et une mobilité excessives, sans phlegmasies locales ni lésions de texture, mais plutôt avec atonie
des propriétés vitales organiques. On y a recours
dans la plupart des maladies atoniques du système
lymphatique, du système osseux, des viscères abdominaux, de l'organe cutané; et fréquemment
on les emploie conjointement ou alternativement
avec les moyens qui paraissent plus particulièrement
agir sur la nutrition, ou qui excitent le ton des
organes plus fortement, mais d'une manière moins
durable.

AMERS.

On peut, parmi ces substances, ranger les végétaux qui, outre l'extrait amer, contiennent encore
une petite quantité de tannin, ainsi que les extraits
des plantes aromatiques et amères. L'expérience
chimique démontre que l'huile volatile se dégage par
évaporation; qu'il ne reste que les matériaux fixes;
que le tannin disséminé ne communique pas de
saveur notablement acerbe.

On peut employer les végétaux amers en substance, les faire mâcher, et avaler successivement ce que
la salive en dissout, ou les réduire en poudre. On administre celle-ci enveloppée dans un corps mou, ou

en suspension dans un peu d'eau ou de vin; on peut
enfin lui donner la forme de pilules, de bols, ou
d'électuaire, à l'aide de quantité suffisante de sirop ou
de miel. On n'emploie cependant en substance que
les végétaux peu flexibles, qui sont susceptibles de
pulvérisation, et contiennent peu de parties fibreuses:
il faut en excepter ceux qui sont amers. La dose ordinaire et d'un demi, d'un à plusieurs grammes (9
18 à 36 grains et plus).

On peut aussi faire usage du produit de la solution partielle des substances végétales amères, dan
l'eau, ou dans l'alcool à 10+0. L'eau peut constamment servir, car l'extrait amer est le plus ordinairement aussi soluble dans l'eau que dans l'alcool, e
ce dernier n'est nécessaire que lorsqu'il doit con
courir à l'action tonique. On peut recourir à la ma
cération, à l'infusion ou à la décoction instantanée
selon qu'on veut, avec des proportions égales d'in
grédiens, obtenir, dans un temps varié, un mé
dicament plus ou moins saturé; l'extrait amer es
en général aussi soluble dans l'eau à la tempéra
ture ordinaire qu'à celle de l'ébullition. Les propor
tions ordinaires d'ingrédiens qu'on emploie sur 10
parties d'eau, sont de 5 à 10 parties; on peut d'ail
leurs, sans inconvénient, outre-passer ces quantités
et en employer autant que l'eau peut en conten
sans être absorbée presqu'en totalité. Une macéra
tion de six à douze heures est suffisante; car la sa
veur devient plus rebutante après cette époque
sans que le liquide augmente en amertume dans d
proportions correspondantes. On cherche quelqu
fois à masquer cette saveur amère à l'aide de siro

ou de miel; mais si ces corps doux sont en assez grande quantité pour la masquer, il n'est pas certain que le liquide conservera toutes ses propriétés; et s'ils ne sont pas employés en quantité suffisante, la saveur amère est aussi désagréable que si leur addition n'eût pas eu lieu.

Lorsqu'on emploie l'alcool à 10° + 0, on peut recourir à la macération ou à la digestion : on n'ajoute la quantité de ce liquide que successivement. On peut recourir à une macération et à une digestion momentanées, c'est-à-dire de six à douze heures, ou laisser macérer et digérer les ingrédiens jusqu'à ce que l'alcool ait extrait tout ce qu'ils contiennent de soluble. Mais dans ce dernier cas la préparation est longue; il faut ajouter l'alcool successivement; tandis que dans l'autre cas on le prépare d'une manière extemporanée, et il suffit de doubler ou de tripler les ingrédiens. Les proportions que j'ai indiquées pour les solutions partielles dans l'eau peuvent également convenir ici. On peut administrer cette teinture amère pure à la dose de 10 grammes environ (2 gros), ou l'étendre dans dix à vingt fois son poids de vin ou au-delà; on peut enfin la mêler avec un peu d'eau; on la fait prendre alors sous des volumes proportionnés à l'effet qu'on veut produire, et à la quantité de véhicule qu'on a employée, etc.

On peut rapporter aux extraits des substances végétales amères ceux des plantes aromatiques suivantes, savoir : ceux de fleurs de *camomille romaine*, de *camomille commune*, de *matricaire*, de *mille-feuille*, d'*arnica*, de feuilles de *sauge of-*

ficinale, *d'absinthe*, *d'oranger*, de racines de *be-noîte*, etc.

On peut administrer ces extraits amers en pilules : à cet effet, s'ils sont secs, on les triture d'abord avec une petite quantité de poudre végétale inerte, et on y ajoute ensuite quantité suffisante de sirop, de miel, ou d'extrait de genièvre; s'ils sont mous, il suffit de les mêler avec quantité convenable d'une poudre inerte. On les emploie plus rarement en solution aqueuse ou alcoolique. Leur dose est ordinairement de 25 centigrammes à un gramme et plus ($4\frac{1}{2}$ à 18 grains et plus). Sous peu de volume, ils contiennent plus de matériaux que les poudres, ont une action plus prompte, et fatiguent moins l'estomac.

Les amers exercent en général une action tonique lente, peu intense, mais durable; ils augmentent l'appétit et rendent les digestions plus faciles; quelques-uns peuvent arrêter le vomissement et la diarrhée provenant d'atonie, ou d'une lésion de la contractilité organique sensible. A grande dose ils déterminent de l'oppression et un sentiment de pesanteur dans l'estomac; quelques-uns occasionnent alors le vomissement et la purgation. L'usage prolongé des amers jette l'estomac dans un état de débilité, rend les digestions pénibles, peut donner lieu à la dyspepsie, à l'hypochondrie, produire des hydropisies, etc.

L'action secondaire des amers sur les autres organes n'est pas évidente; la chaleur générale n'est pas augmentée, le pouls ne devient pas plus fréquent; il ne paraît pas non plus qu'il y ait augmentation de la transpiration et de la sécrétion urinaire, quoique cette dernière ait plutôt lieu que l'autre. Néanmoins l'action secondaire des amers ne peut être mise en doute; car seuls ils préviennent et suppriment fréquemment les accès de fièvres intermittentes, préviennent les attaques de goutte, suspendent les douleurs déterminées par les calculs urinaires.

On les emploie pour relever le ton de l'estomac dans les dyspepsies, etc., par atonie; dans les cas d'acidité, de flatulence, d'affections vermineuses; dans les vomissemens dépendans d'une lésion de la contractilité organique sensible de l'estomac, etc. On y a recours contre les affections viscérales chroniques, lorsque toutefois il n'y a pas de lésion de tissu. On en fait également usage dans les scrophules, les hydropisies idiopathiques avec atonie, la chlorose, etc. On les emploie surtout pour faire cesser successivement les accès de fièvres intermittentes; mais tous ne sont pas également indiqués dans ce cas; et si on en fait usage, on ne les administre que vers le sixième ou le septième accès, lorsque la fièvre intermittente tend à la chronicité et qu'elle ne dépend pas d'une lésion de tissu : c'est en poudre qu'on les donne ordinairement et à la dose de deux, et quelquefois de plusieurs grammes (un demi-gros à un gros). On y a aussi recours pour prévenir les attaques de goutte ; mais la longueur du traitement produit souvent les accidens que j'ai développés plus haut.

Quoique les amers aient des propriétés communes, il en est cependant quelques-uns qu'on emploie plus particulièrement dans certaines circonstances que dans d'autres.

C'est pour prévenir le sentiment de pesanteur qu'ils déterminent dans l'estomac, et pour rendre en même temps leur action plus prompte, qu'on les unit fréquemment à l'alcool, au vin, et à différentes substances aromatiques.

Voici les amers qu'on emploie le plus ordinairement. Je n'indiquerai que ce qu'ils présentent de particulier soit dans leur mode d'administration, soit dans leur action.

Racine de gentiane jaune.

On ne l'emploie point, ou que rarement, en poudre, parce qu'elle est difficile à pulvériser; on peut la faire mâcher au malade; le plus ordinairement on fait usage de sa macération ou infusion aqueuse, et de sa macération alcoolique. Les proportions ne présentent rien de particulier. Pour préparer la teinture de gentiane, M. Parmentier fait macérer quatre à cinq parties de cette racine, desséchée et coupée menu, dans cent parties d'alcool à $10°+0$; il entretient la macération pendant douze jours environ; pour l'administrer, il en étend deux parties et demie dans cent parties de vin rouge, et il fait prendre ce mélange à la dose de 3o grammes environ (une once). L'extrait aqueux de gentiane peut être employé d'après la manière indiquée plus haut.

Cette racine agit comme un amer très-fort : à grande dose elle détermine quelquefois le vomissement et la purgation. Les accidens phlegmasiques qu'elle doit avoir quelquefois occasionnés proviennent de ce qu'on l'a confondue avec la racine de *ranunculus thora*, L.

On l'emploie dans tous les cas indiqués plus haut, et surtout contre les fièvres intermittentes.

Sommités de petite centaurée.

On peut les remplacer par les feuilles de la même plante : beaucoup de médecins préfèrent même ces dernières.

On ne les emploie pas ordinairement en poudre, car, outre qu'elles sont très-légères, elles ne fournissent que 0,1 d'extrait aqueux sec; on fait ordinairement usage de leur infusion aqueuse et de leur extrait ; on emploie rarement l'alcool pour intermède.

Ce médicament peut déterminer le vomissement et la purgation ; son action tonique est analogue à celle de la racine de gentiane jaune, mais moins intense : on l'emploie dans les mêmes circonstances. Si la petite centaurée n'était pas si volumineuse, elle pourrait remplacer entièrement la gentiane jaune, vu qu'elle croît pour ainsi dire autour de nous, tandis que l'autre habite les Alpes et les Pyrénées.

La plupart des espèces du genre gentiane jouissent des mêmes propriétés : aussi peut-on, dans des cas de nécessité, faire usage de la *gentiana cruciata*, de la *gentiana asclepiada*, de la *gentiana amarella*, de la *gentiana pneumonanthe*, de la *gentiana campestris*.

Bois de quassia amara.

On ne l'emploie pas en poudre, il est trop flexible ; c'est de sa macération aqueuse et alcoolique, ainsi que de son extrait aqueux, qu'on fait particulièrement usage. Une à deux parties donnent, par une macération de six heures, une saveur déjà très-amère à cent parties d'eau.

Ce médicament jouit des mêmes propriétés que les deux précédens; son amertume et son action sont analogues à celles de la racine de gentiane jaune. On l'emploie dans les mêmes cas : comme il est exotique, et à un prix plus élevé que les **autres amers**, il peut être facilement suppléé.

Racine de colombo.

On peut l'employer en substance; on peut aussi faire usage de sa macération aqueuse ou alcoolique et de son extrait. Dix parties donnent, à l'aide d'une macération de six heures, une saveur convenablement amère à cent parties d'eau. Ce liquide s'altère promptement.

Les médicamens préparés avec cette racine déterminent ordinairement l'augmentation de la sécrétion muqueuse de la bouche et de la gorge; ils arrêtent souvent le vomissement dépendant d'une lésion de la contractilité organique sensible de l'estomac; cet effet est quelquefois instantané, mais il n'est pas constant, et d'autres amers donnent souvent lieu au même résultat. La racine de colombo peut, dans tout autre cas, et souvent dans celui-ci, être, en qualité de médicament exotique très-cher, remplacée par les amers indigènes.

Écorce d'angustura.

On peut l'employer en substance; on peut aussi faire usage de sa macération aqueuse et alcoolique, ainsi que de son extrait aqueux. Lorsqu'on veut avoir un liquide saturé, il est préférable de recourir à une décoction instantanée ; car cette écorce contient de l'extractif oxigéné. Les proportions ordinaires sont de cinq à dix parties sur cent parties d'eau.

On emploie cette écorce exotique spécialement contre les fièvres intermittentes qu'on croit devoir faire cesser ; on l'administre alors à la dose d'un à plusieurs grammes (18 à 56 grains et plus), qu'on renouvelle à des intervalles plus ou moins rapprochés.

Aloès.

On ne doit employer que l'aloès soccotrin ou celui des Barbades ; ou peut l'administrer en pilules, en solution aqueuse ou alcoolique. Pour lui donner la forme pilulaire, il suffit de le triturer avec partie égale d'une poudre inerte, et quantité suffisante de miel ou de sirop. Lorsqu'on veut l'avoir en solution aqueuse, on obtient un produit différent selon que l'on emploie l'eau froide ou bouillante. La première ne dissout que l'extractif simple, et l'autre dissout en outre l'extractif oxigéné ; la décoction aqueuse se trouble et dépose par le refroidissement, à moins qu'on n'emploie le centuple d'eau. L'alcool le dissout presqu'en totalité.

La dose de l'aloès est de 10 à 25 centigrammes (2 à $4\frac{1}{2}$ grains) : on ne l'outre-passe guère, puisqu'à une dose plus grande il agit comme purgatif. Cet effet a lieu avec le produit de la solution dans l'eau froide, et avec celui de la solution dans l'eau bouillante, ainsi que l'ont prouvé les expériences chimico-clini-

ques que j'ai tentées à cet égard. Il n'est pas d'ailleurs
en rapport direct avec la dose, car il est des individus chez lesquels 25 centigrammes ($4\frac{1}{2}$ grains) déterminent une action purgative aussi forte que chez
d'autres 2 grammes (un demi-gros). On emploie
l'aloès particulièrement pour relever le ton de l'estomac.

Feuilles de trèfle d'eau.

On peut les employer en substance, à l'état pulvérulent, et sous les formes de pilules ou d'électuaire; on peut recourir à leur macération aqueuse
ou alcoolique et à leur extrait aqueux. Dix parties
donnent, par une macération de six heures, une
saveur amère marquée à cent parties d'eau. Quelquefois on extrait le suc de ces feuilles fraîches, et on
le clarifie à l'aide de la chaleur : on l'administre à la
dose d'un à deux hectogrammes (3 à 6 onces).

Les médicamens préparés avec ces feuilles, quoique contenant du tannin, n'ont pas de saveur acerbe
manifeste ; ils peuvent déterminer le vomissement et
la purgation ; du reste, ils agissent comme les autres
amers. On en fait plus particulièrement usage dans
les cas de fièvres intermittentes, de maladies viscérales chroniques, d'affections cutanées, telles que les
dartres, etc.

Feuilles et sommités de fumeterre officinale.

On les emploie rarement en poudre ; on fait plus
particulièrement usage de leur suc, de leur infusion
et de leur extrait aqueux. On prépare et on administre leur suc de la même manière que celui des feuilles

de trèfle d'eau. Dix parties donnent, par l'infusion, une saveur amère très-marquée à cent parties d'eau.

Ces médicamens ne présentent rien de particulier dans leur action ; on les emploie spécialement dans le traitement des maladies viscérales chroniques, et des maladies cutanées, telles que les dartres, etc.

Houblon.

On l'emploie en macération ; infusion, ou décoction instantanée. Dix parties donnent, par infusion, une saveur amère très-marquée à cent parties d'eau.

L'action des médicamens préparés avec le houblon est très-analogue à celle des précédens : ils sont peu employés.

Racine de rhubarbe.

On peut mâcher cette racine et avaler ce que la salive en dissout ; on peut employer sa poudre en suspension, incorporée dans un corps mou ou sous la forme pilulaire ; la dose de la poudre est de 25 centigrammes à un demi-gramme ($4\frac{1}{2}$ à 9 grains), et rarement d'un gramme et au-delà (18 grains et plus), car alors elle agit comme purgatif. On peut aussi faire usage du produit de sa solution partielle dans l'eau ou dans l'alcool, ou enfin employer son extrait aqueux. On peut recourir à la macération ou à l'infusion, et quelquefois à la décoction instantanée. L'extrait aqueux peut être employé sous forme pilulaire, en solution aqueuse et alcoolique. Sa dose est de 25 centigrammes à un gramme et plus ($4\frac{1}{2}$ à 18 grains et plus). Cet extrait, quoiqu'administré à la même dose que la poudre, n'est pas également susceptible de détermi-

ner la purgation ; j'ai d'ailleurs observé plusieurs fois
que la macération ou l'infusion aqueuse de 5 grammes
(4 scrupules) de rhubarbe exposée à la chaleur jusqu'à ce qu'elle ait perdu son odeur, n'agit pas comme
purgatif, mais exerce seulement une action tonique.»
On voit évidemment d'après cela que lorsqu'on ne
veut déterminer que l'excitation tonique, et lorsqu'on
veut éviter l'action purgative, il est préférable d'employer la décoction ou l'infusion évaporée ou l'extrait
aqueux.

La racine de rhubarbe jouit, ainsi que je viens de
l'exposer, d'une action tonique unie à une action
purgative : il est des moyens de faire prévaloir l'une
ou l'autre. On l'emploie spécialement pour exciter le
ton de l'estomac dans le cas de dyspepsie, pour arrêter
les vomissemens dépendans de la lésion de la contractilité organique sensible de l'estomac, pour faire cesser des diarrhées par atonie, etc.

Bile de bœuf.

Elle était plus fréquemment employée autrefois que
de nos jours : lorsque l'on veut y recourir, il est préférable de la traiter avec de l'alcool à 25° + o, et d'é-
vaporer le produit de la solution jusqu'à siccité. Cet
extrait alcoolique contient la partie amère de la bile
séparée de la matière albumineuse qui est absolument
inerte. On peut l'administrer sous forme pilulaire,
ou même en solution aqueuse ou alcoolique ; mais
on le fait rarement de ces deux dernières manières.

La bile de bœuf n'a pas d'autre propriété que les
substances amères indiquées jusqu'ici ; on l'administre

aux mêmes doses ; elle n'est employée que pour agir localement dans les cas de débilités gastrique et intestinale : on peut la proscrire entièrement.

Substances végétales torréfiées.

Lorsqu'on ne peut se procurer des végétaux amers, on peut en préparer presque instantanément par la torréfaction du sucre, du muqueux, etc. Ces substances se colorent en noir et prennent une saveur amère, acerbe et en même temps aromatique ; on peut employer ces amers artificiels absolument de la même manière que les naturels. On préfère leur infusion à la décoction toutes les fois qu'on veut conserver leur partie odorante : c'est ainsi qu'on emploie les semences de café, d'orge, les racines de chicorée sauvage, les glands, etc., qu'on a soumis à une torréfaction préalable.

Ces amers artificiels peuvent convenir dans les mêmes circonstances que les autres. La poudre et l'infusion aqueuse saturée de café torréfié ont souvent arrêté des accès de fièvres intermittentes rebelles, etc.

Peut-être pourra-t-on bientôt faire usage des amers provenant de l'action de l'acide nitrique sur les substances végétales et animales.

Corps qui, à l'amertume, joignent un degré déterminé d'acerbité.

Quinquina.

On comprend sous ce nom tant d'espèces d'écorces différentes ; le commerce nous les fournit si souvent mélangées entre elles et si fréquemment sophistiquées, qu'il n'est pas étonnant si les effets qu'on obtient avec les écorces désignées sous le nom de *quinquina* ne sont pas toujours les mêmes. Les recherches de MM. Mutis et Zea, que M. Alibert a publiées dans son Traité des fièvres intermittentes pernicieuses, et celles de MM. Humboldt et Bompland (1) ont éclairé l'histoire de quatre espèces officinales de *cinchona*; mais trois d'entre elles ne se trouvent que rarement dans le commerce, et leurs propriétés médicales différentielles ne sont pas encore établies sur des expériences rigoureuses. On n'a pas encore déterminé de quelle espèce de *cinchona* provient le quinquina de Loxa, connu aussi sous le nom de *quinquina* gris. On emploie d'ailleurs encore sous le titre générique de quinquina le *cinchona caribæa*, le *cinchona montana*, etc.

Je ne traite ici que des écorces les plus fréquemment employées : tels sont le *quinquina gris de Loxa* (*cinchona condaminea*, HUMBOLDT *et* BOMPLAND), le *quinquina orangé* (*cinchona lancifolia*, MUTIS), le *quinquina rouge* (*cinchona oblongifolia*, MUTIS). Les préparations que je vais indiquer conviennent d'ailleurs aussi aux autres espèces.

Les divers modes et degrés de solubilité des différens matériaux immédiats du quinquina sont tels, que des préparations variées qu'on fait subir à cette écorce résultent presque autant de médicamens différens. On peut l'administrer en substance, faire

____

(1) Voyez le premier volume des *Plantes équinoxiales* que ces savans voyageurs viennent de publier. *P. H. N.*

usage du produit de sa solution partielle dans l'eau ou dans l'alcool, et employer son extrait aqueux ou alcoolique.

Poudre. Il est convenable de priver préalablement cette écorce de son épiderme et des lichens qui y adhèrent, de mêler le produit des différentes pilées, et de n'employer que la poudre récemment préparée et conservée à vaisseau clos. Elle est légère; 5 grammes occupent le volume d'un centilitre environ. On peut l'administrer directement en suspension dans un peu d'eau, de vin, d'émulsion sucrée, etc., et lui donner la forme de bols ou d'électuaire, à l'aide de quantité suffisante de sirop ou de miel. Sa dose varie d'un demi, d'un à plusieurs grammes (9, 18 à 56 grains et plus), qu'on renouvelle à des intervalles plus ou moins éloignés.

La poudre de quinquina exerce une action tonique notable; elle facilite la digestion, augmente la chaleur générale, la fréquence du pouls; administrée à grande dose, elle détermine un sentiment de pesanteur, d'oppression, de chaleur dans l'estomac, et quelquefois le vomissement ou la diarrhée. La purgation est assez fréquemment produite par le quinquina orangé, rarement par le quinquina rouge; ce dernier occasionne souvent, même à petite dose, une pesanteur douloureuse dans l'estomac, le vomissement, et quelquefois même la syncope, etc. On prévient fréquemment ces accidens, en y ajoutant une quantité plus ou moins grande de substances aromatiques et surtout de l'opium : il faut éviter d'employer ce dernier en trop grande quantité, de crainte de donner lieu au narcotisme.

On a particulièrement recours à la poudre de quinquina dans les fièvres intermittentes qui tendent à la
chronicité, dans les maladies locales à type intérmit-
tent ; mais elle peut, dans ces différens cas, être fréquemment remplacée par les amers et le tannin,
seuls ou réunis, ainsi que par beaucoup de substances en même temps amères et aromatiques. Il n'en
est pas de même dans les fièvres intermittentes pernicieuses, où les moyens que je viens d'indiquer sont
fréquemment infructueux : aussi c'est alors qu'il faut
porter le plus grand soin dans le choix de cette écorce.
On l'administre aussitôt que ces fièvres sont reconnues ; on choisit l'intermission ou la rémission, et la
distance la plus éloignée de l'accès qu'on veut supprimer : si l'intervalle est court, on la donne en une
fois et à la fin de l'accès précédent ; s'il est long, on
fractionne la dose générale de manière à en faire
prendre d'abord la moitié, puis des portions successivement plus petites et à des intervalles de plus en
plus rapprochés. La dose entière est de 5, 10, 20,
30, et quelquefois de 60 grammes (1, 2, 4 gros,
une et quelquefois 2 onces); on en continue l'emploi pendant quelque temps après la cessation de la
fièvre, et surtout dans la semaine paroxystique : on
prévient par là les rechutes qui pourraient survenir.
On fait préalablement disparaître les complications,
telles que l'embarras gastrique, etc., à moins que le
danger ne soit pressant : car dans ce cas, on a aussitôt recours au quinquina. Il est en général difficile
d'avoir des proportions rigoureuses sur la quantité
différentielle de quinquina orangé, rouge et gris
qu'on doit employer pour obtenir un même effet.

Macération aqueuse de quinquina. Pour la préparer, on met le quinquina pulvérisé dans de l'eau vaisseau clos; on l'y laisse pendant six, douze à vingt-quatre heures; on favorise la solution à l'aide de l'agitation, ou même de la trituration; on filtre. Si le quinquina n'est point pulvérisé, on est obligé de prolonger la macération, sans qu'on puisse néanmoins obtenir un produit aussi saturé. Ce liquide est très-analogue, avec quelque espèce de quinquina qu'on le prépare; celui du quinquina rouge est rougeâtre, ceux du quinquina gris et orangé sont d'un jaune de paille très-clair. Ce liquide ne contient pas d'extractif oxygéné; il diffère beaucoup de la poudre; sa saveur est légèrement amère; on peut le préparer dans les proportions d'une à deux parties sur dix d'intermède. On peut l'édulcorer et le faire prendre par verres de distance en distance; on le convertit quelquefois à l'état sirupeux; à cet effet, on y fait, au bain-marie, dissoudre le double de son poids de sucre blanc pulvérisé : on l'administre pur par cuillerées ou étendu dans un peu d'eau. Il exerce une action tonique légère qui approche de celle des amers; on l'administre dans les mêmes cas.

Extrait aqueux par macération (extrait sec, et essentiel de quinquina). On le prépare en évaporant à siccité le produit de la macération aqueuse du quinquina; on peut l'avoir à l'état sec ou mou, selon la manière dont on a procédé à l'évaporation. On peut l'administrer de la même manière que les extraits amers.

Décoction aqueuse. Pour la préparer, on fait à vaisseau clos et momentanément, bouillir de l'eau sur de la poudre de quinquina ; on passe aussitôt à travers une étamine ; car il ne faut pas attendre que la liqueur soit refroidie : elle laisserait précipiter une grande partie de l'extractif oxygéné qu'elle tient en solution. Par l'ébullition momentanée de cent parties d'eau sur cinq de quinquina pulvérisé, on obtient un produit absolument analogue et même plus saturé que lorsqu'on fait bouillir deux cents parties d'eau sur cinq parties de quinquina concassé et qu'on fait évaporer jusqu'à moitié. Il résulte de là qu'il faut préférer le quinquina en poudre à celui qui est seulement concassé : le procédé indiqué par M. Fourcroy présente alors tous les avantages possibles sur la longue décoction ; car cette dernière peut donner lieu à une altération plus ou moins grande, ainsi que ce célèbre chimiste l'a observé.

La décoction aqueuse est, parmi les médicaments qu'on prépare avec le quinquina, celui qui se rapproche le plus de la poudre ; il contient de l'extractif du tannin, un sel calcaire, et surtout de l'extractif oxygéné ; il est, à proportion égale de l'ingrédient d'autant plus saturé qu'on a employé un quinquina qui abonde davantage en extractif oxygéné. J'ai observé sur plusieurs échantillons de quinquina choisi que cent parties d'eau peuvent, à l'aide d'une ébullition momentanée, séparer tout l'extractif oxygéné d'une partie de quinquina orangé, ainsi que de quinquina gris ; tandis qu'il en faut trois cents parties pour extraire celui que contient une partie de quinquina rouge d'ocre. Si on augmente du double la quantité d'eau indiquée, on prévient la précipitation qui a lieu lors du refroidissement.

On peut préparer cette décoction avec les proportions de quinquina et d'eau que je viens d'indiquer, ou avec des proportions plus grandes de cette écorce ; on l'édulcore, et on l'administre par verres de distance en distance ; on peut aussi la convertir à l'état sirupeux : à cet effet, on y fait, au bain-marie et à vaisseau clos, dissoudre partie égale ou le double de son poids de sucre blanc pulvérisé ; on administre ce sirop pur par cuillerées ou étendu dans un peu d'eau.

L'action de la décoction aqueuse se rapproche beaucoup de celle de la poudre ; elle fatigue moins l'estomac ; on l'emploie dans les mêmes cas, et surtout lorsque la poudre ne peut être supportée par le malade ; mais il faut en administrer une grande quantité pour représenter l'équivalent de cette dernière : c'est peut-être pour cela que la décoction est fréquemment inefficace dans les fièvres intermittentes pernicieuses, lors même que la poudre a du succès. Mais si elle est inférieure à la poudre dans les fièvres intermittentes pernicieuses, il n'en est pas de même dans les cas de fièvres adynamiques et ataxiques continues très-intenses, ainsi que dans ceux de phlegmasies adynamiques et ataxiques, etc., qui exigent promptement l'emploi des toniques les plus forts. La poudre de quinquina ne saurait être alors supportée par le malade, tandis que la décoction détermine le même effet plus promptement et sans qu'on ait à craindre les mêmes accidens.

Extrait aqueux par décoction (extrait mou). On le prépare par l'évaporation de la décoction aqueuse ; on peut l'avoir à l'état sec ou à l'état mou. On peut

l'administrer sous la forme de pilules , avec quantité
suffisante de poudre inerte ou aromatique. On peut,
avec le double ou le quadruple de son poids de sucre
et quantité suffisante de mucilage de gomme adragant , lui donner la forme de pastilles; on peut
aussi le faire dissoudre dans l'alcool. Sa dose est de
23 centigrammes , d'un demi, d'un à plusieurs grammes ($4\frac{2}{1}$, 9, 18 à 36 grains et plus).

L'action de cet extrait aqueux est très-analogue à
celle de la décoction aqueuse et de la poudre; on
l'emploie surtout lorsque celle-ci ne peut être supportée, et qu'il convient cependant d'administrer
beaucoup de quinquina sous peu de volume.

Macération alcoolique. On la prépare avec du
quinquina pulvérisé et de l'alcool à 10° + o ; on emploie rarement celui qui pèse 25° + o ; on y ajoute fréquemment une petite quantité de substance aromatique , par exemple, 0,03 à 0,05 et plus d'écorce
d'orange, de cannelle, etc. La quantité de quinquina
qu'on emploie pour cent parties d'alcool varie selon
la durée qu'on veut donner à la macération et à la
digestion, et selon le degré de concentration que doit
avoir le médicament. M. Parmentier prend quatorze parties de quinquina pour la quantité d'alcool
indiquée; il entretient la macération ou la digestion
pendant douze jours. Cet alcool contient la plupart
des matériaux actifs du quinquina , et sous moins de
volume que la décoction aqueuse. On l'administre par
cuillerées , pur , ou étendu dans un peu d'eau ; on
peut l'édulcorer avec 0,1 à 0,2 de son poids de sucre
ou de sirop : on peut aussi l'étendre dans du vin.
M. Parmentier en mêle ordinairement quatre à huit

parties avec cent parties de vin , et il fait prendre ce mélange à la dose de 60 grammes (2 onces).

Cet alcool convient dans les mêmes cas que la décoction aqueuse.

Extrait alcoolique. Il n'est point usité en France. La pharmacopée de Londres contient un *extrait aquoso-alcoolique.*

Si nous résumons les circonstances dans lesquelles le quinquina peut convenir, nous verrons que ce sont en grande partie celles qui indiquent l'usage des amers et du tannin. Il est néanmoins des cas dans lesquels il paraît avoir une supériorité sur eux : ces cas sont les fièvres intermittentes. Voici les résultats généraux qu'on peut établir à cet égard. 1°. Les fièvres intermittentes cessent souvent spontanément. 2°. Les amers indigènes, le tannin, et beaucoup d'autres corps susceptibles de déterminer une excitation tonique, peuvent les faire cesser. 3°. Il n'existe peut-être pas de circonstance particulière qui ne les ait quelquefois fait cesser. 4°. D'autres fois elles résistent à tous les moyens, même au quinquina. 5°. Il est beaucoup de cas où, ayant résisté aux autres toniques, elles cèdent au quinquina. 6°. Il existe aussi des circonstances où elles résistent au quinquina et cèdent d'autres moyens, quelquefois à de simples amers. 7°. L'emploi du quinquina fait quelquefois cesser les affections chroniques des viscères abdominaux qui accompagnent les fièvres intermittentes ; d'autres fois les augmente, et, dans quelques cas, il ne paraît exercer sur elles aucune influence (1). 8°. L'action

---

(1) L'engorgement de la rate, la plus commune de ces affec-

du quinquina est lente, surtout si on l'administre en
substance ; il faut alors, pour qu'il agisse, l'employer
à un certain intervalle des accès qu'on veut modifier.
Home a vu que sur neuf individus affectés de fièvres
intermittentes, cinq, ayant pris le quinquina à l'époque la plus éloignée de l'accès, furent guéris ; tandis que les huit autres, qui le prirent immédiatement avant le frisson, eurent l'accès, et même plus
intense. Ce même médecin a vu le quinquina donné
au commencement de l'accès ne pas agir sur celui-ci
mais faire cesser le suivant. Cullen a cependant observé que si l'intermission est trop grande, il ne faut
pas choisir la fin de l'accès précédent : c'est ainsi qu'il
dit avoir observé que, dans une fièvre quarte, le
double de quinquina administré les premières vingt-
quatre heures de l'intermission, agit moins que la
moitié administrée les secondes vingt-quatre heures (1). 9°. L'action du quinquina est momentanée
elle peut diminuer ou réprimer l'accès suivant, sans
empêcher le retour du troisième ou du quatrième
10°. Si on administre le quinquina à petite dose, il
diminue quelquefois seulement la longueur d'un

---

tions, se dissipe presque toujours, et très-promptement, par
l'usage du quinquina. *P. H. N.*

(1) L'observation de Cullen est exacte, et il est probable que
Home avait donné, aux huit malades dont il parle, le quinquina
trop près de l'accès pour que ce médicament eût le temps d'agir
Ainsi lorsque l'intermission est longue, et que la nature de
fièvre n'exige pas une grande quantité de quinquina, il est préférable de commencer à le donner seulement sept à huit heures
avant l'accès qu'on veut faire cesser, qu'immédiatement après
l'accès précédent. *P. H. N.*

des périodes de la fièvre, et surtout le froid. Administré de cette manière dans les fièvres intermittentes
pernicieuses, il les convertit quelquefois à l'état de
fièvres intermittentes ordinaires. 11°. Toutes les fièvres intermittentes qui coexistent avec des symptômes adynamiques, ataxiques, ou avec des phlegmasies, des névroses, ne sont pas pernicieuses, et
ne nécessitent pas l'emploi du quinquina d'une manière péremptoire. 12°. Le quinquina a souvent supprimé des maladies locales à type intermittent.
13°. L'action du quinquina paraît moins notable dans
les fièvres rémittentes, ainsi que le prouve la pratique de M. Pinel.

Il est difficile jusqu'ici de déterminer auquel des
matériaux immédiats du quinquina est due la propriété qu'il a de surpasser fréquemment la plupart
des amers et le tannin dans le traitement des fièvres
intermittentes. On a isolément administré l'extractif
oxygéné, le tannin, et même la gélatine, en plus
grande quantité qu'ils ne sont contenus dans le quinquina; j'ai plusieurs fois fait prendre l'eau distillée
de cette écorce, et cependant, dans ces différens cas,
on n'a pu obtenir les mêmes effets qu'avec le quinquina en substance, ou seulement d'une manière plus
lente. Nous manquons donc encore jusqu'ici de données suffisantes pour résoudre ce problême; cependant les résultats pratiques nous suffisent jusqu'à ce
que l'analyse chimique et des expériences cliniques
aient éclairé ce point. On n'a pas non plus encore
déterminé s'il faut préférer l'écorce des jeunes branches ou celle des grosses branches, et même du tronc;
s'il est préférable d'employer l'écorce qui est récem-

ment récoltée, ou celle qui a été conservée depuis quelque temps à l'abri de l'air et de l'humidité. M. Mutis paraît adopter ces deux dernières opinions, au rapport de M. Alibert.

Racine de bénoite (geum urbanum, L.).

Cette racine a l'inconvénient de varier beaucoup dans son action, selon le lieu où elle a cru, l'époque à laquelle elle a été récoltée et la manière dont elle a été desséchée. On doit préférer celle des lieux montagneux qu'on a récoltée en été et desséchée à l'air. On n'emploie que le collet. On fait usage de sa poudre, de son infusion et de son extrait aqueux.

Poudre. Elle doit être préparée récemment. On l'administre soit en suspension dans le vin, soit sous la forme de bols ou d'électuaire, et à l'aide de quantité suffisante de sirop ou de miel. Sa dose est d'un à plusieurs grammes (18 à 36 grains et plus). Son action excitante est prompte et durable, mais peu intense. On y a recours lorsqu'il s'agit de relever le ton du conduit alimentaire, dans les débilités gastriques, le catarrhe intestinal chronique, etc. On l'a aussi particulièrement employée dans le traitement des fièvres intermittentes; mais elle ne paraît pas y avoir de succès plus constans que la plupart des autres amers : on a vu des fièvres intermittentes résister à son emploi et céder à l'usage du quinquina.

Infusion aqueuse. L'infusion doit être faite à vaisseau clos; les proportions ordinaires sont de dix à vingt parties sur cent d'eau bouillante : on édulcore convenablement. On administre cette infusion par verres, de distance en distance. Elle a une action analogue à celle de la poudre, mais moins intense. On l'administre dans les mêmes cas.

Macération alcoolique. L'usage n'en est pas accrédité.

Extrait aqueux par infusion. Il ne paraît pas avoir d'action bien différente de celle des extraits amers. On l'administre de la même manière, à la même dose, et dans des circonstances analogues.

Écorce de saule blanc (*salix alba*, L.).

On peut l'employer de la même manière que le quinquina. La poudre peut être administrée sous les mêmes formes que ce dernier : sa dose est d'un à plusieurs grammes (18 à 56 grains et plus). La macération et la décoction aqueuses peuvent être préparées dans les proportions de dix à vingt parties sur cent parties d'eau. On administre l'extrait aqueux comme celui des substances amères.

Les médicamens préparés avec cette écorce ont une action tonique très-marquée. On les a particulièrement employés dans des cas de fièvres intermittentes non pernicieuses. Ils sont souvent inférieurs au quinquina.

Outre cette espèce de saule, on a quelquefois employé les écorces de *salix pentendra*, L., de *salix vitellina*, L., de *salix fragilis*, L.

Écorce de marronnier d'Inde (*esculus hippocastanum*, L.).

On l'emploie de la même manière, aux mêmes doses et dans les mêmes circonstances que l'écorce de saule. Son action paraît présenter beaucoup d'analogie avec celle de la substance précédente (1).

Dans des cas de nécessité on peut employer, d'une manière analogue,

Les écorces de *cerisier* (*prunus cerasus*, L.);

de *hêtre* (*fagus sylvatica*, L.);

de *chêne* (*quercus robur*, L.);

de *tamarisc* (*tamarix gallica*, L.);

d'*orme* (*ulmus campestris*, L.).

TANNIN.

On emploie rarement cette substance pure; le plus ordinairement elle est unie à de l'acide gallique, à de l'extractif, etc.; elle est souvent dans un état comparable à celui de l'extractif oxygéné, puisqu'alors elle n'est soluble que dans l'eau bouillante.

On peut administrer le tannin à l'état pulvérulent, sous la forme de pastilles, de pilules, d'électuaire, ou en solution soit dans l'eau, soit dans l'alcool. Les bouillons, le petit-lait, ne sauraient lui servir de véhicule, vu qu'ils le laissent précipiter avec leur gélatine. Lorsqu'on veut l'employer à l'état sirupeux, il

---

(1) D'après les expériences que l'École de Médecine de Paris fait faire présentement dans les hôpitaux, l'écorce de marronnier d'Inde paraît être plus efficace dans les fièvres intermittentes que plusieurs autres succédanés du quinquina; mais sa propriété fébrifuge est connue depuis long-temps; elle a été préconisée dès l'an 1720, comme on peut le voir dans les Mémoires de la Société royale des Sciences de Montpellier, tom. II, page 57 de l'Histoire; et depuis cette époque, il a paru un grand nombre de dissertations dans lesquelles cette propriété est bien constatée. *P. H. N.*

faut prendre du sucre blanc qui n'ait pas besoin d'être clarifié à l'aide du blanc d'œuf : le tannin se précipiterait avec ce dernier. Il en est de même de l'eau de chaux, des liquides alcalins, ou de ceux qui contiennent des sels métalliques, et surtout ceux de fer.

La dose du tannin est ordinairement de quelques centigrammes à un ou plusieurs grammes (1 , 18 à 36 grains). Son maximum d'action n'est pas de déterminer l'inflammation ; il occasione fréquemment un état d'astriction et la suppression des sécrétions et exhalations. Néanmoins cet effet n'est pas constant ; il n'a lieu que lorsque ces excrétions sont à l'état naturel, ou lorsque les organes sont dans un état d'atonie. Cette astriction se manifeste quelquefois secondairement sur des organes éloignés du lieu où le tannin a été appliqué, mais cela est rare. A grande dose le tannin détermine souvent de l'oppression, un sentiment de pesanteur et de gêne dans l'estomac : c'est pour cela qu'on l'unit fréquemment avec des aromatiques. A petite dose ou très-étendu, il exerce une action qui se rapproche beaucoup de celle des amers; il augmente évidemment les phénomènes d'irritation. Il paraît exercer secondairement une action très-notable sur les organes urinaires dans les cas de catarrhe chronique et de calculs; car on a observé que fréquemment il diminue, au moins pendant quelque temps, les douleurs dépendantes de l'une et de l'autre de ces affections.

On emploie le tannin tantôt pour relever le ton de l'estomac (alors on l'administre à petites doses ou très-étendu), tantôt pour diminuer ou supprimer l'excrétion muqueuse dans le catarrhe chronique de l'intestin, dans les catarrhes utérin, urétral ou vésical, etc., chroniques ; mais en général son action secondaire est moins constante : il est même beaucoup de cas de catarrhe chronique de l'intestin dans lesquels le tannin est inefficace. D'ailleurs on confond souvent l'écoulement catarrhal avec celui qui dépend d'ulcération, de cancer, etc. Du reste il ne faut pas perdre de vue combien il est dangereux de supprimer subitement ces excrétions muqueuses, etc., morbides, surtout lorsqu'elles sont critiques ou qu'elles sont devenues habituelles. On emploie le tannin pour calmer les douleurs provenant de calculs urinaires ; enfin on y a recours pour diminuer ou supprimer les accès de fièvres intermittentes. On l'administre alors à la dose d'un à deux grammes et plus, et fréquemment avec succès.

Les substances végétales dont on se sert particulièrement lorsqu'on veut administrer le tannin sont les suivantes :

Cachou (extrait de mimosa catechu, L.).

Le cachou contient une très-grande quantité de tannin insoluble dans l'eau froide ; il est exotique et souvent sophistiqué.

On peut l'employer à l'état pulvérulent ; on le mêle alors avec partie égale ou avec le double de son poids de sucre. On l'aromatise fréquemment à l'aide de 0,01 de cannelle, avec 0,03 de racine d'iris de Florence, avec 0,005 d'ambre, ou avec 0,005 d'huile volatile d'orange ou de cannelle. On peut convertir cette pou-

dre en pastilles à l'aide de quantité suffisante de mucilage de gomme adragant. Pour avoir le cachou sous
la forme de pilules ou d'électuaire, on le triture et on
le mêle avec quantité suffisante de sirop ou de miel :
on peut aromatiser l'un et l'autre. L'eau bouillante
convient lorsqu'on veut avoir cet extrait à l'état liquide.
J'ai vu fréquemment qu'en dissolvant une partie de
cachou dans cent parties d'eau bouillante, le liquide
se troublait par le refroidissement, mais sans précipiter d'une manière notable. L'alcool à 10°+0 peut
dissoudre le tannin de 0,5 de son poids de cachou.

La dose du cachou ne diffère pas de celle du tannin en général. On l'emploie dans les mêmes cas, et
il produit absolument les mêmes effets.

Kino.

Le kino est exotique, plus rare et d'un prix plus
élevé que le cachou; du reste il ressemble beaucoup
à ce dernier; car c'est un extrait presqu'entièrement
composé de tannin insoluble dans l'eau froide. On
peut l'employer sous les mêmes formes et aux mêmes
doses que le précédent; son action est absolument la
même, quoique plusieurs médecins anglais l'aient
plus particulièrement recommandé dans quelques
cas.

Sangdragon (extrait de pterocarpus draco, L.).

Cet extrait est également exotique et souvent sophistiqué. Lorsqu'il est pur, il contient beaucoup de
tannin insoluble dans l'eau froide, un peu de résine,
et sous ce rapport il se rapproche des précédens. On
peut l'administrer sous les mêmes formes. L'eau

bouillante peut dissoudre et conserver en suspension, lors du refroidissement, le tannin de 0,01 de son poids de sangdragon. L'alcool à 10°+0 en dissout promptement 0,5 de son poids.

Cet extrait exerce une action analogue à celle des précédens ; sa dose est la même ; mais on l'emploie rarement à cause de ses fréquentes sophistications (1).

---

(1) La racine de ratanhia (*krameria triandra* de Ruiz et Pavon), qui était peu connue en France lorsque M. Schwilgué publia la première édition de sa Matière médicale, doit être rangée à côté des substances précédentes, comme contenant une très-grande quantité de tannin. C'est à *Don Hipolito Ruiz*, premier botaniste de l'expédition scientifique que le roi d'Epagne fit faire au Pérou vers la fin du siècle dernier, que nous devons la connaissance des propriétés de cette racine ; et les considérations suivantes ont été puisées dans la dissertation qu'il a insérée dans le premier tome des Mémoires de l'Académie royale de Madrid. La plante connue sous le nom de *Ratanhia* dans le Huanuco, au Pérou, est très-abondante dans cette province et dans celle de Tarma. Sa racine y était employée pour nettoyer les dents et raffermir les gencives, lorsqu'en 1784 Don Hipolito Ruiz lui remarquant une saveur très-astringente, présuma qu'elle pourrait être employée avec succès pour arrêter les hémorrhagies ; et après l'avoir fait essayer avantageusement par les médecins du Pérou, il en fit une provision et en rapporta en Espagne. Un grand nombre de médecins de Madrid et des environs l'administrèrent ; et il a été reconnu que la racine de ratanhia et l'extrait de cette racine sont très-efficaces contre les pertes utérines et les autres hémorrhagies ; qu'appliqués en poudre sur les plaies récentes, ils en ont arrêté promptement le sang ; qu'ils sont de bons détersifs ; enfin qu'ils peuvent être employés avec avantage dans tous les cas où les meilleurs astringens sont indiqués. La dose de l'extractif, que l'on conseille spécialement, est, pour les enfans de douze ans et au-dessous, d'un scrupule jusqu'à deux (un gramme et demi à trois gram-

*Racines de tormentille (tormentilla erecta, L.),
et de bistorte (polygonum bistorta, L.).*

Ces racines indigènes contiennent, en très-grande
quantité, le tannin insoluble dans l'eau froide ; leur
extrait préparé par décoction peut, sous ce rapport,

---

mes), et pour les adultes d'un demi-gros à un gros (deux à
quatre grammes). On le dissout d'abord dans un peu d'eau, ou
on le donne en pilules. L'hémorrhagie s'arrête quelquefois à la
première prise, d'autres fois à la seconde ou à la troisième ; après
qu'elle est arrêtée, il est bon de continuer l'usage du médicament
pendant quelques jours. Si cet extrait n'a pas produit dans quelques cas l'effet qu'on en attendait, c'est probablement, suivant
l'auteur, faute d'en avoir administré une suffisante quantité.
Quatre parties de la racine en fournissent une d'extrait. Il résulte de là que si l'on voulait, dit l'auteur, administrer la racine
on en donnerait deux gros pour représenter un demi-gros d'extrait ; on ferait bouillir cette dose dans un peu d'eau pour une
prise ; ou bien on l'administrerait en poudre, en pilules, ou
sous forme de teinture. Dans le voyage que je fis dans le midi
de l'Espagne, en 1805, comme faisant partie de la commission
que le Gouvernement y envoya pour rechercher les causes de
l'épidémie qui y régnait depuis plusieurs années, je vis, à mon
passage par Madrid, plusieurs médecins qui m'assurèrent que
l'extrait de ratanhia leur avait souvent réussi pour arrêter des
hémorrhagies, mais qu'il avait été quelquefois employé sans
succès. Quoi qu'il en soit, les notices qui ont été insérées dans
les journaux français sur le ratanhia avaient été extraites de la
dissertation de Don Hipolito Ruiz, et ce sera seulement lorsque
le commerce des médicamens étrangers ne rencontrera plus
d'obstacles, que nous pourrons faire usage de cette substance,
aujourd'hui très-rare. S'il était permis de tirer quelques pré-
somptions d'après l'analogie, on serait porté à admettre dans
l'extrait de ratanhia le même degré d'astringence que dans le
kino. *P. H. N.*

remplacer absolument le cachou, le kino et le sang-dragon.

On peut administrer ces racines en substance, ou extraire leur tannin. Dans le premier cas, on les réduit en poudre et on les administre en suspension dans un peu d'eau ou de vin; on peut leur donner la forme de pilules ou d'électuaire, à l'aide de quantité suffisante de sirop ou de miel. On fait ordinairement prendre cette poudre à la dose de 25 centigrammes à un et plusieurs grammes ($4\frac{1}{2}$ à 18, 36 grains et plus). L'eau bouillante extrait facilement le tannin de 0,02 de son poids de l'une et de l'autre de ces racines, et le conserve en suspension après le refroidissement. L'alcool n'est point usité comme dissolvant. C'est surtout l'extrait aqueux par décoction qu'on emploie : on peut l'administrer absolument sous les mêmes formes et aux mêmes doses que le cachou. Il convient principalement lorsque l'estomac ne peut lui-même séparer les matériaux médicamenteux de ces racines.

Ces médicamens agissent absolument comme les précédens : ils peuvent convenir dans les mêmes cas.

Galles (noix de galles).

On préfère les galles d'Alep. Celles qui se trouvent sur nos chênes sont beaucoup moins acerbes. Outre le tannin, les galles contiennent de l'acide gallique. Le tannin de ces excroissances est aussi soluble à froid qu'à la température de l'eau bouillante.

On peut employer leur poudre et l'administrer à la même dose et sous les mêmes formes que le tannin. On peut aussi faire usage de leur solution partielle dans l'eau ou dans l'alcool, ainsi que de leur extrait aqueux. Cinq parties donnent, par une macération de six heures, une saveur très-acerbe à cent parties d'eau ; néanmoins leur macération aqueuse ou alcoolique et leur extrait aqueux ne sont point ou que rarement employés.

Les galles en poudre, et même en solution partielle, déterminent à un haut degré les mêmes effets que le tannin pur. On les a quelquefois employées contre les fièvres intermittentes : elles ont été utiles dans quelques cas. En général on en fait peu d'usage.

Roses de Provins (*rosa gallica* , L.).

Ces pétales contiennent du tannin soluble dans l'eau froide.

On peut les administrer en substance. On les pulvérise alors, et on les administre directement ou sous la forme de pilules ou d'électuaire, à l'aide de quantité convenable de sirop ou de miel. Les proportions de sucre qu'on emploie ordinairement pour préparer l'électuaire (la conserve) de roses sont trop grandes, puisque le triple de sirop ou de sucre et d'eau est suffisant. La dose de la poudre est d'un demi, d'un à plusieurs grammes (9, 56 grains à un gros). Pour avoir le tannin de ces pétales en solution aqueuse, on peut recourir à la macération, à l'infusion ou à la décoction instantanée, selon qu'avec les mêmes proportions d'ingrédiens on veut avoir un liquide plus ou moins saturé. Dix parties donnent, par l'infusion, une saveur très-acerbe à cent parties l'eau. La décoction décolore les pétales, et le liquide qui en provient se trouble par le refroidissement, mais sans déposer. On peut édulcorer convenablement ce liquide ; quelquefois on le convertit à l'état de sirop en y dissolvant le double de sucre ou de miel. On ne doit pas le clarifier avec du blanc d'œuf ; le tannin se précipiterait. Le miel rosat des officines ne doit le plus souvent son action qu'à l'acide sulfurique qu'il contient. L'alcool n'est pas ordinairement employé comme dissolvant ; on ne se sert pas non plus de leur extrait aqueux.

L'action de ces médicamens est moins intense que celle des précédens. On les emploie plus particulièrement pour relever le ton de l'estomac, et secondairement celui de l'organe pulmonaire.

Ecorce de chêne (quercus robur, L.).

L'écorce de chêne contient le tannin soluble dans l'eau froide ; on peut l'employer en substance, aux mêmes doses, sous les mêmes formes, et dans les mêmes cas que les médicamens précédens. Il en est de même du produit de son infusion ou de sa décoction instantanée ; l'extrait aqueux est très-convenable.

La poudre d'écorce de chêne, administrée à la dose de 2 grammes (36 grains), a souvent supprimé les accès de fièvres intermittentes. Les capsules du gland peuvent aussi être employées ; elles contiennent du tannin.

Ecorce de grenade (punica granatum, L.).

Cette écorce, outre l'huile volatile, contient du tannin soluble dans l'eau froide : elle est d'une acerbite très-marquée : l'huile volatile fait l'office d'aromate.

On peut l'employer en substance, à l'état pulvérulent, sous la forme de pilules, d'électuaire, etc. La dose est d'un demi, d'un à plusieurs grammes (9, 18 à 36 grains et plus). On peut aussi faire usage du produit de sa solution partielle dans l'eau : on a recours à la macération ou à l'infusion, selon qu'à proportion égale d'ingrédiens on veut avoir promptement un liquide plus chargé : la décoction est plus acerbe, mais elle a une saveur moins chaude et moins âcres. Dix parties de cette écorce donnent par l'infusion une chaleur très-acerbe à cent parties d'eau. On ne fait ordinairement usage ni de la macération alcoolique, ni de l'extrait aqueux de cette écorce.

On emploie plus particulièrement les médicamens préparés avec l'écorce de grenade lorsqu'on veut relever le ton de l'estomac ou de l'intestin, rarement pour agir secondairement sur des organes plus ou moins éloignés.

Feuilles de raisin d'ours (*arbutus uva ursi*, L.).

Ces feuilles contiennent abondamment du tannin soluble dans l'eau froide ; elles sont peu employées.

On peut les administrer en substance soit à l'état pulvérulent, soit sous la forme de pilules ou d'électuaire ; on peut soumettre ces feuilles à la macération, à l'infusion ou à une décoct on instantanée. Cent parties d'eau prennent par l'infusion une saveur très-acerbe avec dix parties de ces feuilles. La macération alcoolique et l'extrait aqueux ne sont pas ordinairement employés.

Ces feuilles ont une action analogue à celle des médicamens précédens; on ne les emploie que pour agir secondairement sur les organes urinaires dans les cas de calculs, de catarrhes chroniques. Il paraît qu'elles ont alors fréquemment procuré un soulagement momentané.

Brou de noix vert (juglans regia, L.).

Le tannin qu'il contient est soluble dans l'eau froide et bouillante. On peut faire usage de sa poudre, du produit de sa solution partielle dans l'eau, et de son extrait aqueux, ainsi que de son suc épaissi. Ces différens médicamens peuvent être préparés et administrés de la même manière que les précédens; ils sont peu usités : on les a plus particulièrement employés dans les cas d'affections vermineuses.

Il est encore un grand nombre de plantes qui contiennent du tannin; mais elles n'ont qu'une saveur légèrement acerbe, et ne peuvent convenir que dans les circonstances dans lesquelles ou ne saurait se procurer de moyens plus efficaces : telles sont les feuilles de *salicaire* (*lytrum salicaria*, L.),

d'*argentine* (*potentilla anserina*, L.),

de *potentille* (*potentilla reptans*, L.),

d'*aigremoine* (*agrimonia eupatoria*, L.);

les fleurs de *caille-lait* (*gallium verum*, L.);

les racines de *fraisier* (*fragaria vulgaris*, L.),

de *patience* (*rumex patientia*, L.), etc.

La torréfaction paraît, dans beaucoup de cas, augmenter les proportions du tannin et la saveur acerbe des végétaux, comme on le voit pour la rhubarbe, le café, etc.

FER ET COMPOSÉS FERRUGINEUX.

On emploie presque toujours indifféremment le fer porphyrisé, le *deutoxyde de fer* (*oxyde de fer noir*), le *tritoxyde de fer* (*oxyde de fer au maximum*), et le *sous-carbonate de péroxyde de fer* (*carbonate de fer*) : il faut avoir attention qu'ils ne contiennent pas de cuivre. On les administre à l'état pulvérulent, seuls, ou mêlés avec quatre ou neuf fois leur poids de sucre ; on y ajoute fréquemment $0,1$ environ de poudre aromatique, telle que celle de cannelle : on peut convertir cette poudre à l'état de pastilles à l'aide de quantité suffisante de mucilage de gomme adragant. On administre aussi ces ferrugineux sous la forme de pilules : à cet effet, on les mêle avec partie égale de poudre inerte ou aromatique, et quantité suffisante de sirop ou de miel. Il suffit, pour leur donner la forme d'électuaire, d'augmenter les proportions du sirop ou du miel.

La dose de ces composés ferrugineux est de 2 à centigrammes ($\frac{1}{2}$ à un grain), qu'on renouvelle à des intervalles plus ou moins éloignés.

Carbonate acidule de fer. Pour préparer et administrer ce sel, on sature l'eau distillée de deux à trois fois son volume de gaz acide carbonique, et dans dix mille parties de ce liquide, on fait ordinairement dissoudre une à dix parties de carbonate neutre de fer réduit en poudre fine. Ce liquide a beaucoup d'analogie avec les eaux minérales de Vichy, Bussang, de Bourbon-l'Archambault, de Vals, de Spa, etc. On l'administre par verres, pur

ou coupé avec de l'eau , du vin , du lait ou d'autr
liquides analogues.

Tartrate de potasse et de fer. On emploie l
diverses variétés de ce sel triple que nous avoi
fait connaître dans la première partie de ce volume
page 114. Lorsqu'on veut l'employer sous la form
de pilules ou d'électuaire, on se sert souvent de l
teinture de mars tartarisée : il suffit de la mêler ave
partie égale de poudre inerte et quantité suff
sante de sirop ou de miel. Lorsqu'on veut l'adm
nistrer à l'état liquide, on prend quelquefois la boul
de Nancy, et on la laisse plonger dans l'eau, jusqu'
ce que celle-ci ait une couleur brune assez foncée
pour plus de précision, on prend une quantité dé
terminée de ce sel évaporé à siccité, et on le fa
dissoudre dans de l'eau non aérée : il y est très-solubl
Sa dose est d'un demi-gramme, d'un à .plusieu
grammes (9, 18 à 36 grains et plus).

Les variétés connues sous le nom de *tartre chalyl*
et de *tartre martial soluble* s'emploient aux mêmc
doses que la précédente; mais elles sont, pour ain
dire, entièrement inusitées.

Proto-sulfate de fer (sulfate de fer vert). O
doit choisir ce sel privé de tout mélange avec de
sels de cuivre. On peut l'administrer à l'état pulve
rulent, étendu avec quatre ou neuf parties de sucre
ou sous la forme de pastilles, à l'aide de quantit
suffisante de mucilage de gomme adragant. On peu
le faire prendre en pilules : on le mêle à cet effe
avec partie égale de poudre inerte et quantité suff
sante de sirop ou de miel; le plus ordinairement o
le donne en solution aqueuse que l'on fait extemp

anément avec de l'eau distillée non aérée, car ce
el passe facilement à l'état de sulfate de fer sur-
xidé ; on le dissout le plus ordinairement dans une
rès-grande quantité d'eau, quoiqu'il soit, à froid,
oluble dans le double de son poids de ce liquide.
Boerhaave le faisait souvent dissoudre dans cent
ois son poids d'eau. Lorsqu'on le dissout dans vingt
mille ou dans dix mille fois son poids d'eau non
érée, on obtient un liquide qui a de l'analogie
vec les eaux minérales de Passy, de Provins, etc.

La dose de ce sel est de 2 à 25 centigrammes
t plus ($\frac{1}{2}$ à $4\frac{1}{2}$ grains) ; il ne faut employer de plus
orte dose qu'avec prudence. Le sulfate de fer agit,
dose égale, d'une manière plus intense que les
utres composés ferrugineux ; seul, il a souvent fa-
orisé la sortie de différentes espèces de vers.

Muriate de fer. Ce sel est depuis quelques années
mployé par les pharmacopées d'Edimbourg, de
Londres, de Berlin ; on le conserve ordinairement
l'état liquide, en solution dans l'alcool ; on lui donne
e nom de *teinture de muriate de fer :* il n'est pas employé en France.

Muriate de fer ammoniacal. Il est presque
inusité.

Le fer, et les différens oxides et sels qu'il forme,
ouissent des mêmes propriétés que les amers et le
annin ; ils excitent l'action de l'estomac ; ils peuvent,
selon l'état particulier de l'intestin, déterminer la
constipation, ou entretenir les déjections alvines ; ils
augmentent la force du pouls et la contraction sensible et insensible ; ils déterminent quelquefois
'anxiété, le malaise et des rots nidoreux : il paraît

qu'ils passent en partie dans la voie de la circulation, et sont en partie rejetés avec les déjections alvines sous une couleur noire. Lorsqu'on en fait usage
pendant quelque temps, on observe que l'urine précipite en noir avec l'infusion de noix de galles.

L'estomac supporte plus facilement le fer et ses
composés lorsqu'on les unit à des aromates ; il faut
commencer par de petites doses qu'on augmente
graduellement. Les oxydes et le carbonate peuvent
être administrés à plus forte dose que le sulfate : Cullen croit qu'ils irritent moins l'estomac, et qu'ils peuvent déterminer tous les effets de ce dernier. Il faut
en général en proscrire l'usage dans les maladies avec
excès de force, comme dans les fièvres inflamma-
toires, les phlegmasies aiguës, les hémorrhagies actives, surtout lorsque ces maladies affectent les poumons et l'utérus : ils occasionneraient l'anxiété, aug-
menteraient la chaleur générale, et pourraient donner lieu à des hémorrhagies variées.

On les emploie particulièrement dans les maladies
locales ou générales caractérisées par de la débilité
tels sont, par exemple, l'acidité, la flatulence, les
digestions pénibles, les catarrhes chroniques de l'intestin, de l'utérus, les hémorrhagies passives, les
affections vermineuses, la chlorose (1) et l'amé-

____

(1) Dans l'*anœmie* ou *privation de sang* qui attaqua d'une manière grave, pendant l'été de l'an 11 (1804), tous les ouvriers
d'une galerie dans une mine d'anthracite, près Valenciennes ;
maladie qui présente quelque analogie avec la chlorose,
M. Hallé reconnut sur les malades qui furent envoyés à l'Ecole
de Médecine de Paris, que les martiaux étaient très-indiqués :
il administra en conséquence la limaille de fer à la dose d'un

norrhée par débilité générale , les scrophules, les hydropisies atoniques sans lésion de tissu , etc.

gros par jour, associée à une égale quantité de quinquina, et
obtint les plus heureux effets de ce traitement, tandis qu'auparavant il n'avait retiré aucun avantage sensible du quinquina
employé seul.

A-peu-près dans le même temps, M. Lebleu , médecin de
l'hospice de Dunkerque, où quatre des mêmes malades avaient
été envoyés, leur administra avec succès l'oxyde de fer rouge,
qui fut donné progressivement, depuis la dose de 18 grains par
jour jusqu'à celle d'un demi-gros. M. Lebleu avait retiré cet
oxyde d'une dissolution de sulfate de fer au maximum d'oxydation, en le précipitant au moyen d'un alcali. Les quatre malades
retournèrent guéris à l'établissement où il restait encore plus
de deux cents malades. Dès-lors les médecins et chirurgiens
attachés à l'administration firent également usage du même
médicament ; mais la difficulté de se procurer en grande quantité de l'oxyde de fer rouge préparé à la manière de M Lebleu,
les engagea à remplacer cet oxyde par une autre préparation ; et
ils ne tardèrent pas à se convaincre que la limaille de fer pro-
duisait des effets aussi marqués et beaucoup plus prompts. Ils
la firent entrer dans des tablettes composées d'après la formule
suivante :

Limaille de fer préparée, une livre.
Sucre blanc pulvérisé, une demi-livre.
Anis blanc pulvérisé, quatre onces.
Gomme adragant, quantité suffisante pour former du tout une
masse à partager en cent-vingt tablettes.

Chaque malade adulte prenait une de ces tablettes le matin ,
et une le soir; et ceux qui étaient âgés de moins de seize ans
n'en prenaient que la moitié d'une à chaque fois. Les plus affaiblis, et ceux à qui ces tablettes occasionnaient des vomissemens ,
y ajoutaient huit onces de vin de quinquina rouge dans les
vingt-quatre heures ; et ceux chez qui elles produisaient des
douleurs abdominales les partageaient en quatre prises , de
quatre heures en quatre heures, en faisant usage d'une boisson

Corps médicamenteux susceptibles d'occasionner d'autres effets outre l'excitation tonique.

Les corps qui appartiennent à cette section sont très-multipliés : les uns peuvent produire l'inflammation, d'autres l'escarre ; quelques-uns peuvent occasionner une augmentation ou une diminution dans la température animale ; quelques autres peuvent donner lieu à l'exaltation ou à la sédation des fonctions encéphaliques. Il en est qui sont susceptibles de provoquer ou de supprimer les sécrétions et les exhalations, d'occasionner la purgation et le vomissement, etc. Plusieurs, en même temps qu'ils relèvent le ton local ou général, peuvent produire un des effets que je viens d'indiquer ; tandis que chez d'autres l'excitation tonique exclut toutes les autres actions. C'est parmi les excitans de cette section que se trouvent surtout ceux dont on ne peut facilement apprécier le mode d'action tonique.

Cette section contient des corps médicamenteux assez étendus naturellement pour qu'on puisse les administrer même à grande dose (la plupart des plantes aromatiques) ; d'autres très-concentrés, qui ne sont susceptibles d'occasionner d'accidens que localement ; et d'autres qui, même très-étendus, peuvent

---

adoucissante. Pendant ce traitement, dont la durée moyenne a été d'un mois, on a soigneusement proscrit toute espèce de purgatif, et recommandé un régime fortifiant. L'augmentation des forces fut sensible dès les huit premiers jours ; elles firent ensuite des progrès rapides jusqu'à la guérison complète. (*Voy.* la Bibliothèque Médicale, tom. VI, pag. 195 et 342 ; et tom. VIII, pag. 297.) *P. H. N.*

devenir dangereux. Ceux-ci sont moins employés par les médecins français que par les anglais et les allemands : si je les fais connaître, c'est souvent moins pour en conseiller l'usage, que pour fixer l'attention sur les accidens qu'ils peuvent produire.

Il est difficile de soudiviser les corps médicamenteux qui appartiennent à cette section ; car ceux qui ont une action analogue exercent souvent des effets généraux différens, *et vice versâ*. J'ai tâché de les grouper sous le rapport de leurs plus grandes analogies médicales.

HUILES VOLATILES.

Quelquefois on emploie les huiles volatiles isolément des substances végétales qui les contiennent ; d'autres fois on les extrait à l'aide de la distillation aqueuse ou alcoolique ; dans certains cas on soumet les végétaux qui les contiennent à l'infusion aqueuse, et à la macération ou à la digestion alcoolique ; enfin dans quelques cas on donne en substance les végétaux qui les contiennent. Les différens modes d'administration modifient l'action immédiate des huiles volatiles, tant sous le rapport de leur degré de concentration, que sous celui des autres matériaux auxquels elles sont unies. Il est des huiles volatiles qu'on emploie de toutes ces manières différentes, d'autres qui ne le sont que de l'une ou de l'autre.

Lorsque l'huile volatile est la seule matière médicamenteuse de la plante, il est, jusqu'à un certain point, indifférent de quelle manière on l'emploie ; mais il n'en est pas de même lorsque le végétal, outre l'huile volatile, contient encore de l'extractif amer, du tannin, etc. Dans tous les cas les huiles volatiles isolées ont cela de commun entre elles, qu'outre l'action tonique prompte, elles peuvent déterminer l'inflammation et même l'escarre, et qu'elles peuvent donner lieu à la sédation de la sensibilité et de la contractilité animales, ainsi qu'à celle de la contractilité organique sensible; elles opèrent alors cet effet d'une manière plus notable que lorsqu'elles sont étendues dans le végétal qui les contient : aussi leur administration exige-t-elle plus de prudence dans un cas que dans l'autre.

Les huiles volatiles qu'on emploie isolément sont celles d'anis, de fenouil, de lavande, de romarin, de menthe poivrée, de pouliot, de cannelle, de macis, de gérofle, de térébenthine, de genièvre, etc. Outre ces huiles volatiles naturelles, on emploie encore quelques huiles volatiles produites par l'action du feu: telles sont l'huile pyro-zoonique rectifiée (huile animale de Dippel), l'huile pyro-succinique rectifiée ou non rectifiée (huile de succin).

On peut administrer ces huiles volatiles de plusieurs manières : quelquefois on en verse un nombre déterminé de gouttes sur du sucre, qu'on avale aussitôt ; leur dose est de quatre, six à dix gouttes. D'autres fois on triture ces huiles avec dix-neuf ou quarante-neuf fois leur poids de sucre; on forme ainsi une poudre qu'on désigne sous le nom d'*oléosaccharum*. On peut administrer cet oléosaccharum directement, ou lui donner la forme de pastilles à l'aide de quantité suffisante de mucilage de gomme adragant, ou l'étendre dans un peu d'eau. On peut aussi agiter directement les huiles volatiles dans une quantité déterminée d'eau, jusqu'à ce que celle-ci soit convenablement saturée, et décanter l'huile surnageante. Cette solution n'a lieu que dans de très-petites proportions, et fournit instantanément un liquide analogue à celui qu'on obtient à l'aide de la distillation des plantes respectives, soit avec l'eau, soit seules et à la température de 75° + o.

Les eaux distillées aromatiques le plus ordinairement employées sont celles de cannelle, de menthe poivrée, de fleurs d'oranger, d'anis, de fenouil, de camomille, de roses, de cochléaria. On peut les administrer seules, ou les étendre dans une quantité d'eau plus ou moins grande, et les édulcorer convenablement.

Les eaux distillées aromatiques immédiates (eaux de végétation), c'est-à-dire celles qu'on obtient immédiatement par la distillation des plantes aromatiques fraîches, au bain-marie et sans addition d'eau, sont celles de cochléaria, de fleurs d'oranger, de roses. Elles sont moins employées maintenant; on les étend dans quantité suffisante d'eau, et on les édulcore convenablement.

On administre quelquefois aussi les huiles volatiles en tablettes, et on compose ces dernières en même temps avec l'eau distillée et l'huile volatile de la même plante, ou seulement avec l'eau distillée aromatique immédiate. Dans le premier cas, on fait liquéfier, à une douce température, cent parties de sucre blanc, finement pulvérisé, dans environ une partie d'eau distillée; dès que le sucre est converti en un magma comme pulpeux, on y ajoute un nombre déterminé

de gouttes d'huile volatile de la même plante; on agite
fortement, et on verse ce mélange par gouttes sur
une surface unie, ainsi que je l'ai exposé plus haut.
Dans le second cas on prend ordinairement dix parties
de sucre blanc pulvérisé, et une partie environ d'une
eau distillée aromatique immédiate; on mêle d'abord
la moitié indiquée de sucre finement pulvérisé avec
ce liquide : on expose à une douce chaleur, dans un
vaisseau étamé garni d'un bec. Dès que le sucre est
fondu, et que le liquide est en pleine ébullition, on
y ajoute l'autre moitié de sucre granulé; on agite
et on coule par gouttes. Les tablettes qu'on conserve
ordinairement dans les officines sont celles de roses,
de menthe poivrée, de fleurs d'oranger.

On peut aussi dissoudre les huiles volatiles dans
l'alcool; elles s'y dissolvent en toute proportion.
Ce liquide blanchit avec l'eau; convenablement saturé, il forme une liqueur très-analogue à celle qu'on
obtient par la distillation des plantes aromatiques
avec l'alcool. Les eaux spiritueuses le plus ordinairement employées sont celles de genièvre, d'anis, de
cannelle, de citron, de lavande, de mélisse, de menthe poivrée, de romarin, d'angélique, etc. On les
prépare dans des proportions variées. Le plus ordinairement, sur cent parties d'alcool on prend dix à
cinquante parties de baies de genévrier, cinq à vingt
parties de semence d'anis, dix à quinze de cannelle,
dix à vingt de zeste frais de citron, vingt parties et
plus de fleurs de lavande, autant de sommités de mélisse officinale, de menthe poivrée, de romarin officinal; quinze à vingt parties de racine d'angélique, etc.;
quant au cochléaria officinal frais, on en prend partie

égale, le double, ou même dix-huit parties, sur une d'alcool à 20° + o.

La solution alcoolique des huiles volatiles, ou le produit de la distillation alcoolique des plantes qui contiennent ces huiles, peuvent être administrés directement dans un peu d'eau ou de vin ; il est pour cela convenable que le médecin connaisse le degré de concentration de l'alcool, et les proportions qui ont été employées ; quelquefois on les convertit à l'état de ratafiat ; on les mêle alors avec o, 1, o, 2, o, 5, ou partie égale de leur poids de sucre blanc pulvérisé ou de sirop, et quantité suffisante d'eau ; on conserve ce mélange pendant quelques jours dans des vaisseaux bien bouchés, et on filtre lorsque l'union est intime. Leur dose n'est pas rigoureuse. Il est quelques eaux spiritueuses composées trèsusitées : telles sont principalement celles de mélisse, de menthe, de lavande. Leur composition varie selon les codes pharmaceutiques. On les administre de la même manière que les eaux spiritueuses simples.

Lorsqu'on veut recourir à l'infusion aqueuse, on la fait à vaisseau clos ; les proportions n'ont pas besoin d'être rigoureuses ; elles sont en général de cinq à vingt parties sur cent d'eau bouillante : on peut aller plus loin si on veut avoir un liquide plus saturé. On édulcore ces liquides convenablement ; quelquefois on les convertit à l'état sirupeux en y faisant dissoudre, au bain-marie, le double de leur poids de sucre blanc pulvérisé ; mais cela est le plus souvent inutile, et, si on y a recours, il faut préparer ces infusions dans des proportions plus grandes. Lorsqu'on emploie l'alcool, on a recours à la macération ou à la digestion ; l'alcool

à 8 ou 10° + o est ordinairement suffisant. En pré-
nant les proportions que je viens d'indiquer, on peut
préparer ces médicamens d'une manière extemporanée. On entretient souvent la macération pendant
douze à vingt jours, et jusqu'à ce que l'alcool soit
pleinement saturé ; mais on parvient plus promptement au même résultat, et on obtient un liquide plus
agréable, en augmentant les proportions et en ayant
recours à une macération de six à douze heures. Les
macérations alcooliques aromatiques le plus ordinairement employées sont celles de sommités d'armoise,
d'absinthe, de cannelle, d'écorce d'orange, de racine
d'aunée. On les administre étendues dans un peu
d'eau ou de vin ; quelquefois on les convertit à l'état
de ratafiat, en procédant de la manière indiquée pour
les eaux spiritueuses aromatiques. Leur dose n'est
pas rigoureuse.

Les extraits aqueux et alcooliques de ces plantes
sont plus ou moins privés de l'huile volatile, et par
conséquent des propriétés qui dépendent de la présence de cette dernière.

Lorsqu'on veut employer les végétaux aromatiques en substance, et qu'on fait usage de leur poudre, il faut que celle-ci soit préparée récemment :
on peut du reste l'administrer en suspension, sous
la forme de pilules, de bols, d'électuaire, et quelquefois sous celle de pastilles. Ces formes ne présentent rien de particulier, et on les prépare d'après
les principes exposés plus haut. Leur dose est d'un
demi, d'un à plusieurs grammes (9, 18 à 36 grains
et plus).

Les huiles volatiles déterminent une excitation tonique prompte, intense, mais momentanée ; on éprouve de la chaleur dans les voies de la déglutition et dans l'estomac ; le pouls devient plus fréquent, la chaleur générale augmente, et les différentes sécrétions et exhalations sont plus abondantes que dans l'état normal. Si ces huiles ne sont pas suffisamment étendues, elles peuvent enflammer les tissus qu'elles touchent ; outre cela elles peuvent exercer une action sédative sur les propriétés animales, ainsi que sur la contractilité organique sensible. On emploie comme toniques les huiles volatiles et les végétaux qui les contiennent, dans tous les cas qui exigent les conditions que je viens d'exposer, c'est-à-dire, lorsqu'il faut déterminer une excitation tonique prompte, intense, laquelle s'étende généralement à tout l'organisme, et surtout au cœur et à l'encéphale.

Parmi ces corps médicamenteux il en est dont l'usage est plus particulièrement consacré, soit parce qu'ils réunissent la durée d'action à la promptitude, soit parce qu'ils paraissent exciter de préférence certains organes, ou favoriser plutôt tel effet secondaire que tel autre.

Labiées aromatiques.

On n'emploie que leurs fleurs, leurs feuilles, et le plus ordinairement leurs sommités. Celles dont on fait usage sont :

les feuilles de sauge (*salvia officinalis*, L.),

de romarin (*rosmarinus officinalis*, L.) ;

les sommités de lavande (*lavandula spica*, L.),

de mélisse (*melissa officinalis*, L.),

les **sommités** de menthe crépue (*mentha crispa*, L.),

de menthe poivrée (*mentha piperita*, L.),

de pouliot (*mentha pulegium*, L.),

de basilic (*ocymum basilicum*, L.),

de thym (*thymus vulgaris*, L.),

de serpollet (*thymus serpillum*, L.),

de petit chêne (*teucrium chamædris*, L.),

d'ivette (*teucrium chamæpytis*, L.),

de germandrée d'eau (*teucrium scordium*, L.),

de marjolaine (*origanum majorana*, L.),

d'origan (*origanum vulgare*, L.),

de lierre terrestre (*glecoma hedera terrestris*, L.),

de marrube (*marrubium vulgare*, L.);

les fleurs d'ortie blanche (*lamium album*, L.).

On les emploie rarement en substance, si ce n'est quelquefois les *teucrium chamædris* et *chamæpytis*. Leur dose est d'un à plusieurs grammes (18 à 36 grains et plus).

Le plus ordinairement ont fait usage de leur infusion aqueuse. Celle-ci peut être préparée dans les proportions déjà indiquées. L'alcool est rarement employé pour leur solution partielle. Les eaux distillées les plus ordinaires sont celles de sauge officinale, de mélisse officinale, de menthes crépue et poivrée. Leur dose n'est pas rigoureuse.

On emploie isolément l'huile volatile d'un grand nombre d'entre elles : telles sont celles de lavande

de romarin officinal, de menthe poivrée, de menthe
crépue, de sauge officinale, de menthe pouliot,
de thym vulgaire. Les plus actives de ces plantes
sont la sauge officinale, la menthe poivrée, le teucrium chamædrys et le teucrium chamæpytis : aussi
sont-elles quelquefois employées contre les fièvres
intermittentes ordinaires. Le lierre terrestre, la
sauge officinale, le marrube vulgaire, l'hyssope officinal, etc., sont plus particulièrement usités pour exciter l'organe pulmonaire. L'infusion aqueuse de sauge
officinale, etc., est fréquemment en usage pour exciter l'organe cutané, surtout lorsqu'on veut favoriser
la transpiration, la réapparition ou la permanence
de phlegmasies cutanées.

Flosculeuses et radiées aromatiques (corymbifères).

Parmi les flosculeuses, on emploie
les sommités d'armoise (*artemisia vulgaris*, L.),
d'absinthe (*arthemisia absinthium*, L.);
les semences et les sommités de tanaisie (*tanacetum
vulgare*, L.).
Parmi les radiées, on fait usage
les sommités de camomille romaine (*anthemis nobilis*, L.),
de camomille vulgaire (*matricaria
camomilla*, L.),
de matricaire (*matricaria parthenium*,
L.),
de millefeuille (*achillea millefolium*,
L.);
les fleurs et de la racine d'arnica (*arnica montana*, L.);
le la racine d'aunée (*inula helenium*, L.).

On peut employer ces différens végétaux en substance ; on les administre directement en poudre ou
sous la forme de bols et d'électuaire : leur dose est
d'un demi, d'un à plusieurs grammes (9, 18 à 36
grains et plus).

Leur infusion aqueuse peut être préparée d'après
les proportions indiquées ; leur macération alcoolique
n'est point ou que peu usitée , si on en excepte celles
de sommités d'absinthe, de racine d'aunée : elles
peuvent être faites dans les mêmes proportions. On
emploie spécialement l'eau distillée de camomille
vulgaire. On se sert isolément de l'huile volatile de
camomille vulgaire, d'absinthe, de tanaisie vulgaire.
Leur dose n'est pas rigoureuse.

La plupart de ces substances jouissent à-la-fois
d'une propriété tonique prompte , intense et durable ; elles se rapprochent beaucoup, sous ce rapport,
de la sauge officinale , du teucrium chamædrys et du
teucrium chamæpytis. Plusieurs d'entre elles occasionnent facilement le vomissement : telles sont les
fleurs de camomille vulgaire , de camomille romaine, d'arnica de montagne, et surtout la racine de cette dernière plante. L'absinthe produit
quelquefois des vertiges , des étourdissemens : on
croit que son usage prolongé affaiblit la vue.

On les emploie lorsqu'il faut unir la promptitude
et l'intensité de l'excitation tonique à la durée. On y
a recours dans les cas de débilité gastrique et intestinale , dans les cas d'acidité , de flatulence , d'affections vermineuses , de catarrhe chronique. On en
fait aussi usage pour exciter généralement dans les
fièvres muqueuses et adynamiques, dans les phleg-

masies adynamiques, lorsque l'état d'affaiblissement des propriétés vitales n'est plus en rapport avec la période de la maladie et avec les circonstances individuelles. La plupart d'entre elles sont fréquemment employées contre les fièvres intermittentes non pernicieuses sans excitation très-notable. Les fleurs d'arnica de montagne ne paraissent pas exercer d'action différente des précédentes : elles en jouissent seulement à un plus haut degré. Stoll employait particulièrement la racine de cette même plante dans la diarrhée et la prostration qui surviennent durant le cours des fièvres adynamiques, dans la dysenterie adynamique, dans la consomption par excès de suppuration.

Ombellifères aromatiques.

Toutes les ombellifères odorantes ne peuvent être employées indifféremment ; car il en est quelques-unes qui déterminent facilement l'inflammation de l'estomac et la sédation des fonctions de l'encéphale. On fait plus particulièrement usage de leurs semences et de leurs racines. Les semences les plus usitées sont celles d'anis (*pimpinella anisum*, L.),

> de fenouil (*anethum fœniculum*, L.),
> de carvi (*carum carvi*, L.),
> de cumin (*cuminum cyminum*, L.),
> de coriandre (*coriandrum sativum*, L.).

On emploie plus rarement celles

> d'aneth (*anethum graveolens*, L.),
> de persil (*apium petroselinum*, L.),
> d'ammi (*ammi major*, L.),

de phellandrium aquatique (*phellandrium aquaticum*, L.).

Les racines les plus en usage sont celles

d'angélique, *angelica archangelica*, L.),

de livèche (*ligusticum livisticum*, L.),

d'impératoire (*imperatoria ostruthium*, L.).

On se sert plus rarement des tiges d'âche (*apium graveolens*, L.), et de la racine de persil (*apium petroselinum*, L.).

On peut employer en substance les semences et les racines des ombellifères citées; on se borne quelquefois à les enduire de sucre ; c'est ainsi qu'on le fait pour les semences d'anis, de fenouil, de coriandre cultivée, pour la racine d'angélique, pour les tiges d'âche. On confit ces différens corps en les plongeant dans du sucre cuit à la plume ; on les y maintient jusqu'à ce qu'ils aient pris de la fermeté ; on les laisse alors égoutter : fréquemment on les fait d'abord infuser dans de l'eau pendant un quart d'heure pour leur enlever un peu de leur âcreté.

Le plus ordinairement on administre ces semences et ces racines en poudre, soit en suspension dans un peu d'eau ou de vin, soit sous la forme de pilules, de bols ou d'électuaire. Leur dose en poudre varie d'un demi, d'un à plusieurs grammes (9, 18 à 36 grains et plus).

On emploie fréquemment leur infusion aqueuse, qu'on peut préparer dans des proportions variées; on se sert aussi de leur macération alcoolique : les proportions ordinaires sont de trois à quatre parties pour cent d'alcool à 10°+0. Les plus usitées sont celles d'anis, de fenouil, d'angélique. L'eau spiritueuse la plus accréditée est celle d'anis; on peut remplacer la distillation en dissolvant deux gouttes environ d'huile d'anis dans un kilogramme d'alcool. On administre les produits de la macération et de la distillation alcooliques directement ou étendus dans du vin, et quelquefois à l'état de ratafiat; on les prépare alors d'après les procédés exposés plus haut. Les eaux distillées les plus usitées sont celles d'anis, de fenouil; on peut aussi les préparer immédiatement avec les huiles volatiles de ces deux semences. Leur dose n'est pas rigoureuse.

On emploie isolément les huiles volatiles d'anis, de fenouil, de carvi. Ces huiles, lorsqu'elles ont été obtenues par expression, sont mêlées avec de l'huile fixe; on peut alors les employer à plus forte dose que les huiles volatiles pures.

Ces médicamens jouissent des propriétés toniques communes aux huiles volatiles aromatiques; néanmoins leur action est moins intense que celle des végétaux provenant des familles des radiées et flosculeuses. Le phellandrium aquatique, pris en grande quantité, occasionne quelquefois des étourdissemens, des vertiges; on l'a vu, chez des phthisiques, provoquer l'hémoptysie. On emploie ces médicamens pour exciter l'estomac et l'intestin dans les cas de flatulence, pour exciter l'organe pulmonaire dans la troisième période du catarrhe aigu et dans le catarrhe chronique. On croit avoir observé que les semences d'anis et de fenouil exercent une action spéciale sur les mamelles, favorisent leur travail sécrétoire, et que le lait en prend l'odeur. Ces dernières semences sont particulièrement usitées dans beaucoup de cas de flatuosités. Il n'est pas démontré que celles de phellandrium aquatique aient une influence marquée sur la suppuration des organes ulcérés, ainsi que quelques médecins le croient.

Badiane (*illicium anisatum*, L.).

Ces semences exotiques, quoique d'un ordre de plantes différent, ont cependant l'odeur des semences d'anis, mais à un degré moindre ; aussi peuvent-elles être facilement abandonnées : on peut d'ailleurs les administrer de la même manière, aux mêmes doses, et dans les mêmes cas.

Fleurs de sureau (*sambucus nigra*, L.).

On administre l'infusion aqueuse de ces fleurs. Son action est très-analogue à celle des médicamens qu'on prépare avec les végétaux de la famille des ombellifères ; elle est peu intense. On l'emploie particulièrement lorsqu'on veut exciter l'action de l'organe cutané et celle des poumons.

Fleurs de tilleul (*tilia europæa*, L.).

On emploie ordinairement les fleurs et les bractées ; on en prépare une infusion aqueuse dont l'action est analogue à celle de la plupart des plantes de la famille des ombellifères ; elle est peu intense ; les bractées déterminent quelquefois des coliques aux tempéramens très-susceptibles ; on est alors obligé de les enlever. Cette infusion est moins employée pour déterminer une excitation qu'une action légèrement sédative.

*Huile volatile d'oranger (citrus aurantium, L.)
et de citron (citrus medica, L.).*

Écorce d'orange. Elle doit être débarrassée de la pellicule blanche qui est à son intérieur. On peut l'employer en substance, et faire usage du produit de sa solution particlle, et de son huile volatile. On peut faire mâcher cette écorce, la confire comme la racine d'angélique; on peut employer sa poudre, la mêler avec partie égale de sucre, et l'administrer ainsi, ou lui donner la forme de pastilles, à l'aide de quantité suffisante de mucilage de gomme adragant. On peut aussi faire prendre cette poudre sous la forme de pilules ou d'électuaire à l'aide de quantité suffisante de sirop ou de miel. Sa dose est d'un à plusieurs grammes (18 grains à un gros et plus).

On prépare son infusion aqueuse à vaisseau clos. On emploie ordinairement dix à vingt parties de cette écorce divisée pour cent parties d'eau bouillante; on édulcore ce liquide convenablement. On prépare la macération alcoolique à l'aide de deux parties de cette écorce sur cent parties d'alcool à 10° +o. On peut administrer ce liquide étendu dans de l'eau ou dans du vin, ou à l'état de ratafiat. On prépare l'eau distillée avec l'écorce fraîche et quantité suffisante d'eau. Sur une partie, on distille ordinairement cinq parties d'eau. La proportion qu'on emploie pour préparer l'eau spiritueuse est de dix à vingt parties pour cent parties d'alcool.

On peut employer l'huile volatile de la manière indiquée pour les huiles volatiles en général. Lorsqu'on ne peut s'en procurer d'isolée, on peut l'extraire extemporanément; il suffit de frotter l'orange contre du sucre : on réduit celui-ci en poudre lorsqu'il en est suffisamment chargé.

L'écorce d'orange est en général moins employée pour déterminer l'excitation tonique que pour aromatiser convenablement les amers, le tannin, les ferrugineux. Elle jouit des mêmes propriétés que les amers aromatiques : on peut l'employer dans des circonstances analogues et à la même dose.

Ecorce de citron. On peut l'administrer de la même manière que l'écorce d'orange : elle jouit des mêmes propriétés.

Feuilles de citron oranger. On peut employer leur poudre, qu'on administre soit directement en suspension dans un peu d'eau ou de vin, soit sous la forme de pilules, de bols ou d'électuaire. Leur dose est d'un demi, d'un à plusieurs grammes (9, 18 à 56 grains et plus). On prépare leur infusion aqueuse à vaisseau clos, dans la proportion d'une à deux parties sur dix parties d'eau bouillante. La macération alcoolique, l'eau distillée et l'eau spiritueuse ne sont point usitées. L'extrait aqueux a perdu toute son huile volatile.

Les feuilles de citron oranger sont amères et aromatiques; elles jouissent des mêmes propriétés que l'écorce d'orange, mais à un degré plus faible; on les emploie dans tous les cas qui indiquent l'emploi de l'huile volatile et des amers.

Fleurs d'oranger. On n'emploie ordinairement que leur eau distillée simple et leur eau spiritueuse. Pour les préparer on prend les fleurs à demi-épanouies et fraîches, on en sépare les calices et les corolles, on distille les uns et les autres avec le double de leur poids d'eau, ou la moitié de leur poids d'alcool. L'eau distillée, qui équivaut en quantité aux fleurs employées, porte le nom de double. On administre ces produits de la manière indiquée plus haut. L'huile volatile est rarement employée; elle peut être administrée comme les huiles volatiles en général.

Ces médicamens jouissent des propriétés communes aux huiles volatiles; on les emploie surtout pour aromatiser.

Café (*coffea arabica*, L.).

On emploie ces semences torréfiées. On peut faire prendre leur poudre soit en suspension aqueuse, soit sous la forme de bols ou d'électuaire; leur dose est d'un à plusieurs grammes (18 à 56 grains et plus). On fait souvent usage de leur infusion aqueuse; l'opération doit être faite à vaisseau clos; on emploie des proportions variées.

La poudre et l'infusion aqueuse du café déterminent une sensation agréable de chaleur dans l'estomac; elles augmentent l'action digestive et excitent généralement non-seulement la circulation, mais encore les fonctions de l'entendement. Le café peut, à trop grande dose, ou même à la dose ordinaire, chez les individus d'un tempérament nerveux très-susceptible, occasionner des insomnies opiniâtres, le tremblement, des paralysies partielles, des hémorrhagies, etc.

On emploie particulièrement le café pour faciliter la digestion, exciter les fonctions de l'entendement,

éloigner le sommeil ; on en fait usage pour exciter
tout l'organisme, surtout dans le cas de fièvres intermittentes entretenues par un état de débilité. On connaît l'influence de l'habitude à son égard (1).

The (*thea bohea et viridis* , L.).

Quoique les différens thés du commerce, ainsi que
l'a démontré M. Desfontaines, proviennent de la
même espèce de plante, ils diffèrent néanmoins entre
eux, selon la manière dont ils ont été récoltés, desséchés, et selon qu'il s'est écoulé plus ou moins de
temps depuis leur récolte. Il sont fréquemment sophistiqués : aussi est-il difficile d'apprécier au juste
leurs effets sur l'organisme. En général on ne doit employer que le thé qui a été conservé pendant une ou
deux années. On l'emploie rarement en poudre. Le
plus souvent on fait usage de son infusion aqueuse ; on
rejette ou non le produit de la première, et même
quelquefois celui de la seconde infusion, selon que
l'on redoute plus ou moins son action sur le système
nerveux : on le prend seul, et convenablement édulcoré, ou coupé avec du lait.

L'action que le thé exerce sur l'organisme est très-

-----

(1) Le café me paraît être trop négligé comme médicament ;
c'est un puissant tonique et un des meilleurs excitans des fonctions du cerveau ; il est très-utile dans les lésions de cet organe
occasionnées par les substances narcotiques. Il peut, à la vérité,
chez les individus très-irritables, déterminer des accidens ; mais
M. Schwilgué les a un peu trop exagérés ; il n'est nullement
probable que le café, même à très-forte dose, ait jamais produit
ni paralysies ni hémorrhagies. *P. H. N.*

subordonnée à l'idiosyncrasie et à l'habitude. Lettsom a vu un gramme (18 grains) de thé en poudre, pris trois à quatre fois par jour, produire, quelques heures après, une débilité générale, la diminution de la température animale, et provoquer la tendance au sommeil, ainsi que la transpiration; quelquefois il survenait des nausées, et la transpiration était en raison de celles-ci. Lorsqu'on augmentait la dose, on éprouvait un sentiment de malaise et de pesanteur à l'épigastre, des nausées, une ou plusieurs selles. L'infusion aqueuse, prise modérément, excite le ton de l'estomac, produit quelquefois un bien-être général; elle augmente la transpiration cutanée ou la sécrétion urinaire, selon qu'on est dans une atmosphère chaude ou froide. Elle peut produire des accidens variés chez les individus qui sont d'un tempérament nerveux très-susceptible et très-mobile, surtout lorsque l'estomac participe à cet état et qu'on en fait usage à jeun. Ces accidens sont des vertiges, un état de stupeur, le narcotisme, une gaîté ou une tristesse non habituelles, une faiblesse générale, des tremblemens, et quelquefois des convulsions; ce sont l'anxiété, un sentiment de pesanteur dans l'estomac, la perte de l'appétit, des flatuosités, la fréquence ou la lenteur du pouls. On assure l'avoir vu provoquer des attaques d'hystérie et d'hypochondrie. On sait combien on a exalté ses dangers, et que de maux on lui a attribués. L'eau abondante tiède qui lui sert de véhicule peut nuire à beaucoup d'individus. Le thé qui est conservé depuis long-temps est moins propre à occasionner le narcotisme que l'autre, le thé bohéa moins que le thé vert, la décoction aqueuse moins que l'infusion, le produit

de la première infusion plus que les produits subséquens. De nos jours on emploie moins le thé comme
médicament que comme boisson, dont on fait usage
le matin.

Racine de valériane (valeriana officinalis , L.).

Cette racine est souvent mal conservée dans les
officines ; la propriété qu'elle a d'attirer les chats peut
servir pour reconnaître si elle est de bonne qualité.
On emploie sa poudre en suspension dans un peu
d'eau ou de vin, incorporée dans un corps mou, ou
réduite soit en bols, soit en électuaire : sa dose est
d'un demi-gramme, d'un à plusieurs grammes (9,
18 à 36 grains et plus). On prépare son infusion
aqueuse à vaisseau clos, et dans la proportion de dix
à vingt parties sur cent parties d'eau bouillante. On
prépare sa macération alcoolique dans la proportion
de dix à quinze parties sur cent parties d'alcool à
10° + o. Les pharmacopées d'Edimbourg, de Londres et de Berlin composent avec cette racine pul-
vérisée une macération alcoolo-ammoniacale dans la
proportion de dix à quinze parties sur cent d'alcool
ammoniacal ; on l'administre dans du vin, à la dose
d'un à deux grammes et plus (18 à 36 grains et plus).
L'eau distillée et l'esprit de valériane ne sont point
usités ; son extrait aqueux est presque dénué de propriétés.

Les médicamens préparés avec cette racine exercent une action tonique prompte, intense et momentanée, locale et générale. On les emploie principalement dans les névroses ; ils peuvent de même
convenir dans les fièvres adynamiques et ataxiques,

dans les phlegmasies compliquées de ces deux fièvres ; en un mot, dans la plupart des cas qui indiquent l'usage du camphre.

Racine de serpentaire de Virginie (aristolochia serpentaria , L.).

A l'exception de la macération alcoolo-ammoniacale, on l'administre de la même manière et aux mêmes doses que la racine de valériane officinale. Elle exerce une action analogue ; on l'emploie dans les mêmes circonstances : comme elle est exotique, elle peut être facilement suppléée par la racine précédente.

Racine de contrayerva (dorstenia contrayerva , L.).

Même observation que pour la racine précédente.

Racine de canne aromatique (acorus calamus , L.).

On administre sa poudre récemment préparée, tantôt en suspension dans de l'eau ou du vin, tantôt sous la forme de bols ou d'électuaire : sa dose est d'un à plusieurs grammes (18 à 36 grains et plus). On prépare son infusion aqueuse à vaisseau clos avec une ou deux parties de cette racine divisée sur dix parties d'eau bouillante. On fait quelquefois usage de sa macération alcoolique qu'on prépare dans la même proportion. On donne aussi quelquefois cette racine à l'état de condit. Son extrait aqueux est inerte. Son eau distillée et son huile volatile sont peu usitées.

Ces médicamens jouissent d'une action tonique prompte, intense, mais momentanée, tant locale que

générale. On les emploie dans les cas de débilité gastrique, dans les phlegmasies chroniques des membranes muqueuses de l'intestin, des bronches, ainsi
que dans la troisième période des phlegmasies aiguës
de ces mêmes membranes; dans le cas de fièvres intermittentes qui coexistent avec un état de débilité
générale; dans les hémorrhagies passives, les affections vermineuses, etc.

CRUCIFÈRES.

On emploie particulièrement
les herbes de cochléaria officinal (*cochlearia officinalis*, L.),
    de cresson de fontaine (*sisymbrium nas-
turtium*, L.);
l'herbe de cresson alénois, ou passerage cultivée
(*lepidium sativum*, L.);
la racine de raifort sauvage (*cochlearia armoracia*, L.);
les semences de moutarde noire (*sinapis nigra*, L.);
et plus rarement
les herbes de cardamine des prés (*cardamine pratensis*, L.),
    de vélar alliaire (*erysimum alliaria*, L.).
Comme ces différens végétaux perdent leurs propriétés médicales par la dessiccation, on est obligé de
les employer à l'état frais, et de les soumettre à des
préparations qui n'altèrent point leur nature médicamenteuse. On peut manger en salade le cochléaria
officinal, la passerage cultivée, le cresson de fontaine; on fait avaler entièrement les semences de

moutarde noire (1); on coupe la racine de raifort sauvage en petits morceaux sans l'écraser, et on en avale, sans mâcher, environ une cuillerée ordinaire. On a observé que ces deux dernières substances peuvent être de cette manière administrées en grande quantité, sans qu'on ait à craindre l'inflammation de la membrane muqueuse du conduit alimentaire.

On fait maintenant peu d'usage des conserves de cochléaria officinal; la quantité de sucre qu'elles contiennent est trop grande, et l'on peut d'ailleurs se procurer cette plante dans presque toutes les saisons de l'année.

On emploie le suc de cochléaria officinal, de cresson de fontaine, de passerage cultivée; quelquefois même on unit ces trois substances. Pour préparer ce suc, on lave les plantes, on les coupe menu, on les pile dans un mortier de marbre avec un pilon de bois, sans addition d'eau; on exprime fortement; on clarifie le suc soit par filtration, soit à l'aide des acides ou de l'alcool; et on filtre dès que la clarification est achevée. On administre ces sucs directement, à la dose d'un à deux hectogrammes environ (3 à 6 onces). Quelquefois on les convertit à l'état sirupeux en y dissolvant, au bain-marie et à vaisseau clos, le double de leur poids de sucre blanc pulvérisé : on administre ce sirop par cuillerées, seul ou étendu dans le l'eau.

On n'emploie pas l'infusion aqueuse de ces plan-

---

(1) Ces semences ne paraissent pas se briser dans le conduit alimentaire; elles sont rejetées avec les excrémens sous leur forme ordinaire.

tes. On les fait rarement macérer dans l'alcool; il
faut en excepter la racine de raifort; on l'emploie
fraîche ou sèche, et convenablement divisée; dans le
premier cas, on se sert de l'alcool à 20°+o, et de l'alcool à 10°+o dans l'autre. On emploie cette racine
en plus grande quantité lorsqu'elle est sèche. M. Parmentier prend, sur dix parties d'alcool, deux parties
de cette racine fraîche, ou 2,7 de celle qui est sèche;
il y ajoute 0,015 d'écorce d'orange. On étend cette
macération alcoolique dans de l'eau ou dans du vin.
M. Parmentier en mêle trois à cinq parties dans cent
parties de vin blanc, et il fait prendre ce mélange
à la dose de 3o grammes (une once).

On fait usage de l'eau distillée et de l'esprit de
cochléaria officinal et de raifort sauvage. Pour obtenir
l'eau de la distillation immédiate, on choisit les feuilles
de cochléaria qui sont fraîches, et ont été cueillies
au moment de la floraison; on les coupe menu; on
coupe par tranches la racine fraîche de raifort sauvage; on la pile très-promptement dans un mortier de marbre, à l'aide d'un pilon de bois, et on
distille ces substances selon les règles exposées plus
haut. On prépare l'eau distillée avec partie égale
d'eau : la distillation doit être faite au bain-marie.
On n'emploie en général que l'eau distillée de cochléaria officinal; on l'administre seule ou étendue d'eau,
et convenablement édulcorée. Quant aux distillations
alcooliques, les codes pharmaceutiques les préparent
dans des proportions variées, depuis parties égales
jusqu'à dix-huit parties de ces plantes sur une d'alcool à 20°+o. L'esprit de cochléaria officinal est le
plus employé; on peut l'administrer de la même ma-

nière que la macération alcoolique de raifort sauvage ; on peut aussi le mettre à l'état de ratafiat.

Les crucifères que je viens d'exposer, et les médicamens qu'on prépare avec elles, jouissent d'une action tonique très-évidente, mais momentanée, laquelle s'étend de l'estomac à tout l'organisme. Ils irritent la gorge, augmentent la sécrétion de l'urine ; à grande dose, ils déterminent fréquemment la purgation et même le vomissement ; ils peuvent enflammer la surface muqueuse du conduit alimentaire.

On les emploie pour exciter généralement dans le scorbut, dans différens cas d'hydropisies atoniques idiopathiques ; on en fait usage dans la paralysie, les rhumatismes chroniques, contre les accès de fièvres intermittentes. Les semences de moutarde noire sont souvent, dans ces derniers cas, employées en substance, à la dose de 10 à 15 grammes ($2\frac{1}{2}$ à 4 gros).

Beccabunga (*veronica beccabunga*, L.).

Cette plante, quoique d'un ordre différent, a néanmoins quelques propriétés qui la rapprochent des crucifères ; mais elle en jouit à un plus faible degré ; elle ne doit, sous ce rapport, être employée que lorsqu'on ne peut se procurer les précédentes. Son mode d'administration est le même.

ALLIACÉES.

On emploie particulièrement leurs bulbes, surtout ceux d'ail et de scille.

Bulbe d'ail (allium sativum , L.).

On l'emploie à l'état frais ; quelquefois on le coupe menu et on l'administre directement ; d'autres fois on en extrait le suc absolument de la même manière que celui des crucifères ; on le clarifie et on l'administre seul ou à l'état sirupeux. On ne fait pas ordinairement usage de sa macération alcoolique, ni des produits de sa distillation soit aqueuse, soit alcoolique ; on pourrait cependant y avoir recours. On peut administrer l'huile volatile isolément, et de la même manière que les huiles volatiles en général ; mais son administration exige beaucoup de prudence, car elle peut enflammer l'estomac.

L'action tonique de l'ail cultivé se rapproche beaucoup de celle des crucifères ; elle est très-intense, mais momentanée ; les médicamens préparés avec ce bulbe augmentent l'appétit, accélèrent la digestion, excitent les organes rénaux, pulmonaire, cutané ; ils communiquent leur odeur à la plupart des liqueurs excrétées et exhalées ; ils peuvent déterminer l'inflammation de la membrane muqueuse alimentaire, s'ils ne sont pas convenablement étendus.

On emploie le bulbe d'ail cultivé dans les mêmes cas que les crucifères, et surtout dans les mêmes circonstances que les semences de moutarde noire et la racine de raifort sauvage.

Ceux de rocambole (*allium scorodoprasum* , L.), d'oignon (*allium cepa* , L.), d'échalotte (*allium ascalonicum*, L.) , d'ail fistuleux(*allium fistulosum*, L.), de ciboule (*allium schœnoprasum* , L.), sont moins employés comme médicamens ; ils jouissent des mémes propriétés que l'ail cultivé, mais à un degré plus faible. On peut y recourir dans le cas où l'action de ce dernier est trop forte, ou lorsqu'on ne peut se le procurer.

Bulbe de scille (scilla maritima , L.).

On l'emploie ordinairement desséché ; mais la dessiccation doit être faite avec beaucoup de soin, si on ne veut pas entièrement priver ce bulbe de ses propriétés médicales. On l'administre en substance et à l'état pulvérulent. La poudre doit être récemment préparée, et conservée dans des flacons de verre bien bouchés. On la fait prendre seule ou mêlée avec dix-neuf à quarante-neuf fois son poids de sucre. On peut lui donner la forme de pastilles, à l'aide de quantité suffisante de mucilage de gomme adragant. On prépare les pilules à l'aide de quantité suffisante de sirop ou de miel. La dose de scille maritime en substance est de 5 centigrammes (un grain), qu'on renouvelle à des distances variées.

On emploie aussi les macérations aqueuse, acéteuse et alcoolique. On peut préparer la macération aqueuse dans la proportion de cinq à dix parties sur cent parties d'eau ; une macération de six à douze heures est suffisante : on l'édulcore convenablement. On prépare la macération acéteuse avec du vinaigre ; il serait préférable de prendre de l'acide acétique qu'on aurait étendu à un degré déterminé. Les proportions qu'on emploie ordinairement sont de sept à onze parties sur cent de vinaigre. On entretient la macération et même la digestion jusqu'à ce que les squammes de scille soient bien gonflées; on passe avec expression. Cette macération acéteuse doit être préparée récemment; on y ajoute ordinairement 0,05 d'alcool à 20° + 0. On convertit fréquemment le vinaigre scillitique à l'état sirupeux : à cet effet, on peut, au bain-marie et à vaisseau clos, faire dissoudre le double ou 1,9 fois de son poids de sucre blanc pulvérisé; on emploie le plus ordinairement du miel au lieu de sucre; mais c'est à tort : dans ce cas, on fait liquéfier deux à quatre parties de miel avec une partie de vinaigre scillitique; l'opération doit être faite dans un vaisseau de faïence et à une douce chaleur : on évapore jusqu'à consistance sirupeuse; on écume et on passe à travers le blanchet. On administre ce sirop de vinaigre scillitique, ou cet oxymel scillitique, seul par cuillerées, ou étendu dans un peu d'eau.

On prépare ordinairement la macération alcoolique dans des proportions variées de cinq à quinze parties sur cent parties d'alcool à 10° + 0; on entretient la macération jusqu'à ce que les squammes soient absolument insipides. Pour administrer cet alcool, on l'étend dans de l'eau sucrée ou dans du vin blanc; on peut même le convertir à l'état de ratafiat, à l'aide de quantité suffisante de sucre : on le donne à petite dose. On n'emploie pas ordinairement l'eau distillée ni l'esprit de scille, quoiqu'on puisse, au moyen de la distillation, préparer un médicament scillitique très-actif (1).

____

(1) M. Schwilgué a omis de parler du *vin scillitique*. Je sais que, d'après le conseil de M. Parmentier, on pourrait lui

Les médicamens scillitiques excitent, à petite dose, le ton de l'estomac; ils rendent les digestions plus faciles. A dose un peu plus grande, ils occasionnent des nausées et même le vomissement. Comme cet effet survient plus ou moins facilement, selon le mode de dessiccation des squammes, le mode de préparation de différens médicamens scillitiques et la susceptibilité individuelle, il faut s'arrêter à la dose qui détermine des nausées; on administre à cet effet ces médicamens en petite quantité à la fois, et à des intervalles plus ou moins rapprochés. A grande dose, ils déterminent la purgation; ils peuvent même occasionner l'inflammation de la membrane muqueuse alimentaire. Ils paraissent ralentir le pouls, loin de l'accélérer; ils augmentent la sécrétion urinaire; ils produisent quelquefois même l'hématurie; ils paraissent faciliter et provoquer l'excrétion muqueuse des bronches dans les catarrhes pulmonaires atoniques, par exemple, dans le catarrhe chronique, et souvent dans la troisième période du catarrhe aigu : ils ex

substituer un mélange de teinture alcoolique de scille et de vin ; mais cette innovation qui, dans quelques circonstances, modifierait les propriétés des médicamens, n'est pas adoptée, et le vin scillitique conserve son rang parmi les vins médicinaux les plus usités. On le prépare avec six à sept parties de scille desséchée, coupée menu, et cent parties de vin d'Espagne (30 grammes ou une once de scille par 5 hectogrammes ou une livre de vin). On met macérer le mélange dans un mortier pendant trois ou quatre jours; on passe avec expression ; on filtre ensuite le vin que l'on conserve dans des bouteilles bien bouchées. La dose du vin scillitique est de 15 à 60 grammes (4 gros à 2 onces). *P. H. N.*

citent aussi notablement le système lymphatique. Leur usage long-temps continué débilite l'action digestive.

On les emploie souvent pour exciter l'action digestive de l'estomac , mais plus particulièrement pour augmenter le ton de l'organe pulmonaire, des reins et du système lymphatique.

Sucs concrets fétides.

Ces sucs proviennent d'ombellifères ; les plus accrédités sont :

l'assa fétida (*ferula assa fœtida*, L.),
le sagapénum ,
l'opoponax (*pastinaca opoponax*, L.),
l'ammoniacum (gomme ammoniaque),
le galbanum (*bubon galbanum*, L.).

On ne peut pas les employer à l'état pulvérulent, ils se grumèlent trop facilement. On les administre le plus ordinairement sous la forme de pilules, à cause de leur odeur désagréable : il suffit, à cet effet, de les triturer avec partie égale d'une poudre inerte, et d'y ajouter quantité suffisante de miel ou de sirop ; on peut également y parvenir en les pilant dans un mortier de fer convenablement échauffé : ils se ramollissent et prennent facilement la forme sphérique : il suffit, s'ils sont trop secs, d'y ajouter une petite quantité d'eau ou d'alcool. On doit déterminer la quantité de ces médicamens que contient chaque pilule.

On les emploie quelquefois en suspension dans l'eau : c'est surtout l'ammoniacum. On triture ces sucs concrets avec vingt parties de sucre et une demi-partie de poudre de gomme adragant; lorsque le mélange est intime, on y ajoute successivement cent parties d'eau : le suc se précipite à la suite, mais lentement. On peut même à la rigueur se passer de gomme adragant.

Pour pouvoir administrer ces sucs à l'état liquide, il est préférable de recourir à l'alcool à 25° + o. Ce liquide dissout l'huile volatile et la résine, et laisse les autres matériaux à nu ; il dissout promptement les matériaux solubles de o,2 à o,3 de son poids de ce suc. Pour en dissoudre une plus grande quantité, il faut entretenir la macération pendant un temps très-long. On peut administrer ce solutum alcoolique dans de l'eau sucrée; il prend une couleur blanche, mais ne précipite que lentement. Pour le doser, il suffit de savoir dans quelle proportion on a employé ces sucs relativement à une quantité déterminée d'alcool.

Les produits de la distillation aqueuse ou alcoolique de ces sucs ne sont pas usités, quoique ce soit le véritable moyen d'isoler leur matière médicamenteuse. On n'emploie pas non plus isolément leur huile volatile.

La dose de ces sucs concrets est de 25 centigrammes, d'un à plusieurs grammes ($4\frac{1}{2}$, 18 à 36 grains et plus). Leur action tonique est prompte, intense et momentanée ; ils déterminent un sentiment de chaleur dans l'estomac, augmentent la chaleur générale, la fréquence du pouls, la transpiration, l'urine, l'excrétion muqueuse des bronches, etc. A grande dose, ils déterminent de l'anxiété, la purgation ; ils peuvent exercer une action sédative sur les propriétés animales et la contractilité organique sensible.

On les emploie comme toniques dans les cas de débilité du conduit alimentaire, dans le catarrhe pulmonaire chronique, dans la coqueluche, les affections chroniques des viscères abdominaux, dans l'aménorrhée par atonie. L'assa fétida est plus particulièrement employé dans ce dernier cas, et l'ammoniacum dans le catarrhe pulmonaire chronique. L'odeur fétide de ces substances s'oppose souvent à leur emploi.

Térébenthines.

Les térébenthines les plus usitées sont celles du mélèse (*pinus larix*, L.) et de copahu (*copaifera officinalis*, L.).

On peut les administrer sous la forme de bols et d'électuaire, ou à l'état liquide. Pour leur donner la forme bolaire, on les triture avec quantité suffisante de poudre inerte ou de sucre finement pulvérisé. On leur donne la forme d'électuaire, en les mêlant par trituration avec le double ou le triple de leur poids d'un mélange composé de parties égales de jaune d'œuf et de sucre en poudre. Il suffit, pour les suspendre dans l'eau, d'ajouter successivement quantité suffisante d'eau au mélange précédent. On a rarement recours à l'alcool pour les dissoudre, quoique ce soit leur véritable dissolvant.

On peut employer isolément leur huile volatile, et l'administrer, comme les huiles volatiles en général, à la dose d'une à cinq gouttes.

La dose des térébenthines est de 25 centigrammes, d'un gramme et plus (4 $\frac{1}{2}$, 18 grains et plus), qu'on peut renouveler à des intervalles variés. Leur action tonique est très-marquée, prompte et momentanée. Elles déterminent de la chaleur et de l'âcreté dans la gorge, de la chaleur dans l'estomac ; si elles ne sont pas assez étendues, elles peuvent produire l'inflammation de la membrane muqueuse du conduit alimentaire. A trop grandes doses, et quelquefois même aux doses ordinaires, elles déterminent un malaise, l'anxiété, le vomissement, des coliques, la purgation ; elles augmentent la chaleur générale, la fréquence du pouls ; il y a quelquefois céphalalgie, toux, chaleur dans le thorax, palpitations, hémorrhagies variées, augmentation de la transpiration. Le phénomène le plus remarquable est la sécrétion d'une urine abondante, ayant l'odeur de violette ; quelquefois elles déterminent l'hématurie, une véritable phlegmasie de l'urètre, et d'autres fois la suppression subite du catarrhe urétral. Elles augmentent les accidens provenant de phlegmasies et d'ulcération des poumons et du rein, et peuvent déterminer l'hémoptysie.

On emploie les térébenthines pour exciter généralement l'organisme ; on y a recours surtout dans le rhumatisme chronique, les paralysies ; dans les catarrhes chroniques de l'urètre, de la vessie urinaire, des poumons ; on les a quelquefois employées dans le scorbut, dans l'hydropisie. J'indiquerai autre part l'emploi qu'on en peut faire pour augmenter la sécrétion de l'urine.

Les térébenthines doivent ces propriétés à l'huile volatile qu'elles contiennent ; elles sont insipides et inodores dès qu'on les en a privées par la distillation ; données à la dose de plusieurs grammes, elles ne déterminent alors aucun effet notable ; tandis que leur huile volatile administrée isolément occasionne tous les phénomènes énoncés plus haut. La térébenthine de copahu ne paraît avoir aucun avantage sur celle du mélèse; elle est d'ailleurs souvent sophistiquée. La térébenthine du pistachier ou de Chio (*pistacia terebinthus*) ne se trouve que très-rarement dans le commerce; elle est très-chère, fréquemment sophistiquée; et son action ne diffère pas de celle de la térébenthine commune.

Baies de genévrier commun (juniperus communis , L.).

On peut les faire avaler directement, sans ou après les avoir concassées; on les emploie plus rarement en poudre, parce qu'elles se pulvérisent difficilement. Leur poudre peut être donnée en suspension dans un peu d'eau ou de vin, ou sous la forme de pilules, de bols ou d'électuaire ; leur dose est d'un demi, d'un à plusieurs grammes (9, 18 à 36 grains et plus). On emploie plus fréquemment leur infusion aqueuse; on la prépare à vaisseau clos, avec des baies entières ou concassées, selon que le liquide doit contenir plus ou moins d'huile volatile ; les proportions ordinaires sont cinq à trente parties sur cent d'eau bouillante. Leur macération alcoolique n'est pas d'usage. Le code de Paris prépare leur eau distillée avec trois parties de ces baies entières sur dix parties d'eau dont on retire la moitié par la distillation. On prépare l'esprit de genièvre dans les proportions de trente à cinquante parties de baies sur cent parties d'alcool à 10° + 0. On administre leur huile volatile de la même manière et à la même dose que les huiles volatiles en général. Leur extrait aqueux par macération n'a pas d'autre propriété que les amers. La dose de ce médicament n'est pas rigoureuse.

Ces médicamens jouissent d'une action tonique intense, prompte et momentanée ; ils relèvent le ton de l'estomac, facilitent les digestions, augmentent la fréquence du pouls, la chaleur générale, la transpiration, et surtout la sécrétion de l'urine, et communiquent à celle-ci l'odeur de violette. Leur emploi inconsidéré peut occasionner la néphrite, l'hématurie, la strangurie.

On les emploie pour exciter le ton de l'estomac et de tout l'organisme, par exemple, dans les cas d'hydropisie, etc. ; on en fait surtout usage pour augmenter la sécrétion de l'urine, ainsi que je l'exposerai ailleurs.

Feuilles de sabine (juniperus sabina, L.).

On peut les administrer en poudre ; on fait prendre celle-ci étendue dans le double de son poids de sucre ou sous la forme de pilules ; sa dose est d'un demi-gramme, d'un à deux grammes (9, 18 à 36 grains), qu'on renouvelle à des distances variées. On peut aussi faire usage de leur infusion aqueuse ; on la prépare ordinairement avec quinze ou dix parties d'eau, et on l'administre par verres. La macération alcoolique n'est presque pas usitée. L'eau distillée n'est plus d'usage. On administre l'huile volatile de la même manière et à la même dose que les huiles volatiles en général.

A petite dose, ces médicamens déterminent de la chaleur dans l'estomac, excitent la digestion, augmentent la fréquence du pouls, la chaleur générale, la sécrétion de l'urine (quoique moins que les substances précédentes); ils favorisent fréquemment les exhalations sanguines auxquelles tendent certains organes. A grande dose, ils peuvent occasionner le vomissement, l'inflammation et l'hémorrhagie de la membrane muqueuse du conduit alimentaire; produire une fièvre intense, des hémorrhagies variées, telles que l'hémoptysie, l'hématurie, la ménorrhagie; déterminer la néphrite, l'ischurie, l'avortement et la mort.

On voit évidemment, d'après cela, combien l'emploi de cette plante est dangereux : aussi n'en fait-on usage ni pour relever le ton de l'estomac, ni pour exciter l'organisme en général; on ne doit l'employer qu'avec la plus grande prudence, lorsqu'il s'agit de favoriser l'éruption menstruelle; son action n'est pas constante·même à grande dose, et d'autres fois elle peut être dangereuse à dose moindre.

Sommités de rue (ruta graveolens, L.).

Il faut choisir cette plante avant la floraison : sa conserve doit être rejetée. Sa poudre doit être préparée récemment; on peut l'administrer directement ou en bols : sa dose est d'un demi-gramme, d'un à plusieurs grammes (9, 18 à 36 grains et plus). Le suc de cette plante est quelquefois employé; on le prépare sans ou avec addition d'eau, et on le laisse clarifier par filtration; sa dose est d'un demi, d'un à plusieurs hectogrammes ($1\frac{1}{2}$, 3 à 6 onces). On prépare son infusion aqueuse dans les proportions de cinq à dix parties d'eau bouillante; elle a une saveur désagréable. L'extrait aqueux paraît encore jouir des propriétés de la plante, mais à un plus faible degré : on l'administre de la même manière et aux mêmes doses que les extraits amers. L'eau distillée doit être préparée avec les feuilles fraîches : elle est peu usitée. L'huile volatile, de laquelle paraissent dépendre les propriétés de la plante, est employée à la même dose et de la même manière que les huiles volatiles en général.

L'excitation tonique, tant locale que générale, des médicamens préparés avec les feuilles de rue, est prompte, intense, mais momentanée. Ils exercent une action évidente sur les propriétés animales et sur la contractilité organique sensible du conduit alimentaire. Les feuilles fraîches peuvent occasionner l'inflammation.

On a recours à l'emploi de la rue, particulièrement dans les cas de coliques flatulentes, d'affections vermineuses, de maladies lentes des viscères abdominaux, du système lymphatique ; on l'emploie spécialement pour agir sur l'organe utérin et favoriser l'écoulement des menstrues et des lochies ; mais son action à cet égard n'est pas constante. Son odeur désagréable, sa saveur amère et nauséabonde empêchent d'y recourir dans beaucoup de cas.

Huile pyrozoonique rectifiée (*huile animale de Dippel*).

On l'administre ordinairement sur du sucre ou dans un peu d'eau sucrée. Sa dose est d'une à trente gouttes et plus. Son odeur désagréable et son prix élevé empêchent souvent d'y recourir. Elle jouit des mêmes propriétés que les huiles volatiles en général; elle excite les propriétés vitales organiques, et peut facilement déterminer la sédation des propriétés animales. On ne l'emploie guère pour exciter le ton des organes; c'est plutôt pour agir sur leurs propriétés animales (1).

---

(1) Il est inutile d'avoir recours, comme on le prescrivait anciennement, à la distillation de la corne de cerf pour retirer l'huile animale de Dippel. Toutes les matières animales qu'on distille à feu nu en donnent. Il s'en produit en conséquence en grande quantité dans les fabriques de muriate d'ammoniaque, et il suffit de la rectifier pour la rendre convenable à l'usage médical. Le prix de cette huile ne doit donc nullement empêcher d'y recourir; son emploi est trop négligé dans la médecine française; et c'est avec raison que M. Payen, docteur en médecine, a dernièrement appelé l'attention de ses confrères sur ce médicament. Il l'a administré dans diverses circonstances comme stimulant, et, d'après son invitation, les médecins de plusieurs hôpitaux de Paris en ont fait usage. Dans un mémoire que M. Payen a présenté sur cet objet à la Société de l'Ecole de Médecine de Paris, on y voit que les affections dans lesquelles il a employé ou fait employer l'huile animale de Dippel rectifiée sont : 1° la teigne, dont trois observations de guérison ont été constatées par MM. Chaussier et Delaporte; 2° des dartres et des ophthalmies scrophuleuses : elles ont cédé plus ou moins promptement à l'application de cette huile; 3° l'épilepsie : les accès ont été arrêtés chez trois malades; mais chez plusieurs autres, ils ont continué; 4° des rhumatismes goutteux aigus dans lesquels le médicament a eu un succès marqué. Depuis la présentation du mémoire de M. Payen, l'huile animale de Dippel a surtout été employée avec avantage dans les paralysies. Un jeune homme affecté du mal vertébral, maladie spécialement caractérisée par une paralysie plus ou moins complète des membres inférieurs, en fait depuis peu de temps usage, d'après les conseils de M. Chaussier, et il en a déjà obtenu des

Huile pyrosuccinique (huile de succin rectifiée).

On l'administre de la même manière, à la même dose et dans les mêmes cas que l'huile précédente ;

---

effets très-avantageux qu'il n'avait pu obtenir par le moxa et les autres stimulans. Quant au mode d'administration de l'huile animale de Dippel, il faut remarquer que cette huile est en partie soluble dans l'eau. Cette partie est, d'après M. Payen, un savonnul ammoniacal ; et en effet l'huile de Dippel contient de l'ammoniaque, et c'est à la faveur de cet alcali que la solution a lieu. Or, c'est cette solution qu'on a spécialement employée dans la plupart des cas cités : elle a été faite dans la proportion de 15 jusqu'à 60 gouttes par once d'eau (1 à 4 grammes pour 30 grammes d'eau, ou trois à douze parties sur cent). Cette dernière proportion est le point de saturation, de manière qu'en agitant de l'huile de Dippel en excès avec une donnée d'eau, on est sûr que celle-ci n'en dissolvera pas davantage. La solution qui ne contient que 15 gouttes d'huile par once d'eau, a a été administrée à l'intérieur depuis une demi-once jusqu'à une once et demie et deux onces. Celle qui est saturée n'a été employée qu'à la dose d'une cuillerée à café par jour ; mais il faut, relativement au degré de saturation de cette liqueur et aux doses auxquelles on l'administre, avoir égard à la constitution individuelle des malades ; car ce médicament a quelquefois produit, même à une dose très-modérée, la salivation, l'engorgement des glandes du cou et des aines, des sueurs, la diarrhée, des vomissemens, une fièvre momentanée. On a aussi administré l'huile de Dippel pure à la dose de 10, 20, 30 gouttes dans une émulsion. Dans la teigne, les dartres et les ophthalmies scrophuleuses, elle a été employée à l'extérieur ; dans la teigne et les dartres, c'est l'huile elle-même mêlée avec l'axonge qui a été employée ; et dans les ophthalmies scrophuleuses, on fait faire des lotions sur l'œil avec la solution aqueuse faite dans des proportions variées. *P. H. N.*

elle ne paraît avoir aucun avantage sur les huiles empyreumatiques en général.

Acide succinique.

On l'administre ordinairement sous forme pulvérulente et étendu dans du sucre. Sa dose est de 25 à 50 centigrammes ($4\frac{1}{2}$ à 9 grains); il agit comme les substances précédentes; il est très-cher et d'ailleurs souvent sophistiqué : il peut être abandonné.

Succin.

Ses propriétés médicales sont peu évidentes; sa macération alcoolique ne tient rien, ou que très-peu de substances en solution; sa macération éthérée n'a pas d'autres propriétés que l'éther ou l'alcool éthéré.

Huiles volatiles pyro-bitumineuses.

Elles sont dans les mêmes cas que l'huile pyro-succinique : elles sont peu employées.

Acide benzoïque.

On peut l'employer à l'état pulvérulent, et le mêler avec neuf, dix-neuf ou quarante-neuf fois son poids de sucre blanc. On peut donner à ce mélange la forme de pastilles à l'aide de quantité suffisante de mucilage de gomme adragant. On peut aussi administrer l'acide benzoïque en pilules, à l'aide de partie égale de poudre inerte et de quantité suffisante de sirop ou de miel. On peut l'administrer sous la forme d'électuaire à l'aide de dix à trente fois son poids de miel ou de sirop. On peut employer sa solution aqueuse convenablement édulcorée; l'eau peut, à froid, en dissoudre 0,01 de son poids, et à chaud 0,04. Quelquefois même on convertit ce liquide à l'état sirupeux, en y faisant dissoudre, au bain-marie et à vaisseau clos, le double de son poids de sucre blanc pulvérisé. Le sirop de Tolu, préparé d'après la formule des pharmacopées de Paris et de Londres, n'est qu'un sirop d'acide benzoïque : on l'administre seul ou étendu dans l'eau. On peut aussi se servir d'alcool comme dissolvant, d'autant plus que cet acide se dissout dans 15 parties d'alcool à 10° + 0 : on étend cet alcool dans un peu d'eau; on peut, à l'aide de quantité suffisante de sucre, le convertir à l'état de ratafiat; on gradue sa dose d'après la proportion d'acide benzoïque qu'il tient en solution, et d'après son degré de concentration.

La dose de cet acide est de 25 centigrammes, d'un demi-gramme à un gramme ($4\frac{1}{2}$, 9 à 18 grains). Son action tonique est intense, mais momentanée. Il détermine un picotement dans la gorge, de la chaleur dans l'estomac; augmente l'appétit, la chaleur générale; il rend la transpiration plus abondante, favorise la sécrétion muqueuse des bronches, par exemple, dans les catarrhes pulmonaires avec atonie locale. On l'emploie particulièrement pour exciter l'action pulmonaire dans la trosième période du catarrhe pulmonaire aigu et dans le catarrhe chronique. Il est moins employé de nos jours.

Baumes.

Les baumes qu'on emploie le plus fréquemment sont ceux de Tolu, du Pérou et le benjoin. Les deux premiers sont plus purs que le dernier. On peut les administrer à l'état pulvérulent. On peut leur donner la forme de pilules, de bols et d'électuaire, à l'aide de quantité suffisante de sirop ou de miel. Le produit de leur macération ou digestion dans l'eau n'est que de l'acide benzoïque. L'alcool peut les dissoudre entièrement : celui qui pèse 25° $+$ o dissout promptement jusqu'à la moitié de son poids de baume de Tolu ; on peut prendre la solution alcoolique dans de l'eau sucrée ; elle blanchit, devient laiteuse, mais ne précipite que lentement. On peut aussi la convertir à l'état sirupeux : c'est ainsi que la pharmacopée d'Edimbourg dissout quatre parties de baume de Tolu dans dix parties d'alcool rectifié, et l'étend ensuite dans mille parties de sirop chaud.

La dose des baumes est de 25 centigrammes, d'un gramme et plus ($4\frac{1}{2}$, 18 grains et plus). Ces médicamens exercent la même action tonique que l'acide benzoïque. A grande dose, ils déterminent un sentiment d'oppression dans l'estomac. Ils peuvent convenir toutes les fois qu'on se propose de déterminer une irritation générale. On peut les employer dans le même cas que l'acide benzoïque ; ils sont peu usités. J'ai plusieurs fois administré un à deux grammes de benjoin à l'approche d'accès de fièvres intermittentes tierces rebelles, et j'ai observé qu'il modifiait les accès, et les faisait cesser successivement, à-peu-près comme les toniques amers.

Écorce de cannelle (laurus cinnamomum, L.).

On peut l'employer en substance, la faire mâcher, ou la réduire en poudre, et l'administrer directement dans un corps mou, en suspension dans un peu de vin, et sous la forme de pilules ou d'électuaire. On mêle cette poudre avec partie égale, le double ou le triple de son poids de sucre; on peut l'administrer ainsi ou lui donner la forme de pastilles, à l'aide de quantité suffisante de mucilage de gomme adragant : la dose est de 25 centigrammes à un gramme ($4\frac{1}{2}$ à 9 grains) et plus. On emploie fréquemment l'infusion aqueuse et la macération alcoolique de cannelle. Les proportions peuvent varier; on emploie ordinairement cinq à dix parties de cannelle concassée pour cent parties d'eau ou d'alcool. M. Parmentier en emploie à-peu-près six parties sur cent parties d'alcool à 10° + 0; il y ajoute une partie environ de racine d'angélique. On peut administrer cette solution alcoolique seule ou l'étendre dans un autre liquide ; on l'étend fréquemment dans du vin : c'est ainsi que M. Parmentier en mêle deux parties et demie à cinq parties dans cent parties de vin rouge ; on peut y ajouter une quantité plus ou moins grande de sirop. On peut faire prendre ce liquide dans de l'eau sucrée, ou le convertir à l'état de ratafiat à l'aide de quantité convenable de sirop. On emploie fréquemment l'eau distillée et l'esprit de cette écorce. On prépare ordinairement la première dans les proportions de vingt parties de cannelle sur cent parties d'eau; et le deuxième dans celles de cinquante parties sur cent d'alcool à 10° + 0. On administre ces deux liquides purs ou étendus, et convenablement édulcorés; on convertit quelquefois l'eau distillée à l'état sirupeux, en y dissolvant, au bain-marie et à vaisseau clos, le double de son poids de sucre en poudre; on l'administre alors seule ou étendue dans de l'eau. On administre quelquefois le produit de la distillation alcoolique à l'état de ratafiat. On emploie fréquemment l'huile volatile de cannelle, et on l'administre de la manière indiquée plus haut.

La cannelle jouit d'une propriété tonique prompte et très-intense; elle détermine fréquemment de l'irritation dans la gorge, de la chaleur dans l'estomac; elle augmente la température générale et la fréquence du pouls.

On l'emploie pour relever le ton de l'estomac, faciliter la digestion, faire cesser le catarrhe intestinal chronique, etc. On l'unit souvent, comme aromate, aux amers, aux ferrugineux, au tannin, etc.

Cassia (laurus cassia, L.) , écorce de Winter (drymis Winteri, L.) , cannelle blanche (canella alba Murr.).

On peut administrer ces écorces de la même manière que celle de cannelle; elles jouissent de la même propriété; elles sont moins usitées.

Cascarille (croton cascarilla, vel clutia eluteria, L.).

On peut employer sa poudre, soit en suspension, soit sous la forme de bols ou d'électuaire; sa dose est d'un demi-gramme, d'un à plusieurs grammes (9, 18 à 36 grains et plus). On peut aussi faire usage de son infusion aqueuse et de sa macération alcoolique ; on les prépare ordinairement dans les proportions de dix à vingt parties sur cent parties de véhicule. Son eau distillée n'est point usitée. L'extrait aqueux n'a pas d'autres propriétés que les amers.

Cette écorce jouit d'une action tonique qui a quelque analogie avec celle de la cannelle. On l'emploie pour relever le ton de l'estomac et pour aromatiser certains médicamens. Son emploi contre les fièvres intermittentes ne présente rien de particulier ; beaucoup de fièvres ont résisté à son usage et ont cédé à celui du quinquina, et elle a été inefficace dans les cas où le quinquina avait été employé sans succès.

Muscade, macis (*myristica moschata et tomentosa*, THUNBERG).

On peut employer leur poudre de la même manière et à la même dose que celle de la cannelle. On peut également faire usage des produits de leur infusion aqueuse, de leur macération et de leur distillation alcooliques : on y a cependant rarement recours. L'huile volatile de muscade est unie à une huile fixe ; on peut l'administrer comme les huiles volatiles en général.

L'action de ces deux substances est très-analogue à celle de l'écorce de cannelle. La muscade, à grande dose, a quelquefois déterminé le narcotisme. On les emploie dans les mêmes cas que les écorces précédentes.

Gérofles (eugenia caryophyllata, THUNBERG).

On peut employer leur poudre, l'étendre dans du sucre, ou lui donner la forme de pastilles, de pilules ou celle d'électuaire : sa dose est de 25 centigrammes à un gramme ($4\frac{1}{2}$ à 18 grains). On emploie rarement l'infusion aqueuse, la macération alcoolique, ainsi que l'esprit de gérofle : ces différens produits sont cependant médicamenteux. La décoction et l'extrait aqueux sont âcres, ainsi que l'extrait alcoolique; ils ne sont pas usités. L'huile volatile est rarement employée à cause de sa sophistication.

Les médicamens préparés avec les gérofles ont une action qui s'approche de celle de l'écorce de cannelle; à grande dose et peu étendus, ils peuvent occasionner l'inflammation du conduit alimentaire. On les emploie plus particulièrement pour relever le ton de l'estomac, et pour aromatiser d'autres médicamens. L'huile volatile est moins âcre que les extraits aqueux et alcoolique.

Poivre noir (piper nigrum, L.).

On peut employer sa poudre étendue dans du sucre, ou sous la forme de pilules; sa dose est de 25 à 50 centigrammes ($4\frac{1}{2}$ à 9 grains). On emploie rarement son infusion aqueuse et sa macération alcoolique. La décoction aqueuse, les extraits aqueux et alcooliques sont très-amers; ils ne sont pas usités. Son huile volatile est peu employée; elle est moins âcre que l'extrait alcoolique; on l'administre comme les huiles volatiles en général.

Les médicamens préparés avec le poivre ont une

saveur fraîche particulière ; ils excitent fortement l'action digestive, et déterminent de la chaleur dans l'estomac. Leur action tonique est d'ailleurs prompte et intense ; elle s'étend promptement à tout l'organisme. Ils peuvent déterminer l'inflammation de la membrane muqueuse du conduit alimentaire, le sommeil, le délire.

On les emploie particulièrement pour exciter l'action digestive ; on y a recours contre les fièvres intermittentes, dans le cas de métastase goutteuse, etc.

Poivre long (piper longum , L.), cubebes (piper cubeba , L.), cardamome (amomum cardamomum , L.).

On peut les administrer de la même manière que les semences de poivre noir ; mais ils lui sont inférieurs en propriétés, et sont, d'après cela, généralement abandonnés.

Gingembre (amomum zingiber , L.).

La poudre de cette racine peut être employée de la même manière et à la même dose que celles de poivre et de gérofles. Son infusion et sa décoction aqueuse sont quelquefois usitées. Son huile volatile paraît moins âcre que les extraits aqueux et alcoolique. Cette racine exerce une action analogue à celle du poivre ; elle peut déterminer l'inflammation ; on peut y recourir dans tous les cas où on fait usage du poivre et des gérofles. Elle est peu usitée en France.

Zédoaire (kœmpferia rotunda, L.).

On peut l'administrer de la même manière et aux mêmes doses que les précédentes. Elle jouit des mêmes propriétés que le gingembre, mais à un degré plus faible. Elle est abandonnée.

Musc.

Le musc présente un grand inconvénient, en ce qu'il est très-souvent sophistiqué, et d'un prix si élevé, que peu de malades peuvent l'employer à dose convenable. On doit choisir celui de Tonquin encore contenu dans la poche.

On peut administrer le musc à l'état pulvérulent et sous forme molle et liquide. Pour préparer la poudre, on le triture avec quatre à cinq fois son poids de sucre. On peut convertir ce mélange en pastilles, à l'aide de quantité suffisante de mucilage de gomme adragant. Pour donner au musc la forme de pilules, il suffit de le triturer avec quatre ou neuf fois son poids d'une poudre inerte et quantité suffisante de sirop ou de miel. Chaque paquet de poudre, chaque pastille et chaque pilule doivent contenir une quantité déterminée de musc. Pour avoir ce corps à l'état liquide, on peut le suspendre dans l'eau, le faire infuser dans ce liquide, ou extraire sa matière odorante à l'aide de l'alcool. Pour le suspendre, on le triture avec une demi-partie de poudre de gomme adragant et vingt parties de sucre; on y ajoute successivement cent parties d'eau. Si on veut recourir à l'infusion, il faut la faire à vaisseau clos. L'alcool dissout facilement la matière odorante du musc; il suffit de déter-

miner la proportion respective dans laquelle on
l'emploie, et d'entretenir la macération jusqu'à
ce que le musc ait presque entièrement perdu son
odeur; on peut aussi préparer la macération alcoolique extemporanément de la même manière que l'infusion aqueuse.

On emploie le musc à des doses variables; quelques
médecins l'administrent en si petite quantité, qu'ils
ne peuvent obtenir d'effet marqué, tandis que d'autres l'emploient à très-forte dose : c'est ainsi qu'ils en
donnent 10, 15, 20, 30 à 50 centigrammes (2, 3, 4, 6,
9 grains) toutes les demi-heures; de cette manière le
malade en prend plusieurs grammes dans l'espace
de vingt-quatre heures. Ce médicament est moins
employé par les médecins français que par les
étrangers; son odeur forte le rend insupportable à
beaucoup de malades, et surtout aux hystériques.

L'action tonique du musc est très-intense, prompte,
mais de courte durée. A grande dose, il détermine
le sommeil et la paralysie momentanée du conduit
alimentaire; on l'a vu, à la dose d'un gramme (18
grains), occasionner le vomissement et la diarrhée.
Il peut exercer une action sédative sur les propriétés
animales et sur la contractilité organique sensible. On
l'emploie dans les mêmes cas que les huiles volatiles;
c'est à sa falsification qu'on attribue l'inertie qu'il présente quelquefois. Cullen cite un cas où le musc qu'il
avait prescrit n'ayant point déterminé l'effet desiré,
il réussit en en administrant une nouvelle portion de
meilleure qualité.

Castoréum.

Le castoréum présente le double inconvénient d'être souvent sophistiqué, et d'être d'un prix si élevé qu'on ne peut que rarement y avoir recours.

On peut l'administrer à l'état pulvérulent, sous la forme de pilules et en suspension aqueuse, absolument de la même manière que le musc.

Sa dose est analogue à celle de ce dernier. Son action médicale ne paraît pas différer notablement de celle des sucs concrets fétides, etc., auxquels il est souvent inférieur. M. Franck n'a point vu la chaleur générale ni la fréquence du pouls manifestement augmentées chez les individus non trop affaiblis, qui le prenaient à la dose d'un gramme (18 grains) et plus.

On l'emploie dans les même cas que le musc, l'assa fétida, etc.; on peut le proscrire entièrement.

Myrrhe.

On peut l'employer en substance ou en solution partielle dans l'alcool ou dans l'eau. On se borne quelquefois à la faire mâcher, et à avaler ce que la salive en dissout. On peut la triturer avec le double de son poids de sucre et l'administrer en poudre ou sous la forme de pastilles. On lui donne la forme de pilules à l'aide de partie égale de poudre inerte, et de quantité suffisante de sirop ou de miel. On peut la suspendre dans l'eau de la même manière que le musc. Son infusion aqueuse doit être préparée à vaisseau clos. L'extrait aqueux de myrrhe peut être employé sous la forme de poudre, de pastilles et de

piluies. L'alcool à 25° + o peut promptement dissoudre la matière médicamenteuse de o,2 à o,3 de son
poids de myrrhe. Cet alcool blanchit avec l'eau,
mais il précipite lentement. On peut l'administrer
dans un peu d'eau sucrée ou à l'état de ratafiat : il
suffit de connaître dans quelle proportion il a été
préparé.

La dose de la myrrhe est de 25 centigrammes à
un gramme (4 $\frac{1}{2}$ à 18 grains) et plus. Ce suc épaissi
jouit d'une action excitante prompte, mais momentanée; il détermine un sentiment de chaleur dans l'estomac; le pouls devient plus fréquent; la chaleur générale augmente. L'extrait aqueux est moins excitant
que la myrrhe entière.

On emploie la myrrhe lorsqu'il faut relever le ton
de l'estomac, et secondairement celui des poumons,
de l'utérus; par exemple, dans l'aménorrhée atonique, le catarrhe pulmonaire chronique. Elle n'a cependant pas d'action spéciale dans ces derniers cas.
Elle est d'ailleurs souvent sophistiquée. On peut facilement la remplacer par d'autres substances toniques
indigènes.

Alcool.

On emploie rarement l'alcool qui pèse au-delà de
3 à 10° + o. On l'étend en outre dans une quantité
l'eau plus ou moins grande : cependant celle-ci ne
doit pas être employée en quantité décuple; car ce
liquide n'aurait plus alors la saveur de l'alcool; il ne
pèserait que 1° + o. On peut édulcorer l'alcool avec
des proportions variées de sucre, tels que o,2,o,3,o,5.
On peut l'aromatiser, le rendre amer, légèrement

acerbe ou acide, en y faisant, pendant quelques heures, macérer des substances végétales aromatiques, amères ou acerbes, ou en le mêlant, dans des proportions variées, avec un acide affaibli, tel que l'acide acétique, le vinaigre, l'acide citrique, le suc de citron, l'acide sulfurique étendu, etc.

On administre l'alcool à petite dose, et à des intervalles plus ou moins rapprochés.

Ce liquide exerce une action tonique prompte, intense, mais momentanée. Il détermine un sentiment de chaleur dans l'estomac; il excite l'appétit, rend la digestion plus facile, le pouls fréquent et fort, la chaleur générale plus élevée, la transpiration et la sécrétion de l'urine plus abondantes; il excite les fonctions de l'entendement et la locomotion. Il peut arrêter subitement la sueur qui est déterminée et entretenue par la chaleur extérieure. A grande dose il peu jeter l'estomac dans un état de paralysie, occasionner l'indigestion, déterminer l'ivresse; celle-ci peut présenter le caractère d'un délire léger ou furieux, de l somnolence, du sommeil ou du coma. L'alcool très concentré peut enflammer la membrane muqueuse du conduit alimentaire, ainsi que le prouvent entr'autres les expériences faites sur des chiens par M. Colle Meygret (1).

---

(1) L'alcool, quel que soit son degré de concentration, e toujours, lorsqu'il a été introduit dans les organes digestifs plus ou moins absorbé; il imprègne toute l'économie animal Les chiens auxquels on a fait prendre une grande quanti d'alcool exhalent l'odeur alcoolique des incisions que l'o pratique à la surface de leur corps. Les hommes morts d'ivres alcoolique laissent dégager la même odeur de toutes leurs pa

On emploie l'alcool pour exciter le ton de l'estomac, faciliter la digestion, supprimer la sueur excessive qui est déterminée et entretenue par la chaleur extérieure. On y a recours pour exciter généralement, par exemple, dans le cas de fièvre adynamique, excepté lorsqu'il y a menace de congestion sanguine vers l'encéphale; on l'emploie dans le cas de complication de phlegmasies avec la fièvre adynamique, dans le scorbut, les scrophules, etc., etc. Comme son action est momentanée, on doit d'abord l'étendre d'eau ou de vin, l'administrer à petite dose et à des intervalles variés; on augmente successivement sa dose, ainsi que son degré de concentration.

Vins.

Les vins qu'on emploie le plus ordinairement pour déterminer l'excitation tonique sont :

1°. *Les vins sucrés amers :* tels que les vins de Malaga, de Rota, de Madère, d'Alicante, de Malvoisie, du Cap, de Xerès, etc. Ces vins excitent le

---

lies. C'est à l'alcool qu'on a attribué les combustions humaines dont M. Lair a publié un petit traité. J'ai eu l'occasion de voir, il y a quelques années, une vieille femme morte d'une semblable combustion; elle prenait habituellement des liqueurs alcooliques, mais sans excès apparent; et en général ces combustions ont été observées chez des ivrognes. L'usage des liqueurs alcooliques serait donc la cause prédisposante de cet accident funeste, dont les causes occasionnelles sont tout corps en ignition. Chez la femme dont je viens de parler, c'était sa chauffrette qui avait mis le feu à ses vêtemens. C'est donc à tort que ces combustions ont été appelées *spontanées* par quelques médecins. *P. H. N.*

ton de l'estomac, sont nourrissans, augmentent la fréquence du pouls, la chaleur générale, la transpiration cutanée.

2°. *Les vins acidules très-alcooliques* : tels sont ceux de la Bourgogne et de la Champagne méridionales. Ils excitent l'appétit, facilitent la digestion, étanchent la soif, augmentent la transpiration, la sécrétion de l'urine.

3°. *Les vins extracto-alcooliques* : tels sont ceux de Bordeaux, de Grave, de Pontac, de Roussillon etc. Ils excitent le ton de l'estomac, occasionnent la constipation, augmentent la chaleur générale, la fréquence et la force du pouls.

On doit choisir les vins vieux, c'est-à-dire ceux qui sont parvenus à l'époque où la fermentation insensible est entièrement achevée ; car les vins nouveaux occasionnent la flatulence, des rapports aigres, le pyrosis, des coliques, la diarrhée. Il faut avoir soin que le vin n'ait pas été sophistiqué.

On administre le vin pur, ou étendu dans une quantité d'eau plus ou moins grande : c'est ainsi qu'on peut préparer une eau vineuse avec partie égale ou avec la moitié de son poids de vin. Dans certains cas, on fait momentanément macérer des substances végétales amères et aromatiques. Dans d'autres, on l'édulcore avec des proportions variées de sucre. Quelquefois on y ajoute une quantité plus ou moins grande d'alcool, par exemple, 0,02 à 0,05. Cet alcool peut être plus ou moins concentré ; il peut être pur ou tenir en solution une huile volatile, de l'extrait amer, du tannin, et quelquefois tous ces matériaux réunis. Tels sont la plupart des eaux vineuses, de vins amers, acerbes, aromatiques, des vins sucrés, alcoolisés purs, ou en même temps soit amers, aromatiques ou acerbes, qu'on prépare dans les officines, et que j'ai fait connaître dans des endroits différens de cet ouvrage.

En général, les vins excitent le ton de l'estomac, facilitent le travail de la digestion, augmentent la fréquence du pouls, la chaleur générale, la transpiration cutanée, la sécrétion urinaire; ils excitent les fonctions de l'entendement et la locomotion. Cette action est prompte, mais momentanée. Les vins rouges extractifs exercent une action plus durable que les vins blancs; ceux-ci excitent plus particulièrement les reins. A trop grande dose, ils peuvent produire le sommeil, ou l'ivresse, qui sera momentanée si le vin contient principalement de l'acide carbonique, durable s'il est chargé d'alcool; et cette ivresse peut présenter tous les caractères du coma, de la fureur, etc.

Le vin est un des meilleurs moyens qu'on puisse employer dans la convalescence des maladies aiguës, dans les fièvres putrides (adynamiques), bilieuses-putrides, et putrides-malignes (gastro-adynamiques et ataxo-adynamiques), dans leurs diverses complications, dans les hémorrhagies passives, dans différentes névroses qui sont occasionnées par un excès de susceptibilité ou de mobilité, et qui coexistent avec un état de débilité des propriétés organiques de la partie; on en fait usage dans les scrophules, etc. Comme les effets du vin ne sont pas de longue durée, il faut, dans les maladies atoniques et de long cours, l'étendre d'abord dans un liquide, l'employer successivement plus concentré, à des doses plus élevées, à des intervalles plus rapprochés, et diminuer progressivement la quantité du liquide dans lequel on l'a étendu.

Éthers.

On emploie les éthers sulfurique, nitrique, muriatique et acétique : le sulfurique est le plus en usage. Quelle que soit l'espèce d'éther qu'on emploie, il faut avoir soin qu'il ne contienne pas d'acide en excès. L'éther nitrique présente un inconvénient sous ce rapport, en ce qu'il devient acide lorsqu'il est anciennement préparé.

On peut administrer l'éther directement sur du sucre ou dans de l'eau sucrée. L'éther sulfurique se dissout dans l'eau, dans la proportion d'un dixième de son poids. L'acétique dans celle d'un septième. On n'a pas encore déterminé les proportions dans lesquelles les autres éthers sont solubles. On peut aussi prendre l'alcool pour dissolvant. L'éther s'y dissout en toute proportion; pour faire cette solution, on emploie ordinairement partie égale, le double, le triple, le quadruple d'alcool à 25°+o. On peut administrer cet alcool éthéré directement sur du sucre, ou l'étendre dans un peu d'eau sucrée ou de sirop. Toutes les fois qu'on étend l'éther ou l'alcool éthéré dans de l'eau, il faut que l'eau soit froide et déposer le mélange dans un flacon de verre bien bouché. Lorsqu'on fait prendre l'éther directement sur du sucre, et qu'on l'administre le soir, il faut avoir soin de l'éloigner de la lumière, de crainte qu'il ne s'enflamme et n'effraie le malade.

La dose de l'éther est d'un à plusieurs grammes. Soixante gouttes du diamètre de deux millimètres, d'éther sulfurique à 40°+0, pèsent à-peu-près un gramme (18 grains). On renouvelle cette dose à des intervalles rapprochés lorsque l'action tonique doit être de quelque durée.

L'action de l'éther est prompte, intense, mais momentanée. Ce liquide détermine un sentiment de chaleur dans la bouche, la gorge et l'estomac; néanmoins il n'augmente pas notablement la chaleur générale ni la fréquence du pouls. Si on l'emploie pur, il peut enflammer la surface muqueuse de la bouche, à moins qu'on ne soit habitué à son emploi. Un excès de dose peut occasionner la somnolence, l'abattement, et un état de paralysie momentanée de l'estomac et de l'intestin. L'éther peut d'ailleurs occasionner la sédation des propriétés animales. On s'habitue facilement à son usage, de manière à pouvoir en prendre des quantités très-considérables. Bucquet était parvenu à boire un litre (une pinte) par jour d'alcool éthéré. Les effets immédiats particuliers propres à chaque espèce d'éther ne sont pas assez connus pour que je puisse les exposer. Aussi emploie-t-on assez souvent celui qu'on a sous la main, qu'on prépare le plus facilement et à moins de frais : c'est pour cela que l'éther sulfurique est le plus usité.

On emploie l'éther dans tous les cas où il convient d'exciter fortement, promptement et pendant peu de temps, et lorsqu'on veut en même temps diminuer un état de douleur, de spasme ou de convulsion. On en fait usage dans les fièvres ataxiques continues; on l'administre alors à des intervalles très-rapprochés et à des doses successivement augmentées. On y a recours dans les phlegmasies compliquées de fièvre ataxique, dans les fièvres intermittentes idiopathiques rebelles: on l'administre alors à l'approche de l'accès. J'indiquerai ailleurs les circonstances dans lesquelles on l'emploie comme sédatif.

On fait usage, en Allemagne, d'un alcool éthéré muriato-ferrugineux. Pour le préparer, on traite du muriate de fer desséché avec le double de son poids d'éther sulfurique à $40° + 0$, et lorsque la solution partielle est achevée, on décante la liqueur surnageante, et on la mêle avec le double de son poids d'alcool à $25° + 0$. On administre ce médicament de la même manière, à la même dose, et dans les mêmes cas que l'éther simple. Il est possible que la présence du muriate acidule de fer rende l'action de l'éther plus durable. On n'emploie pas encore l'éther ammoniacal, opiatique camphré, ni l'éther mêlé aux huiles volatiles.

Camphre.

On l'administre isolément : cependant beaucoup de plantes aromatiques et d'huiles volatiles le contiennent abondamment.

On peut l'administrer en poudre, en pilules ou en suspension aqueuse. On facilite sa pulvérisation à l'aide d'une petite quantité d'alcool, et on l'étend ensuite avec une quantité plus ou moins grande de sucre. On ne lui donne point la forme de pastilles, à cause de sa saveur désagréable; elle pourrait cependant convenir lorsqu'on veut spécialement agir sur la gorge :

il suffit pour cela de traiter le mélange pulvérulent
avec quantité suffisante de mucilage de gomme adragant. Pour donner au camphre la forme pilulaire,
on le pile avec quatre ou neuf parties d'une poudre
inerte, et quantité suffisante de sirop ou de miel.
Chaque paquet de poudre et chaque pilule doivent
en contenir une quantité déterminée, par exemple,
5 ou 10 centigrammes (1 ou 2 grains). Pour suspendre le camphre dans l'eau, on le triture avec une demi-partie de poudre de gomme adragant et vingt
parties de sucre, et on y ajoute successivement cent
parties d'eau; on dépose ce liquide dans un flacon
bouché, qu'on agite toutes les fois que l'on veut en
faire usage : chaque centilitre en contient ainsi une
quantité déterminée.

On peut aussi dissoudre le camphre directement
dans l'eau; mais ce liquide ne peut en tenir en solution que 0,001 à 0,002 de son poids : pour l'effectuer
on dissout le camphre dans vingt fois son poids d'alcool à 25° + 0; on le verse en une fois dans la quantité d'eau indiquée, et on agite aussitôt fortement : si
on ne veut pas employer l'alcool, il suffit de triturer
le camphre avec du sucre, et d'agiter ensuite le tout
dans l'eau, jusqu'à ce que la solution soit achevée.
Quelques médecins ont conseillé l'acide carbonique
pour favoriser cette solution. Le vinaigre ne dissout
pas le camphre plus abondamment que l'eau (1).

---

(1) Le vinaigre, même le plus faible, dissout le camphre
beaucoup plus abondamment que l'eau ; et il en dissout d'autant plus qu'il est plus concentré. *Voyez* la note de la page 201.
P. H. N.

On n'emploie pas ordinairement l'alcool pour
dissolvant; il peut cependant convenir. L'alcool à
25° + 0 peut en dissoudre la moitié de son poids.
L'alcool à 10° + 0 n'en dissout que 0,06. Quelle que
soit la quantité de camphre que l'alcool à 10° + 0
tienne en solution, il blanchit et précipite toujours
avec l'eau : il n'en est pas de même de l'alcool à
25° + 0, car il ne précipite point avec l'eau lorsqu'il
n'en contient en solution que 0,05 de son poids. On
peut administrer ce solutum alcoolique seul ou l'é-
tendre dans de l'eau édulcorée, selon qu'on a employé de l'alcool plus ou moins rectifié, et selon l'intensité d'effet qu'on veut obtenir. Lorsque le malade
ne répugne pas à l'usage de l'huile, on peut dissoudre
le camphre dans de l'huile d'olive ou d'amande: ce liquide peut en dissoudre jusqu'à partie égale, à l'aide
de la trituration.

Lorsqu'on emploie le camphre pour exciter, c'est
à la dose de 5 à 10 centigrammes (1 à 2 grains) qu'on
renouvelle à des intervalles rapprochés; de cette manière on a souvent, sans le moindre accident, fait
prendre à un homme adulte un à 4 grammes (1
grains à 1 gros) de camphre et plus dans l'espace de
vingt-quatre heures.

L'action tonique du camphre est très-prompte, très-
intense, mais momentanée. Elle se rapproche en cela
de celle de la plupart des huiles volatiles; mais elle
présente des particularités dignes d'attention que je
vais exposer succinctement. Le camphre produit
dans la bouche une sensation de fraîcheur, suivi
d'une saveur âcre et chaude; il augmente la sécrétion
de la salive et du mucus buccal. Parvenu dans l'esto-

mac, il produit fréquemment un peu de douleur et de malaise. La fréquence du pouls et la chaleur générale ne sont pas notablement augmentées ; elles diminuent même quelquefois ; la transpiration cutanée devient souvent plus abondante ; elle contracte quelquefois l'odeur du camphre, ce qu'on n'observe pas relativement à l'urine. Si on emploie le camphre en petite quantité ou à des intervalles éloignés, il ne parait pas déterminer d'effet notable. Son administration à grande dose est quelquefois suivie d'une sensation de froid générale, de pâleur, d'une diminution dans la fréquence du pouls, et quelquefois d'anxiété, et même de syncope, si la dose est trop forte (par exemple, de 2 grammes). Bientôt après le pouls devient plus fort et plus fréquent, la chaleur cutanée augmente, etc. Le camphre peut aussi, à grande dose, paralyser momentanément le conduit alimentaire, occasionner des vertiges, l'assoupissement, un sommeil inquiet et même le narcotisme (mais plus rarement que l'opium). On évite ces effets en l'administrant de la manière indiquée plus haut (1).

On voit évidemment en quoi se rapprochent et

---

(1) L'action du camphre peut devenir délétère, d'après les expériences de M. Orfila, et ce médicament, introduit à assez forte dose dans l'estomac pour déterminer la mort, agit d'une manière différente, suivant qu'il est très-divisé ou en fragmens. Dans le premier cas, il est promptement absorbé, passe dans le système circulatoire, irrite vivement le cerveau et tout le système nerveux, et donne lieu aux convulsions les plus horribles. Dans le second cas, il exerce exclusivement son action sur la membrane muqueuse de l'estomac, l'enflamme et en détermine l'ulcération. *P. H. N.*

diffèrent les modes d'excitation tonique du camphre et de l'opium : ne peut-on pas induire de là dans quelles circonstances l'un convient plus particulièrement que l'autre ? Le camphre sera plus utile toutes les fois qu'on aura à craindre d'augmenter la circulation et de déterminer le narcotisme. L'opium est préférable lorsque l'excitation de la circulation est particulièrement indiquée. L'un et l'autre favorisent la transpiration cutanée, mais avec la différence que celle-ci est, dans un cas, liée à l'augmentation de la circulation, et non dans l'autre. Enfin le camphre ne paraît pas, comme l'opium, déterminer la constipation.

On a spécialement employé le camphre comme tonique dans les cas de fièvres adynamiques et ataxiques, dans les phlegmasies compliquées avec l'une et l'autre de ces fièvres, surtout dans les phlegmasies cutanées qui menacent de délitescence, ou dont l'éruption n'a pas lieu convenablement par l'effet de la débilité générale ; on y a recours dans les phlegmasies qui tendent à la gangrène, dans les paralysies, les rhumatismes chroniques. Il est inutile de répéter que l'emploi du camphre, ainsi que celui de tous les toniques, dans les cas indiqués, n'est pas absolu, mais relatif aux variétés. J'ai déjà exposé plus haut les règles à suivre à cet égard.

Opium.

On emploie l'opium purifié, ou l'extrait aqueux qui a été préparé à froid et par trituration. On les prescrit sous formes pulvérulente, molle et liquide. On leur donne la forme de poudre en les triturant avec neuf ou dix-neuf fois leur poids de sucre. On n'administre pas ordinairement ce mélange à l'état de pastilles. Pour leur donner la forme de pilules, il suffit de les ramollir légèrement entre les doigts et de les arrondir; mais le plus fréquemment on les mêle préalablement avec quatre ou neuf fois leur poids de poudre inerte et quantité suffisante de sirop ou de miel : si l'extrait aqueux est trop mou, il suffit de le piler avec quantité suffisante de poudre inerte, et de noter dans quelles proportions il a fallu l'y ajouter. Chaque paquet de poudre et chaque pilule doivent contenir une quantité déterminée d'opium ou d'extrait aqueux, par exemple, un à 5 centigrammes ($\frac{1}{5}$ de grain à un grain). Pour préparer l'électuaire on peut triturer l'opium ou son extrait aqueux avec quatre fois son poids d'une poudre inerte et quinze fois son poids de miel ou de sirop; on peut remplacer la poudre inerte par une poudre aromatique, telle que celle de cannelle (1). Un gramme (18 grains) de cet électuaire contient 5 centigrammes (un grain) d'opium ou de son extrait aqueux.

---

(1) Le mélange de l'opium avec une poudre aromatique et avec quantité suffisante de miel, forme un électuaire aromatique d'opium, dont la composition et l'action médicale se rapprochent beaucoup de celles de la thériaque. Le mélange d'opium avec une substance astringente, telle que le cachou, forme un électuaire tanniné d'opium, dont la composition et l'action médicale sont très-analogues à celles du diascordium. Les proportions peuvent être les mêmes que celles que j'ai indiquées plus haut. J'ai fait voir autre part jusqu'à quel point on doit s'arrêter à l'attachement que quelques médecins conservent pour la thériaque d'Andromaque, et pour le diascordium de Frascator réformé par Sylvius.

Lorsqu'on veut avoir l'opium à l'état liquide, on peut le faire infuser dans de l'eau bouillante à vaisseau clos, ou dissoudre directement son extrait aqueux à l'aide de la trituration : on édulcore ces liquides convenablement. Si l'on a employé mille parties d'eau pour une partie d'opium brut ou de son extrait aqueux, chaque centigramme (chaque cinquième de grain) de ces substances sera représenté par un centilitre (3 gros) de liquide. On peut aussi convertir l'infusion d'opium et la solution de son extrait aqueux à l'état sirupeux; on les emploie alors plus saturées et on y dissout, au bain-marie et à vaisseau clos, le double de leur poids de sucre blanc pulvérisé. Si on a pris deux parties d'opium pour mille parties d'eau, chaque double centigramme de ces substances sera représenté par environ 10 grammes de sirop (1). On peut enfin suspendre l'opium entier en le triturant avec une demi-partie de poudre de gomme adragant, ainsi qu'avec vingt parties de su-

---

(1) Voici le mode de préparation du sirop d'opium, d'après le nouveau Codex de Paris.

Pr. Extrait d'opium préparé à l'eau froide, trois gros
et soixante grains, ou···················· 15 grammes.
Eau, deux onces, ou····················· 64
Sirop de sucre simple, neuf livres neuf onces et
demie, ou····························· 4,800

On fait dissoudre l'extrait d'opium dans l'eau; on y ajoute le sirop ; on mêle exactement; on fait bouillir pendant quelques instans, et on passe le sirop bouillant à travers un blanchet.

Ce sirop contient par once, ou par·········· 32,0
Deux grains d'extrait, ou···················· 0,1

P. H. N.

cre, et en l'étendant ensuite dans cent parties d'eau. Si dans ces cas on emploie l'eau dans les proportions de mille fois le poids de l'opium, ce liquide en contiendra un centigramme ($\frac{1}{5}$ de grain) par centilitre (par 3 gros).

On peut aussi recourir à la solution partielle de l'opium dans l'alcool. Pour préparer cette teinture, on peut faire macérer ou digérer cinq parties d'opium brut convenablement divisé dans cent parties d'alcool à 10"+0 ; on entretient la macération ou la digestion à vaisseau clos jusqu'à ce que l'opium n'ait plus ou presque plus d'odeur, c'est-à-dire pendant quinze jours à un mois ; on passe avec expression, on filtre et on dépose ce liquide dans un flacon de verre bouché en cristal. Cet alcool opiatique ne se trouble pas avec l'eau ; il contient par gramme (par 18 grains) ce que cinq centigrammes (1 grain) d'opium ont d'odorant et de soluble dans l'alcool à 10°+0. Quarante gouttes de 2 millimètres de diamètre équivalent à-peu-près à un gramme (18 grains). (1) Cette teinture d'opium se rapproche beaucoup de celle qui est adoptée par les pharmacopées d'Edimbourg, de Londres et de Berlin ; elle peut remplacer le vin d'opium composé (*laudanum liquide de Sydenham*), que les pharmacopées d'Édimbourg et

---

(1) On peut employer la teinture d'extrait d'opium du nouveau Codex de Paris. On la prépare en faisant dissoudre à froid trente parties d'extrait aqueux d'opium dans trois cents soixante parties d'alcool. On filtre la liqueur lorsque la solution est complète. Dans cette teinture, la proportion de l'extrait et de 1 sur 12 d'alcool ; et comme 24 gouttes de cette liqueur pèsent 12 grains, elles contiennent un grain d'extrait d'opium. *P. H. N.*

de Londres ont rejeté. On peut l'administrer sur du
sucre, ou l'étendre dans de l'eau sucrée, par exemple, dans cent fois son poids : chaque centilitre
(chaque 3 gros) contient alors la partie soluble d'un
centigramme (1 grain) d'opium. Les produits de
la distillation aqueuse et alcoolique ne sont pas
usités (1).

---

(1) Mais on fait un grand et utile usage du vin d'opium préparé par la fermentation, connu sous le nom de *gouttes* ou de
laudanum de l'abbé Rousseau : en voici la recette telle qu'elle
est publiée dans le nouveau Codex.

Miel blanc, douze onces, ou·················	375 grammes
Eau chaude, trois livres, ou·················	1,500

Lorsque le miel est dissous dans l'eau, on met la liqueur
dans un matras qu'on place dans un endroit chaud ;
quand la fermentation commence, on ajoute :

Opium choisi, quatre onces, ou·············	128

Que l'on fait auparavant dissoudre dans

Eau commune, douze onces, ou·············	384

On laisse continuer la fermentation du mélange pendant un mois dans un lieu dont la température marque
24 degrés au thermomètre de R. (30° centigr.) On filtre
la liqueur et on la fait évaporer jusqu'à ce qu'il en reste

dix onces, ou·················	320

On filtre de nouveau et on ajoute :

Alcool à 22 = 32 B°, quatre onces et demie, on	144

On conserve cette liqueur dans un vase bien bouché. Si l'on
ne tient compte que de l'extrait d'opium qui entre dans sa composition, la proportion de cet extrait est à la totalité du laudanum comme 1 est à 7,25.

Comme ce *laudanum* est beaucoup plus visqueux que celui
de Sydenham, vingt gouttes pèsent 22 grains (1 gramme,1), et
le même nombre de gouttes contient trois grains (0,15) d'o-
pium dissous. Ainsi il ne faut que sept gouttes de laudanum
de Rousseau pour représenter un grain d'opium. *P. H. N.*

Pour déterminer avec l'opium une excitation to-nique, il faut l'administrer d'abord à la dose d'un centigramme ($\frac{1}{5}$ de grain), renouveler cette dose à des intervalles variés, et l'augmenter graduellement de manière à l'élever à celle de cinq centigrammes (1 grain) et au-delà.

L'opium, ainsi administré, augmente le ton de l'estomac (1); le pouls devient plus fort et plus plein; la chaleur générale s'élève; la transpiration cutanée est plus abondante; il y a sommeil ou exci-tation des fonctions encéphaliques. L'emploi de l'opium est ordinairement suivi de constipation; la sueur et l'urine en prennent quelquefois l'odeur. Cette excitation est prompte, intense, mais momen-tanée. L'opium, administré à trop grande dose à-la-fois, peut déterminer le vomissement, la para-lysie momentanée du conduit alimentaire et l'inflam-mation de sa membrane muqueuse (2); il peut produire le narcotisme, ou un état d'agitation ner-veuse, d'excitation momentanée très-forte des fonc-tions de l'encéphale; il peut occasionner une fièvre très-forte, analogue aux fièvres angioténiques, la phlegmasie d'organes éloignés, par exemple, des poumons; il peut enfin occasionner la mort. L'habi-

---

(1) *Voyez* la note de la page 585. *P. H. N.*

(2) Dans le grand nombre d'expériences que j'ai faites sur les animaux vivans, je n'ai jamais vu que l'opium introduit, même à la dose de 10 grammes (3 gros), dans les organes digestifs eût enflammé leur membrane muqueuse. La partie dite résineuse de cette substance, entièrement isolée de l'ex-trait aqueux, n'a pas non plus produit cet effet à très-forte dose. *P. H. N.*

tude modifie beaucoup l'action de ce médicament : par elle on prévient le narcotisme, et on parvient quelquefois à prendre plusieurs grammes d'opium sans le moindre danger. Les femmes, les enfans, ceux qui ont une menace de congestion sanguine vers l'encéphale, éprouvent plus facilement les accidens narcotiques ; l'opposé s'observe chez les adultes, chez beaucoup de maniaques, etc.

L'action de l'opium est d'autant plus forte qu'il est plus concentré, et qu'il a été moins exposé à la chaleur et à l'air. On conçoit facilement, d'après cela, que les extraits aqueux et alcoolique d'opium doivent exercer, à dose égale, une action moindre que l'opium brut : c'est en effet ce que l'expérience démontre. On conçoit aussi que l'opium brut, les extraits aqueux et alcoolique ne doivent pas toujours jouir de leurs propriétés au même degré d'intensité, puisqu'ils n'ont pas toujours la même consistance, qu'ils peuvent contenir des corps étrangers, et qu'ils n'ont pas toujours été préparés ni conservés de la même manière. La solution alcoolique doit surtout être dans ce cas, puisqu'aux variations que je viens d'indiquer il faut joindre celles qui dépendent de la durée de la macération et du mode de conservation de ce médicament. Il est facile de conclure de tout ce que je viens d'exposer, que toutes les fois qu'on a fait une provision de l'une ou de l'autre de ces préparations opiatiques, qu'on s'est élevé successivement à une dose plus ou moins forte, et que cette quantité vient de s'épuiser, il faut commencer l'usage de la provision nouvelle à dose moindre que celui de la précédente.

Le mélange du café avec l'opium paraît annihiler ou diminuer son action sédative sur l'encéphale, sans l'empêcher de produire une excitation tonique plus ou moins intense. Son mélange avec le vinaigre pourrait peut-être produire un effet analogue : c'est à l'expérience à le démontrer (1).

Dans le cas où l'opium occasionnerait le narcotisme, il faut, s'il n'existe pas de symptômes de phlegmasie dans les voies alimentaires, chercher à produire aussitôt le vomissement : on emploie à cet effet le tartrate de potasse antimonié, ou, pour agir plus promptement, un demi-gramme à un gramme (9 à 18 grains) de sulfate de zinc; on a ensuite recours au vinaigre et au café (2); et si cela ne suffit pas, on détermine une irritation sur la peau et sur les extrémités des membranes muqueuses.

Pour que l'opium puisse convenir comme tonique, il faut qu'on n'ait pas à craindre le narcotisme et la constipation. Son usage est indiqué lorsque l'excitation doit porter particulièrement sur la circulation et sur l'organe cutané, lorsqu'on veut supprimer des sécrétions ou exhalations atoniques devenues excessives, et surtout lorsqu'il est nécessaire que l'action du système nerveux soit en même temps modifiée. On voit, d'après cela, qu'on peut l'employer dans

____

(1) J'ai fait à cet égard, sur les animaux, des essais multipliés, et j'ai reconnu que le vinaigre n'apportait aucune modification, au moins sur eux, à l'action narcotique de l'opium. *P. H. N.*

(2) Je crois le vinaigre entièrement inutile. *P. H. N.*

un grand nombre de maladies tant aiguës que chroniques : aussi y a-t-on recours, soit pour relever
simplement le ton des organes, soit pour modifier leur nutrition. Lorsqu'on l'emploie dans les maladies aiguës et pour déterminer une excitation tonique évidente, on renouvelle la dose que j'ai indiquée
plus haut tous les quarts d'heures ou toutes les
demi-heures, et on s'élève rapidement à une dose de
plus en plus forte. Dans les maladies chroniques,
au contraire, où l'action tonique doit être plus lente,
on laisse un intervalle de douze à vingt-quatre heures
entre chaque dose, et on l'augmente plus lentement.

Il est facile de voir que l'opium ne peut, en général, convenir dans les fièvres angioténiques, les
phlegmasies aiguës, les hémorrhagies actives ; on
l'emploie plus particulièrement dans les fièvres adynamiques, lorsque toutefois il n'y a pas de menace
de congestion vers l'encéphale. On en fait usage
dans les fièvres intermittentes rebelles, qui ne sont
entretenues ni par un embarras gastrique, ni par des
affections lentes des viscères abdominaux, ni par
un état de pléthore : dans ces cas, on l'administre
ordinairement une ou deux heures avant l'accès :
on paraît avoir obtenu des effets plus certains et
moins d'inconvéniens s'il détermine la sueur. Il est
des praticiens qui, dans les fièvres rémittentes et intermittentes pernicieuses dont les accès se touchent,
le croient préférable au quinquina en poudre, en
ce que ses effets sont plus prompts et qu'il exige
moins d'efforts de la part de l'estomac. Son usage
est contre-indiqué dans les fièvres ataxiques, surtout

lorsqu'il y a menace de congestion sanguine vers
l'encéphale. On l'emploie dans les phlegmasies adynamiques, surtout dans celles de l'organe cutané,
et toutes les fois que la phlegmasie a le même caractère que la fièvre. On y a recours dans les phlegmasies cutanées qui menacent de délitescence, dont
l'éruption est ralentie par l'effet de l'atonie locale
ou générale. On l'administre dans le passage des
phlegmasies à la gangrène, dans les catarrhes chroniques, le début du catarrhe pulmonaire qui est déterminé par le refroidissement, dans le catarrhe intestinal chronique, dans plusieurs cas d'hémorrhagies
passives. On en fait usage dans les maladies lentes
des vaisseaux lymphatiques, telles que l'hydropisie, etc., dans les affections lentes des viscères abdominaux, de l'organe cutané, des muscles, etc.
Enfin on y a recours dans la syphilis invétérée,
surtout lorsqu'il y a douleurs ostéocopes, exostoses,
et qu'on a abusé des composés mercuriaux, etc.
Si beaucoup de médecins l'emploient rarement pour
exciter le ton général, c'est parce qu'il produit facilement, et même à très-petite dose, la sédation
des fonctions encéphaliques (1).

____

(1) Je ne partage nullement le sentiment de M. Schwilgué
et de plusieurs autres médecins sur l'action tonique de l'opium.
Je crois qu'on ne doit jamais l'employer comme tonique : dès
qu'on le donne à une dose suffisante pour produire des effets
appréciables, il diminue l'appétit au lieu de l'exciter, et l'on
peut établir en principe, que les substances qui nuisent aux
fonctions de l'estomac ne conviennent pas pour produire l'excitation tonique générale. Lorsqu'on le donne à trop petite dose
pour produire le narcotisme, l'effet qu'il détermine sur les

Safran.

Il ne faut pas perdre de vue que les stigmates du *crocus sativus* de Linnée, qu'on désigne communément sous le nom de safran, sont souvent sophis-

---

fonctions cérébrales se rapproche toujours de l'ivresse : il trouble donc ces fonctions au lieu de les exciter, et il en résulte constamment une faiblesse très-marquée dans les organes musculaires de la vie animale. S'il augmente souvent la circulation capillaire de la tête, s'il semble même quelquefois favoriser la congestion sanguine au cerveau, cet effet, qui n'est pas constant, ne prouve rien en faveur de sa propriété tonique, car on observe tous les jours une tendance à la congestion sanguine cérébrale dans des maladies produites·par les causes les plus débilitantes. Si, lorsque le pouls est dans l'état naturel, l'opium en augmente quelquefois le développement, il en diminue constamment la fréquence : c'est au moins ce que j'ai toujours observé, et la compression du cerveau produit un effet semblable. Je crois donc que l'usage de l'opium est contre-indiqué dans tous les cas de débilité générale, à moins qu'il n'existe des douleurs aiguës qu'il soit important de calmer. Il est au contraire très-utile dans les phlegmasies muqueuses, même encore aiguës du conduit intestinal, lorsque la sécrétion muqueuse est tellement augmentée qu'elle fait craindre la chute des forces. On peut l'employer dans les hémorrhagies actives dès que l'évacuation du sang est considérable : c'est ainsi que j'ai fait cesser, il y a quelque temps, au moyen d'une potion opiatique, une hémorrhagie intestinale qui affaiblissait beaucoup et pouvait par cela même devenir dangereuse. On doit, ce me semble, exclure de la classe des toniques un médicament qui même à petite dose, occasionne la diminution des forces musculaires et diminue la plupart des sécrétions et des exhalations. L'exhalation cutanée, la seule qu'il augmente, peut être aussi bien regardée comme atonique que comme le produit de l'excitation de l'organe cutané. *P. H. N.*

tiqués et privés d'une partie plus ou mois grande
de leur huile volatile.

On peut administrer le safran en substance, ou
faire usage du produit de sa solution partielle dans
l'eau et dans l'alcool. Lorsqu'on l'emploie en substance, on peut le faire mâcher, le réduire en poudre,
et le faire prendre en suspension aqueuse, seul, ou
étendu préalablement dans du sucre; on peut lui
donner la forme de pilules ou celle d'électuaire; sa
dose est d'un demi, d'un à plusieurs grammes (9, 18
à 36 grains et plus). On doit préparer l'infusion
aqueuse à vaisseau clos; on emploie ordinairement
une à cinq parties sur cent parties d'eau. On peut
convertir cette infusion très-saturée à l'état sirupeux:
il suffit d'y dissoudre, au bain-marie et à vaisseau
clos, le double de son poids de sucre blanc pulvérisé (1). Les proportions qu'on emploie pour composer la macération alcoolique sont ordinairement de
cinq à vingt-cinq parties sur cent parties d'alcool à
$10° + 0$; on l'administre étendue dans un peu d'eau
sucrée ou à l'état de ratafiat; sa dose est proportionnée à son degré de concentration. L'eau distillée

---

(1) Le sirop de safran se prépare, suivant le nouveau Codex
de Paris et celui de Londres, de la manière suivante:

Pr. Safran choisi, une once, ou · · · · · · · · · · · · · · · · · 32 grammes.
Vin de Malaga, un litre, ou · · · · · · · · · · · · · · · · 500

Laissez macérer le safran dans le vin pendant deux
jours; passez en exprimant modérément; laissez un peu
reposer, puis décantez, et ajoutez à la liqueur filtrée,

Sucre blanc, une livre et dix onces, ou · · · · · · · · 820

Faites un sirop.

P. H. N.

de safran n'est point usitée : elle contient cependant
une partie active du médicament. L'extrait aqueux
est presque entièrement inodore et inerte.

Les médicamens safranés, administrés de la manière indiquée, augmentent le ton de l'estomac; ils
y produisent de la chaleur; le pouls augmente de
fréquence; la température générale est plus élevée;
la transpiration et la sécrétion urinaire sont plus
abondantes; l'humeur de la transpiration, l'urine,
le liquide de l'amnios en sont ordinairement colorés.
Ces médicamens peuvent, aux doses indiquées, et
surtout à plus haute dose, occasionner le vomissement et la purgation, égayer, ou occasionner la
somnolence et un sommeil inquiet et fatigant; ils
peuvent produire la céphalalgie, le délire, etc.; on
cite même quelques cas suivis de mort. On emploie ces médicamens particulièrement pour exciter
le ton de l'estomac, celui de l'utérus, de la membrane muqueuse des bronches et celui de la peau.

Ciguë (*conium maculatum*, L.).

On emploie en général les feuilles : les semences
ont néanmoins été aussi mises en usage, mais plus
rarement. On doit choisir les feuilles qui ont été
récoltées avant la floraison et dans un lieu sec; car
ces différences modifient leur composition chimique
et leur action médicale. On fait usage de leur poudre
et de leur suc épaissi.

La poudre doit avoir été préparée récemment et
avec des feuilles desséchées à l'air; elle doit être conservée à l'abri du contact de l'air et de l'humidité.
On peut l'administrer directement et étendue dans

quatre ou neuf fois son poids de sucre, ou sous la forme de pilules, à l'aide du quadruple de son poids de poudre inerte et de quantité suffisante de miel ou de sirop. Chaque paquet de poudre et chaque pilule doivent en contenir une quantité déterminée. La dose est d'un à deux centigrammes ($\frac{1}{5}$ à $\frac{2}{5}$ de grain), qu'on renouvelle à des distances plus ou moins grandes, et qu'on augmente graduellement.

Pour préparer le suc épaissi (extrait), on exprime le suc de ces feuilles fraîches, on l'évapore au bain-marie, et, autant que possible, à l'abri du contact de l'air; on en sépare le coagulum aussitôt qu'il est formé, et on ne l'ajoute au suc que lorsque celui-ci est presque entièrement épaissi. Ce médicament a perdu une quantité plus ou mois grande de sa matière odorante selon la manière dont on a procédé à l'évaporation; il en est quelquefois entièrement privé: c'est pour cette raison qu'il est maintenant peu employé, et qu'à juste titre on lui préfère la poudre. On peut administrer ce suc épaissi sous la forme de pilules, rarement en solution aqueuse. Pour lui donner la forme pilulaire, Storck y ajoutait quantité suffisante de poudre de la même plante, et il en faisait des pilules du poids de 5 à 10 centigrammes (1 à 2 grains). Sa dose est de 5 centigrammes (un grain); on s'élève graduellement à des doses plus fortes; on finit quelquefois par en prendre au-delà de cinq grammes (90 grains); mais il fatigue alors l'estomac. Ce suc n'exerce pas d'action constante; il est quelquefois inefficace à grande dose, et d'autres fois il peut, à une très-petite dose, déterminer des accidens graves. Cullen propose de le rejeter toutes les fois qu'il est sans action à la dose d'un gramme environ (18 grains). Lorsqu'on a épuisé une provision plus ou moins grande de ce suc épaissi et qu'on veut la renouveler , il faut , si on ne veut pas s'exposer à déterminer des accidens , administrer la provision nouvelle à une dose moindre que la précédente.

L'infusion aqueuse, la macération alcoolique et l'eau distillée de ciguë ne sont pas usitées.

Sous quelque forme qu'on administre les feuilles de cette plante, il faut nécessairement, pour déterminer l'excitation tonique, les faire prendre à petite dose, par exemple, à celle d'un à deux centigrammes ($\frac{1}{5}$ à $\frac{1}{2}$ grain), qu'on renouvelle à des intervalles variés et qu'on augmente progressivement.

L'action immédiate de la ciguë, administrée à la dose indiquée et à des intervalles de douze à vingt-quatre heures , est peu perceptible à nos sens ; elle est lente, et se confond avec les changemens que présentent les maladies durant le cours desquelles on l'administre. De là proviennent sans doute les contradictions qui se sont successivement élevées relativement aux cas maladifs dans lesquels la ciguë a été utile. On rapportait à son emploi tous les changemens successifs survenus dans la marche des maladies , quoiqu'ils pussent en être indépendans ; souvent on ne caractérisait pas la maladie , et on la déterminait d'une manière inexacte ou fausse.

Les premières fois qu'on fait usage de la ciguë, même à petite dose, on éprouve souvent de légers vertiges de la somnolence, un engourdissement général, e quelquefois même de légères nausées. On cherche quelquefois à occasionner ces légers accidens, afin d'être convaincu si le médicament exerce quelque action ou non. Sans doute que si on administrait la dose indiquée à des intervalles rapprochés, on déterminerait une action tonique plus ou moins analogue à celle qu'on obtient par l'opium administré de cette manière. L'emploi des médicamens préparés avec la ciguë exige de la prudence; car ils peuvent, à grande dose, occasionner des étourdissemens, le tremblement, des convulsions, des vertiges, la céphalalgie, l'affaiblissement de la vue ou la cécité, l'aphonie, le narcotisme, la paralysie, et quelquefois des anxiétés, des nausées, le vomissement, l'inflammation de la membrane muqueuse du conduit alimentaire, etc. L'usage prolongé de cette plante, même à petite dose, peut produire tous les accidens que j'ai déjà plusieurs fois indiqués. Pour remédier aux accidens qu'elle peut déterminer, il faut avoir recours absolument aux mêmes moyens que ceux que j'ai indiqués pour l'opium.

On n'emploie pas ordinairement la ciguë comme tonique dans les maladies aiguës. Les maladies chroniques dans lesquelles on y a recours sont en général celles du système lymphatique, les squirrhes, les tubercules, les affections lentes des viscères abdominaux, des muscles, la syphilis invétérée, et surtout celle qui est accompagnée de douleurs ostéocopes et d'exostoses; mais en général son action dans ces maladies ne diffère pas notablement de celle de la plupart des autres moyens que j'ai exposés jusqu'ici.

Belladone (atropa belladona, L.).

On ne fait ordinairement usage que des feuilles et de la racine de cette plante. Les baies, quoique plus actives, ne sont pas usitées. On peut employer la poudre ou le suc épaissi des feuilles et la poudre de la racine.

La poudre doit avoir été préparée récemment; on la fait prendre étendue dans quatre ou neuf fois son poids de sucre, en suspension dans de l'eau ou du vin, ou sous la forme de pilules, à l'aide de quantité suffisante de sirop ou de miel; sa dose est de 5 à 10 centigrammes (1 à 2 grains), qu'on renouvelle à de petits intervalles; Münch l'employait à celle de 25 à 50 centigrammes ($4 \frac{1}{2}$ à 9 grains), et la renouvelait toutes les quarante-huit heures. On prépare et on administre le suc épaissi de cette plante de la même manière que celui de la ciguë : il présente les mêmes inconvéniens. L'infusion aqueuse, la macération alcoolique, et l'eau distillée, ne sont pas usitées.

Les médicamens préparés avec la belladone, administrés de la manière indiquée, exercent en général une action tonique lente et peu évidente; à grande dose ils peuvent déterminer l'inflammation et la gangrène de la membrane muqueuse du conduit alimentaire, occasionner un état fébrile et le narcotisme : ce dernier est ordinairement caractérisé par un délire gai ou par le coma, par l'immobilité des paupières, etc.

Ces médicamens n'ont point été employés dans les fievres, les phlegmasies et les hémorrhagies; on en a fait particulièrement usage dans les névroses et

surtout dans l'hydrophobie ; mais on les a administrés de manière à ne pas exciter notablement le système nerveux. Münch rapporte cent soixante-seize
cas d'individus mordus par des animaux enragés et
affectés d'hydrophobie, qui survécurent après avoir
fait usage de la poudre de la racine de cette plante, mais
on eu soin d'escarifier en même temps les morsures.
Cet auteur administre cette poudre de la manière indiquée plus haut, et il en continue l'emploi jusqu'à
ce que la plaie soit entièrement cicatrisée ; il favorise
la sueur qui survient et abandonne le malade au sommeil. On n'a pas fait en France de recherches propres
à déterminer quel degré de confiance la belladone
peut mériter sous ce rapport.

Jusquiame noire (hyosciamus niger, L.).

Quoique les semences et la racine participent aux
mêmes propriétés que les feuilles, on fait, d'après
Stork, uniquement usage de ces dernières. On en
emploie la poudre et le suc épaissi. On prépare et on
administre l'un et l'autre de la même manière que
les analogues des deux plantes précédentes : la poudre
est, en général, préférable au suc épaissi (1). L'action immédiate de ce médicament, lorsqu'on l'administre à petites doses et à des intervalles éloignés, est
souvent peu notable ; quelquefois il détermine la sali

(1) On emploie à l'extérieur, comme calmant, l'huile de
jusquiame ; pour la préparer on fait digérer pendant vingt-
quatre heures sur des cendres chaudes, une livre de feuilles de
jusquiame dans deux livres d'huile d'olive ; on passe avec expression et on clarifie. (*Nouveau Codex*). *P. II. N.*

vation, des nausées, des coliques, des borborygmes, et un état de diarrhée modérée, et plus rarement la constipation; il augmente la transpiration et la sécrétion de l'urine, ou il occasionne quelquefois de la toux et des éruptions cutanées variées. Si on l'administre à grande dose, il peut occasionner des anxiétés, le vomissement, des coliques, la diarrhée, des vertiges, la céphalalgie, l'affaiblissement de la vue, la cécité, la somnolence ou l'insomnie, et le narcotisme.

On emploie la jusquiame noire pour déterminer l'excitation tonique dans les mêmes cas que la ciguë.

Napel (aconitum napellus, L.).

On fait usage de ses feuilles. On emploie leur poudre et leur suc épaissi. On administre l'un et l'autre sous les mêmes formes, à la même dose, et de la même manière que les analogues de la ciguë. Le suc épaissi est, à dose égale, d'autant plus actif qu'il est récemment préparé. L'action immédiate des médicamens préparés avec cette plante est peu notable lorsqu'on les administre de la manière indiquée. Leur usage imprudent peut occasionner l'inflammation de la membrane muqueuse du conduit alimentaire, des vertiges, la cécité, la paralysie. On les emploie dans les mêmes cas que la ciguë.

Tabac (nicotiana tabacum, L.).

On peut employer ses feuilles en substance, ou faire usage du produit de leur solution partielle. On administre leur poudre de la même manière et à la même dose que celle des substances précédentes. Leur suc épaissi n'est pas usité. On fait, d'après Fowler, usage de leur macération alcoolique. Ce médecin en prépare deux sortes, l'une avec l'alcool à 10° + o, et l'autre avec l'alcool à 25° + o. Les proportions de l'une et de l'autre sont de six parties de ces feuilles récemment desséchées sur cent parties d'intermède; on entretient la macération ou la digestion pendant vingt-quatre à quarante-huit heures. On les emploie étendues dans de l'eau, à la dose d'un à deux grammes (18 à 36 grains), qu'on renouvelle à des intervalles variés.

Ces médicamens ainsi administrés ne déterminent pas d'action immédiate notable, si ce n'est qu'ils augmentent fréquemment la transpiration cutanée et la sécrétion urinaire. Lorsqu'on les administre imprudemment, ils peuvent occasionner des douleurs d'estomac, des nausées, le vomissement, la purgation, l'inflammation de la membrane muqueuse du conduit alimentaire, des vertiges, la céphalalgie, la somnolence, le coma, la paralysie, des convulsions, etc.

On emploie ces médicamens dans les mêmes cas que les substances précédentes, et surtout dans les hydropisies atoniques idiopathiques.

Feuilles de morelle noire (solanum nigrum, L.).

On emploie leur poudre et leur suc épaissi; on les administre de la même manière et à la même dose que les substances précédentes; à petite dose ils déterminent les mêmes effets; la sécrétion urinaire paraît surtout très-augmentée; administrés impru-

demment ils peuvent donner lieu aux mêmes accidens. On en fait usage dans des circonstances analogues, mais plus rarement.

Tiges de douce-amère (solanum dulcamara, L.).

On les emploie rarement en poudre, à cause de
la difficulté qu'on éprouve à les pulvériser. Le plus
ordinairement on fait usage du produit de leur solution partielle dans l'eau, savoir, de l'infusion, de
la décoction et de l'extrait aqueux. On prépare l'infusion à vaisseau clos, dans les proportions d'une
partie de ces tiges divisées sur dix parties d'eau
bouillante. On fait plus fréquemment usage de la
décoction aqueuse, qu'on prépare dans des proportions variées : c'est ainsi que, sur deux cents parties
d'eau, qu'on fait réduire à la moitié par l'évaporation, les uns emploient une, et d'autres quatre
à dix parties et plus de ces tiges. On édulcore ces
liquides convenablement, et on les administre par
verres, purs ou étendus dans du lait, et à des intervalles de plus en plus rapprochés ; quelquefois on
augmente leur degré de saturation, et on les convertit à l'état sirupeux. On administre l'extrait aqueux
sous la forme de pilules à la dose de 25 à 50 centigrammes ($4\frac{1}{2}$ à 9 grains) et plus, qu'on renouvelle
à des intervalles variés. Carrère croit que cet extrait
est aux tiges dans les proportions de 0,05.

Ces médicamens, administrés aux doses indiquées,
ne déterminent pas toujours d'effet immédiat susceptible de tomber sous nos sens ; quelquefois néanmoins ils occasionnent une légère salivation, des
nausées, le vomissement, un état de diarrhée mo-

dérée ou de constipation ; ils produisent fréquemment l'augmentation de la chaleur générale , de la
transpiration et de la sécrétion urinaire ; ils déterminent du prurit à la peau suivi d'éruptions variées ;
ils occasionnent quelquefois une pesanteur de tête ,
un état d'ivresse , de somnolence ou d'agitation ,
des convulsions partielles des muscles des lèvres ,
des paupières , un tremblement des mains et des
articulations.

Les médicamens préparés avec ces tiges paraissent
moins facilement déterminer l'inflammation du
conduit alimentaire et le narcotisme, que la plupart des substances précédentes (1) : aussi les emploie-t-on à des doses plus grandes. J'ignore ce qui
a pu faire préférer la décoction à l'infusion aqueuse.
Pour diminuer ou prévenir l'action nauséabonde de
ce médicament, on le mêle avec des substances
aromatiques , et on y ajoute un peu de suc de
citron , ou de vinaigre , pour prévenir son action
sédative sur l'encéphale.

On l'a jusqu'ici particulièrement employé dans
les maladies chroniques du système lymphatique,
de l'organe cutané , des viscères abdominaux, des
membranes muqueuses et des muscles. On a besoin
de continuer son emploi pendant long-temps. On
a outré ses succès.

---

(1) La douce-amère ne produit pas plus l'inflammation du
conduit alimentaire que l'opium. Je l'ai employée à des doses
très-fortes sans déterminer aucun trouble dans les fonctions
digestives. *P. H. N.*

Pomme épineuse (datura stramonium , L.).

L'herbe, la racine, les capsules et les semences de cette plante peuvent déterminer des effets analogues. On n'a cependant, d'après Storck, employé jusqu'ici que le suc épaissi des feuilles. On l'administre ordinairement sous la forme de pilules, à la dose d'un à deux centigrammes ($\frac{1}{5}$ à $\frac{2}{5}$ de grain), qu'on renouvelle à des intervalles variés, et qu'on augmente progressivement : on s'est élevé graduellement jusqu'à la dose de plusieurs grammes ($\frac{1}{2}$ gros et plus). Il n'y a pas de doute qu'on ne puisse administrer avec plus d'avantage la poudre de cette plante récemment préparée.

Ce médicament, administré de la manière indiquée, est ordinairement plus ou moins nauséabond ; il augmente la soif et la sécrétion salivaire ; il excite fréquemment l'appétit, occasionne quelquefois de légères coliques, un état de diarrhée modérée ou de constipation opiniâtre ; il augmente souvent la transpiration cutanée et la sécrétion urinaire. Durant son usage, les malades se plaignent quelquefois de douleurs dans les membres, de prurit à la peau, du hoquet, d'un état de somnolence, d'un sommeil tantôt tranquille et tantôt turbulent ; ils sont quelquefois hébêtés, présentent des lésions variées de la vue, telles que l'ophthalmie, des convulsions de l'œil. Ce médicament, administré imprudemment, peut occasionner l'inflammation du conduit alimentaire, un état de fièvre général, le narcotisme et la mort.

Le suc épaissi des feuilles de pomme épineuse a

été jusqu'ici plus particulièrement usité dans des cas de névroses, et surtout dans la manie, l'épilepsie, la danse de Saint-Guy ; mais le plus ordinairement on n'a pas spécifié les cas maladifs dans lesquels on l'a employé : aussi a-t-il réussi à quelques médecins, et a été inefficace à d'autres. Il est peu usité.

Feuilles de digitale pourprée (digitalis purpurea , L.).

On doit choisir celles qui croissent spontanément dans les lieux élevés et éclairés par le soleil. On doit les récolter peu avant la floraison, et les employer récemment desséchées.

On peut administrer leur poudre et faire usage du produit de leur solution partielle dans l'eau ou dans l'alcool. La poudre doit être préparée récemment ; on la fait prendre directement après l'avoir étendue dans neuf, dix-neuf à quarante-neuf fois son poids de sucre. On peut aussi l'administrer sous forme pilulaire, en la mêlant avec neuf fois son poids d'une poudre inerte, et quantité suffisante de sirop ou de miel. Chaque paquet de poudre et chaque pilule doivent contenir une quantité déterminée de ce végétal. Sa dose est d'un à quinze centigrammes ($\frac{1}{5}$ de grain à 3 grains), qu'on renouvelle à des distances variées : on fait prendre des boissons mucilagineuses immédiatement après.

On emploie rarement l'infusion aqueuse ; on doit la préparer à vaisseau clos : les proportions ordinaires sont d'une à deux parties sur cent parties d'eau bouillante ; on édulcore le liquide convenablement ; on peut le convertir à l'état sirupeux,

et on le fait prendre pur ou étendu dans de l'eau à
la dose d'un centilitre (3 gros), qu'on renouvelle
de distance en distance. Darwin et Fowler ont recours à la décoction ; ils font évaporer le liquide jusqu'aux deux tiers, et ils y ajoutent un peu d'alcool.
On prépare la solution alcoolique partielle dans des
proportions variées : les plus ordinaires sont une à
deux parties de ces feuilles récemment desséchées,
sur cent parties d'alcool à 10° + o; on entretient la
macération ou la digestion pendant vingt-quatre
heures ; on l'administre étendue dans de l'eau sucrée,
et à la dose de dix gouttes, qu'on augmente progressivement jusqu'à cent gouttes et au-delà. On ne
fait pas usage de l'extrait aqueux ni du suc épaissi
de ces feuilles.

Les médicamens préparés avec les feuilles de digitale pourprée, et administrés de la manière indiquée,
exercent une action tonique très-intense, qui présente
des particularités dignes d'attention. Ils déterminent
une chaleur âcre dans la gorge et dans l'estomac,
augmentent la sécrétion salivaire; ils excitent l'appétit, facilitent les digestions, occasionnent facilement l'anxiété, des nausées, le vomissement et la
purgation, même à petite dose. La chaleur générale
n'est pas manifestement augmentée; le pouls se ralen-
tit ordinairement (mais non cependant d'une manière
constante ; car il y a quelquefois fréquence du pouls
et augmentation de la chaleur générale). La sécrétion urinaire est fréquemment augmentée ; il y a
somnolence et même sommeil. Le ralentissement
du pouls coexiste ordinairement avec un état de
résistance de la part de l'artère, et avec la dimi-

mution de la chaleur générale ; il est plus marqué lorsque le corps est dans une position horizontale que dans l'autre cas ; il peut exister à des degrés différens, aller même jusqu'à la syncope ; il dure plus ou moins long-temps, est fréquemment précédé d'une légère lésion de la vue, et d'un sentiment de défaillance dans l'épigastre ; il est suivi d'une augmentation de sa fréquence ordinaire et de la chaleur générale.

On croit avoir observé que les sécrétions muqueuses et purulentes diminuent par l'emploi de ce médicament. L'estomac ne peut d'ailleurs supporter long-temps son action, et on est obligé d'en diminuer la dose ou d'en suspendre l'emploi. La poudre, même à petite dose, paraît plus facilement déterminer le vomissement et la purgation, tandis que l'infusion et la décoction aqueuses paraissent plus particulièrement augmenter la sécrétion urinaire. Les individus robustes en supportent mieux l'action que ceux qui sont faibles : aussi seconde t-on ordinairement son usage par une diète nourrissante. On a également observé qu'il ne faut pas en interrompre l'usage, si on ne veut pas entraver ses effets secondaires. On fait en sorte que son action sur l'estomac soit le moins marquée possible.

Si on n'apporte pas toute la prudence dans l'administration de ce médicament, on peut facilement occasionner des accidens variés. C'est ainsi qu'à trop grande dose il peut produire des anxiétés, la cardialgie, le vomissement, l'inflammation, l'hémorrhagie, la gangrène du conduit alimentaire, le refroidissement des extrémités, des vertiges, des palpita-

tions, des éblouissemens, la syncope, la céphalalgie, e
la somnolence, l'obscurcissement de la vue, le narcotisme. Son usage prolongé, même à petite dose, e
amène l'amaigrissement et un état de langueur r
général.

Dans le cas où des accidens surviendraient durant
l'emploi de la digitale pourprée, il faudrait employer
des moyens relatifs aux accidens qu'elle aurait déterminés.

On a eu particulièrement recours à ce moyen dans
les maladies locales du système lymphatique, des
viscères abdominaux, de l'organe cutané, et de
l'appareil locomoteur, par exemple, dans l'hydropisie atonique, les squirrhes, les tubercules pulmonaires, les scrophules, le carreau; dans les paralysies, les rhumatismes chroniques, la consomption
par excès de suppuration. On a exalté son utilité
dans plusieurs des cas indiqués, quoiqu'il y ait souvent échoué. Il est plus particulièrement employé
par les médecins anglais et allemands; il l'est peu
par les médecins français.

Acide prussique.

On n'a point encore jusqu'ici employé l'acide
prussique qui est préparé artificiellement (1.); mais

---

(1) L'acide prussique, lorsqu'il est très-concentré, paraî
jouir de la propriété de détruire subitement la contractilité animale, sans porter d'abord aucune atteinte aux principale
fonctions de la vie organique. Cette observation a condui
M. Magendie à en essayer l'emploi dans quelques-unes de ce
affections pulmonaires où, suivant l'expression dont il s'e

On a fait usage de différentes substances végétales dans la composition desquelles cet acide entre conjointement avec une huile volatile amère : telles sont les feuilles de laurier-cerise (*prunus lauro-cerasus*, L.), les amandes amères (*amygdalus communis*, L.), les amandes de cerises noires (*prunus avium*, L.), les amandes, les feuilles et les fleurs de pêcher (*amygdalus persica*, L.), etc. On a attribué les effets que ces substances exercent sur l'organisme à l'acide prussique qu'elles contiennent ; mais cette question ne sera résolue que lorsqu'on aura employé l'acide préparé artificiellement, et qu'on aura obtenu avec lui les mêmes effets qu'avec les substances en question. Les circonstances ne m'ont pas encore permis de tenter ces expériences comparatives.

Feuilles de laurier-cerise. Elles jouissent le plus éminemment des propriétés dont il s'agit ici. Leur huile volatile la possède au plus haut degré : on en a vu dix gouttes faire périr un chien. Vient ensuite leur eau distillée, dont une à deux cuillerées ont

---

servi, la sensibilité se trouve augmentée. Dans un Mémoire qu'il a présenté le 17 novembre 1817 à l'Académie royale des Sciences, il rapporte diverses observations de toux d'irritation ou de toux nerveuses chroniques qui ont été traitées avec succès par l'acide prussique. Mais cet acide étant éminemment délétère dans l'état de concentration auquel M. Gay-Lussac est parvenu à l'amener depuis quelque temps, c'est à l'acide faible, préparé soit par le procédé de Schéele, soit par celui de M. Planche que M. Magendie a eu recours : il l'a donné à la dose de six à douze gouttes, unies à quelques onces de véhicule et administrées dans les vingt-quatre heures.

P. H. N.

été mortelles à des individus du moyen âge, et en dernier lieu leur infusion aqueuse et leur suc qu'on emploie quelquefois en grande quantité sans produire d'accidens notables.

Il n'y a que l'eau distillée dont on fait usage; elle fait partie des médicamens officinaux des pharmacopées de Wirtemberg et de Prusse : d'après la première on retire par la distillation une quantité d'eau égale à celle des feuilles; et d'après l'autre, le double. L'action de ce liquide est si prompte, qu'elle a lieu au moment même où il paraît être parvenu dans l'estomac. Il peut y produire une douleur très-forte, des nausées, le vomissement, la purgation, une excrétion abondante d'urine, des convulsions, le tétanos, la paralysie, la dyspnée, et enfin la mort. Celle-ci peut succéder aux accidens que je viens d'exposer ou survenir pendant l'action immédiate du liquide et sans lésion notable du système nerveux; cela dépend de la dose qu'on a employée. On ne remarque pas ordinairement d'état narcotique. Le cadavre des individus qui ont succombé à l'action de ce délétère ne présente aucune trace d'inflammation locale; les veines et les poumons sont gorgés de sang, tandis que les artères sont vides. Ce qu'on a dit de la liquidité plus grande du sang n'est rien moins que prouvé. On a conseillé le lait, l'eau savonneuse et le carbonate de potasse comme antidotes; mais les expériences ne sont pas assez multipliées n'y assez exactes pour qu'on puisse s'y fier.

Il est facile de voir, d'après cet exposé, jusqu'à quel point on peut se permettre de faire usage de ce moyen. Néanmoins on a conseillé d'employer cette eau distillée à la dose de trente à soixante gouttes, et de l'étendre convenablement ; on a aussi conseillé de faire usage de la poudre et de l'infusion ou du suc des feuilles, et de les employer à grande dose ; mais nous n'avons pas d'observations suffisantes qui puissent nous apprendre quelle est l'action immédiate de ces corps prudemment administrés, et qui puissent nous faire connaître l'influence qu'ils peuvent exercer sur la marche des maladies. Si on les a employés dans les affections lentes des viscères abdominaux, dans les cas de squirrhes, de tubercules, etc., c'est qu'on y a été porté par l'opinion qu'on avait qu'ils diminuaient la consistance du sang, et qu'on regardait cet état du sang comme la cause des maladies en question ; mais ou sait ce qu'on doit penser à cet égard.

Amandes de cerises noires. Plusieurs pharmacopées font usage de l'eau distillée des amandes de cerises noires ; mais elles ne la préparent pas dans les mêmes proportions. Celles de Wirtemberg et de Suède retirent, par la distillation, une quantité d'eau égale à celle des amandes concassées et du parenchyme des fruits ; le code de Prusse en extrait le double. Les colléges de Londres et d'Edimbourg l'ont rejetée ; ils avaient vérifié l'observation, que l'eau distillée préparée avec quatre parties de ces amandes et une partie d'eau peut agir comme poison. Cette eau distillée préparée dans les proportions adoptées par les codes de Wirtemberg et de Prusse, excite le ton de l'estomac : on l'emploie souvent dans cette vue. On vend quelquefois sous son nom l'eau distillée d'amandes amères, et même celle de laurier-cerise.

Amandes amères. On les emploie plutôt à l'état d'émulsion qu'on ne fait usage de leur eau distillée et de leur huile volatile ; ces dernières exigent trop de prudence dans leur administration. Bergius préparait l'émulsion avec dix parties environ d'amandes amères sur cent parties d'eau ; il édulcorait ce liquide avec du miel, et y ajoutait une partie de tartrate de potasse. Il l'employait particulièrement pour combattre les fièvres intermittentes ; il en faisait prendre 5 à 10 hectogrammes (une à deux livres) durant l'intermission. Il a vu plusieurs fois des fièvres qui avaient résisté au quinquina, céder à ce moyen, et *vice versâ*. Son exemple ne paraît pas avoir été suivi. On a encore conseillé les amandes amères contre les vers, l'hydrophobie ; mais nous n'avons rien de précis à cet égard. Leur emploi exige d'ailleurs de la prudence. Leur action délétère est plus marquée lorsqu'elles ne sont pas pelées ; elle est en général moins marquée chez l'homme que chez les animaux. Elles ont quelquefois produit une légère ivresse, des nausées, le vomissement.

Amandes de pêcher. Elles ont une odeur et une saveur approchant de celles des précédentes ; elles ne sont pas usitées.

Feuilles et fleurs de pêcher. Elles paraissent jouir des mêmes propriétés, mais à un faible degré d'ailleurs, les fleurs occasionnent facilement la purgation.

En général, il est facile de voir que nous n'avons encore que peu de données positives sur le degré d'utilité de ces différentes substances.

PHOSPHORE.

Il n'est pas convenable d'employer le phosphore soit en pilules ou en électuaire, soit en suspension aqueuse; il brûle en grande partie durant la longue préparation que ces formes nécessitent, et se convertit à l'état d'acide phosphoreux. On doit conclure de là que le mélange dont il fait partie est peu exact; qu'on croit quelquefois l'administrer, tandis qu'il est presque entièrement acidifié, et que d'autres fois on peut le donner en trop grande quantité, et déterminer des accidens graves, même la mort, ainsi que l'histoire de la médecine en présente malheureusement quelques exemples.

Éther phosphoré.

Pour le préparer, on coupe menu une partie de phosphore, on l'introduit dans un flacon bouché en cristal, contenant cent parties d'éther sulfurique à $40^\circ + 0$; on agite fréquemment : la solution est complète dans l'espace de trois à quatre jours (1). Il faut

---

(1) L'éther phosphoré se prépare, d'après le nouveau Codex, de la manière suivante :

Éther sulfurique, une livre, ou·············· 500,0 grammes.
Phosphore coupé en petits morceaux, deux gros
   et-demi, ou······························ 10,0

On verse d'abord l'éther dans un flacon bouché en cristal, dont l'extérieur est recouvert de papier noir. On y introduit le phosphore qu'on a auparavant lavé dans l'éther. On ferme le vase; on agite de temps en temps; et au bout d'un mois, on transvase l'éther dans de très-petits flacons bien bouchés recouverts de papier noir. La proportion du phosphore dissous est de $\frac{1}{152}$, ce qui fait plus de trois grains par once du dissolvant.

l'employer récemment préparé, ayant une couleur opale, une odeur d'ail, et déposant du phosphore lorsqu'on le mêle avec l'eau ou avec l'alcool.

Pour l'administrer, on le verse par gouttes sur du sucre ; de cette manière, il ne se dégage pas de flamme dans l'obscurité : on peut aussi l'étendre dans un peu d'eau distillée sucrée, ou mieux de sirop ; mais ce mélange doit être fait au moment où on veut l'administrer. Il faut avoir soin de ne pas le faire prendre dans l'obscurité : la flamme qui s'en dégage pourrait effrayer le malade.

La dose de l'éther phosphoré est de 25 à 50 centigrammes ($4\frac{1}{2}$ à 9 gouttes) et plus. Cent gouttes de deux millimètres de diamètre équivalent à-peu-près à un gramme. Son action tonique tant locale que générale est très-prompte, très-intense, mais peu durable. Si on l'administre à trop grande dose, ou si on en continue l'usage pendant trop long-temps, il peut facilement jeter l'estomac dans un état de débilité, et même de paralysie momentanée.

On l'emploie particulièrement dans les fièvres adynamiques et ataxiques, dans leurs diverses complications. Il faut dans ces cas l'administrer à petite dose et fréquemment ; car la prostration qui suit est en raison de l'excitation tonique qu'on détermine. On y a surtout recours dans l'apoplexie imminente, dans l'asphyxie, la syncope, en un mot dans tous les cas où il ne faut exciter que momentanément, mais d'une manière très-intense.

Acide phosphoreux.

Cet acide est encore peu employé ; il serait possible qu'il jouît des propriétés du phosphore, sans que son administration présentât les mêmes inconvéniens. Quelques expériences qu'on a tentées sur l'eau dans laquelle on avait conservé le phosphore pendant long-temps, et par lesquelles ont est parvenu à déterminer une excitation tonique très-intense, paraissent le faire soupçonner. Il suffit pour l'administrer de l'étendre convenablement d'eau sucrée.

AMMONIAQUE ET SELS AMMONIACAUX.

Ammoniaque (alcali volatil).

On doit la choisir pure, pesant $0°,85$ $(18\frac{1}{2}+0)$. On l'administre à l'état liquide, étendue dans quantité suffisante d'eau distillée sucrée, pour qu'elle ne puisse pas enflammer les surfaces muqueuses du conduit alimentaire : c'est ainsi qu'on peut l'étendre depuis cinquante jusqu'à cent fois son poids d'eau distillée ; à ce terme, sa saveur est presque nulle. On la dépose dans un flacon de verre bouché pour l'administrer au besoin. On peut remplacer l'eau par l'alcool à $10°+0$.

L'alcool ammoniacal (esprit de sel ammoniac vineux, spiritueux ou dulcifié) est préparé par les différentes pharmacopées dans des proportions variées : le code de Berlin prend une partie d'ammoniaque pure et deux d'alcool très-rectifié. On conserve aussi dans les officines un alcool ammoniacal aromatique. Le code de Berlin le prépare par le mélange de cent parties d'alcool rectifié, de quatre parties d'huile volatile d'anis, et de vingt-quatre parties d'ammoniaque.

On peut extraire l'ammoniaque extemporanément ; il suffit de dissoudre du muriate ammoniacal dans de l'eau distillée, et d'y verser partie égale de potasse, ou la moitié de son poids de soude qu'on a préalablement fait dissoudre dans quantité suffisante d'eau distillée : le muriate ammoniacal fournit un peu moins de la moitié de son poids d'ammoniaque.

La dose de l'ammoniaque est de 25 à 50 centigrammes ($4\frac{1}{2}$ à 9 grains) environ. Trente-cinq gouttes de deux millimètres de diamètre équivalent à-peu-près à un gramme. Son action tonique, tant locale que générale, est prompte. Trop concentrée, elle peut enflammer et convertir les organes en escarre ; convenablement étendue, elle détermine un sentiment de chaleur dans la bouche, la gorge et l'estomac. Le pouls est plus fréquent, la chaleur générale plus intense ; les forces musculaires sont augmentées ; la transpiration et l'urine sont plus abondantes ; souvent reparaissent des phlegmasies cutanées qui étaient supprimées, ou celles qui étaient menacées de délitescence continuent leur marche. En général, les effets de ce médicament sont momentanés et nécessitent qu'il soit administré à des intervalles rapprochés. On l'emploie particulièrement dans les fièvres adynamiques et ataxiques, dans les phlegmasies adynamiques des poumons, de la peau, dans l'asphyxie, l'apoplexie, etc.

Sous-carbonate d'ammoniaque.

Afin de pouvoir doser ce sel, il est convenable de le choisir cristallisé. On ne l'administre pas ordinairement sous forme molle, à moins qu'on ne veuille l'employer aussitôt : c'est ainsi qu'on peut lui donner la forme de bols et d'électuaire, à l'aide de partie égale d'une poudre aromatique et de quantité suffisante de sirop ou de miel. Le plus ordinairement on l'administre en solution aqueuse : il faut nécessairement prendre de l'eau distillée : il en exige le double de son poids. On l'administre plus rarement en solution alcoolique. Il exige soixante fois son poids d'alcool à $10^{\circ} + 0$, et au-delà de deux cents fois son poids d'alcool à $25^{\circ} + 0$.

On peut extraire le carbonate ammoniacal extemporanément ; il suffit de dissoudre du muriate d'ammoniaque dans de l'eau distillée, et d'y verser partie égale de carbonate de potasse ou de soude qu'on a préalablement dissous dans quantité suffisante d'eau distillée. Le muriate ammoniacal fournit à-peu-près partie égale de carbonate d'ammoniaque.

La dose du carbonate d'ammoniaque est d'un demi-gramme, d'un à plusieurs grammes (9, 18 à 56 grains et plus). L'action de ce sel se rapproche de celle de la substance précédente ; mais elle est moins intense ; on a moins d'accidens à craindre de son administration imprudente (1).

---

(1) Plusieurs médecins emploient le carbonate d'ammoniaque dans le croup. *Grittfeld* le fait respirer pour provoquer la toux ; *Micaelis* l'applique au cou pour rubéfier ; d'autres

Sous-carbonate d'ammoniaque pyro-huileux (sel volatil de corne de cerf).

On l'administre de la même manière que le sel précédent; il détermine les mêmes effets, mais à un degré plus grand d'intensité.

Succinate d'ammoniaque pyro-huileux (esprit ou liqueur de corne de cerf succiné).

On l'administre par gouttes sur du sucre, ou dans un peu d'eau sucrée; sa dose est de vingt à cent

---

MM. *Rechou* et *Désessarts*, l'administrent à l'intérieur et à l'extérieur, dans la vue de fondre la concrétion membraniforme ou pour liquéfier la matière propre à la former. Voici de quelle manière M. *Rechou* administre le carbonate d'ammoniaque. Pour l'usage externe, il mêle un gros (4 grammes) de ce sel avec deux onces (6o grammes) de cérat, et il applique deux gros (8 grammes) du mélange toutes les quatre heures sur les parties latérales et antérieures du cou; il couvre ensuite le tout avec un sachet de cendre chaude : la peau ne tarde pas à se couvrir de petits boutons et à faire éprouver du prurit et de la cuisson pendant deux à trois jours; l'épiderme se détache et tombe promptement en desquamation. Pour donner le carbonate à l'intérieur M. *Rechou* le fait dissoudre dans vingt-quatre fois son poids de sirop de guimauve, et il en fait prendre une cuillerée de temps en temps; il étanche la soif avec de l'eau de chiendent édulcorée; il interdit entièrement l'usage des acides, soit comme alimens, soit comme médicamens. M. *Rechou* a perdu tous les malades qu'il a traités par la méthode ordinaire, tandis que deux enfans qu'il a soumis à l'usage interne et externe du carbonate d'ammoniaque ont été sauvés. (Voyez *Observations et Réflexions sur le Croup, dans le Recueil périodique de la Société de Médecine,* vol. XXII.) *P. H. N.*

gouttes et plus. Son action est analogue à celle du carbonate d'ammoniaque pyro-huileux.

Acétate d'ammoniaque liquide (esprit de Mindérérus).

Ce sel n'a pas toujours, dans les officines, le même degré de concentration, et ne se conserve pas ordinairement à l'état cristallin; de sorte qu'on ne peut savoir quel est le degré de concentration de celui qu'on emploie. Il faut, pour obvier à cet inconvénient, le faire préparer extemporanément, et régler son degré de concentration d'après la dose du carbonate d'ammoniaque. A cet effet on prend, par exemple, une à deux parties de carbonate d'ammoniaque cristallisé ; on verse par-dessus quantité suffisante d'acide acétique ou de bon vinaigre, et lorsque l'effervescence a cessé, on y ajoute la quantité d'eau sucrée nécessaire pour que le tout pèse cent parties ; on dépose ce médicament dans un flacon bouché ; on l'administre à des distances variées ; on évalue sa dose d'après celle de carbonate d'ammoniaque qu'on a employée : elle est la même.

Son action se rapproche beaucoup de celle des sels ammoniacaux précédens : aussi l'emploie-t-on dans les mêmes circonstances.

Hydro-chlorate d'ammoniaque (muriate d'ammoniaque, sel ammoniac).

On doit choisir ce sel purifié. On peut l'administrer à l'état pulvérulent, sous la forme de bols, d'électuaire ou à l'état liquide. On fait prendre la poudre directe-

ment dans un fruit mou, ou dans une autre substance
analogue. On prépare les bols à l'aide d'un peu de
poudre végétale inerte et de quantité suffisante de
sirop ou de miel. Pour lui donner la forme d'électuaire,
on l'étend dans trois fois son poids de miel. On peut
le dissoudre dans l'eau et même dans l'alcool : il exige,
à froid, quatre fois son poids d'eau, et à chaud, partie égale ; il se dissout dans quatorze fois son poids
d'alcool à 10° + o. Il ne perd point sa saveur désagréable par l'addition du sucre. Sa dose est d'un demi, d'un à quatre grammes (9, 18 à 72 grains) et
plus. Son action tonique est moins intense, moins
prompte que celle des précédens. Si on l'administre
à grande dose, il détermine quelquefois du malaise,
et est rejeté par le vomissement, même plusieurs
heures après qu'il a été avalé.

ALCALIS FIXES.

Les alcalis fixes purs ne sont point ou que rarement
usités. Leur administration exige la plus grande prudence ; car si on ne les étend pas dans une grande
quantité d'eau, ils déterminent l'inflammation et
l'escarre des surfaces qu'ils touchent. Il paraît, d'a-
près quelques faits épars, que chez les individus qui
les emploient étendus dans une grande quantité
d'eau, le sang devient plus liquide et perd sa con-
crescibilité. On sait, en outre, que les alcalis ainsi administrés débilitent à la longue. Pour remédier à ces
accidens, il ne faut point recourir aux acides, comme
on serait tenté de le croire ; car ces moyens ne peuvent
convenir qu'au moment même où l'alcali vient d'être

avalé ; il est d'ailleurs impossible de trouver justement les proportions nécessaires pour la saturation de l'alcali, et le sel qu'ils forment devient un nouvel irritant. Il est préférable de recourir aussitôt aux boissons mucilagineuses sucrées, au lait coupé avec le quadruple de son poids d'eau, aux bouillons, etc.

Les alcalis fixes, convenablement étendus, n'exercent pas le même mode d'excitation tonique que l'ammoniaque : l'action générale de cette dernière est plus prompte et plus intense.

Potasse et Soude.

Pour administrer ces deux alcalis, il faut avoir recours à de l'eau distillée ; il est même convenable de la rendre mucilagineuse et sucrée, et de l'employer en grande quantité. On a fréquemment uni ces alcalis à de l'huile fixe nullement rance, et surtout à celle d'olive ; et on les a ainsi convertis à l'état savonneux. On peut préparer ce savon presque extemporanément : on prend à cet effet la potasse pure liquide, pesant 1,25 ; on la mêle avec le double de son poids de la meilleure huile d'olive ; on agite le mélange jusqu'à ce qu'il devienne homogène et s'épaississe, et on le laisse ensuite dessécher dans de petites capsules. On administre ce savon sous forme pilulaire, ou plus rarement en solution aqueuse et convenablement édulcorée. Pour préparer les pilules, on le pile dans un mortier de marbre avec 0,05 de son poids de poudre de réglisse, et, s'il est nécessaire, avec quantité suffisante d'huile d'olive. Chaque pilule doit contenir une quantité déterminée de savon, par exemple, 20 centigrammes (4 grains).

On a quelquefois recours à l'alcool pour tenir ces alcalis en solution. Cet alcool potassé (teinture âcre d'antimoine, lilium de Paracelse) paraît présenter le dissolvant dans un état de modification; car il a une couleur rouge et une odeur un peu différente de celle de l'alcool. Pour le préparer, la pharmacopée de Prusse fait digérer quatre parties de potasse pure récemment préparée dans cent parties d'alcool à 25° + o; elle entretient la digestion au bain de sable pendant quelques jours. On l'administre par gouttes sur du sucre ou dans de l'eau sucrée; sa dose est de dix, vingt gouttes et au-delà : il est peu usité de nos jours.

Les alcalis fixes, administrés de l'une ou de l'autre de ces manières, déterminent une action excitante qui paraît moins produire l'astriction des organes qu'influencer leur nutrition. Leur usage prolongé débilite les digestions et donne lieu à un état de faiblesse générale très-approchant du scorbut. On a vu le sang des individus qui en faisaient usage depuis quelque temps devenir liquide et ne point se concréter par le refroidissement, perdre cette qualité pendant le temps qu'on suspendait l'emploi des alcalis, et la reprendre par le renouvellement de leur administration. Il n'est pas encore démontré si, introduits dans les voies de la circulation, ils peuvent aller dissoudre les calculs urinaires d'acide urique et d'urate d'ammoniaque, ainsi qu'on l'a présumé (1).

____

(1) Falconer, dans un ouvrage publié en anglais sur les avantages de l'eau méphitique alcaline, qui n'est qu'une dissolution de potasse sursaturée d'acide carbonique, rapporte un grand

On emploie plus particulièrement ces médicamens alcalins dans les cas d'affections lentes des vaisseaux lymphatiques, des viscères abdominaux, de l'organe cutané, et dans les maladies générales qui en dépendent. L'alcool potassé est peu employé de nos jours. Ces médicamens sont, en général, presqu'entièrement abandonnés.

Carbonates de potasse et de soude cristallisés.

Ces deux sels, par leur action médicale, se rapprochent beaucoup des deux alcalis précédens. Leur administration exige moins de prudence, en ce qu'ils ne sont pas susceptibles de déterminer l'inflammation. Il faut les choisir à l'état cristallin, afin de les avoir dans un état constant et parfaitement saturés.

On peut les administrer sous la forme de bols et d'électuaire, ou en solution aqueuse : c'est le plus fréquemment de cette dernière manière qu'on les fait prendre ; il faut à cet effet employer de l'eau distillée. Le carbonate de potasse se dissout dans quatre parties d'eau froide et dans moins d'eau bouillante ; celui de soude se dissout dans deux parties d'eau froide et dans moins d'eau bouillante. On les administre ordinairement dans une quantité d'eau plus grande que celle qui est nécessaire pour leur solution. Quelquefois on les dissout dans de l'eau saturée d'acide carbonique : c'est ce qui forme l'eau

---

nombre d'observations qui semblent prouver que des calculs vésicaux ont été dissous par un long usage de ce médicament. Des observations semblables ont été faites, depuis Falconer, par des médecins allemands et hollandais *P. II. N.*

alcaline gazeuse. On n'a pas ordinairement recours à
l'alcool pour les dissoudre ; le carbonate de soude
exige soixante-douze fois son poids d'alcool à $10° + o$,
et le carbonate de potasse au-delà de cent trente fois.
Leur dose est de 25 centigrammes , d'un demi-gramme à un gramme ($4\frac{1}{2}$, 9 à 18 grains).

Ils jouissent des propriétés communes à la plupart
des sels neutres et aux alcalis précédens lorsqu'ils
sont très-étendus ; à grande dose ils agissent comme
purgatifs. Leur usage prolongé débilite facilement les
organes digestifs. On les emploie particulièrement
lorsqu'on veut agir sur la nutrition des organes dans
les maladies lentes des viscères abdominaux , dans
les cas de suppression de la sécrétion du lait , dans
les maladies atoniques des vaisseaux lymphatiques ,
des os , etc (1).

TERRES SUBALCALINES.

Chaux.

On n'emploie en général que le produit de la solution de la chaux dans l'eau : or , ce liquide ne tient

---

(1) Le carbonate de potasse constitue la partie essentielle de
la poudre gommeuse alcaline, vulgairement appelée *savon
végétal* , dont M. Scheffer conseillait l'usage dans les embarras
des viscères abdominaux. En voici la composition , d'après le
nouveau Codex,

Pr. Gomme arabique en poudre·············· 32 grammes.
  Carbonate de potasse cristallisé··········· 4

Mêlez.

Cette poudre doit être préparée extemporanément. On la fai
dissoudre dans un litre d'eau et on l'administre par verres.

en solution que 0,002 environ de son poids de chaux.
Le produit de la première solution n'est pas plus
saturé que celui de la deuxième, ainsi qu'on l'a cru
pendant long-temps; car cette terre ne peut se dissoudre que dans quatre cent cinquante fois son poids
d'eau. On dépose l'eau de chaux dans un vaisseau
clos; car, au contact de l'air, elle se laisse précipiter
promptement à l'état de carbonate calcaire. On l'administre pure ou étendue dans de l'eau ordinaire ou
dans un liquide mucilagineux et édulcoré. La plupart des infusions et décoctions des végétaux et des
animaux, le lait, les sels, les acides l'altèrent; de
sorte qu'il faut, autant que possible, l'employer pure.
On l'administre par verres à des intervalles plus ou
moins longs. On ne peut mettre en doute son action
excitante. Elle détermine facilement du malaise dans
l'estomac; elle provoque souvent le vomissement,
donne lieu à la constipation, et supprime quelquefois
la sécrétion muqueuse du conduit alimentaire; elle
augmente la sécrétion urinaire. Son usage prolongé
débilite les fonctions digestives et altère la nutrition générale. On a outré ses succès et ses insuccès;
elle est peu usitée de nos jours et mérite peu de
l'être.

ACIDES.

La plupart des acides peuvent être employés pour
déterminer l'excitation tonique, pourvu qu'ils soient
convenablement étendus. Or ce degré doit varier, pour
ainsi dire, dans chacun d'entre eux; car plusieurs
peuvent, lorsqu'ils sont concentrés, enflammer et
escarifier (les acides sulfurique, nitrique, etc.); d'au-

I.

très peuvent seulement enflammer (l'acide acétique);
d'autres ne peuvent déterminer que l'excitation tonique ou qu'une astriction plus ou moins forte : tous
ne peuvent produire ce dernier état , quoiqu'on les
amène au même degré d'acidité. Les acides très-étendus donnent lieu à un sentiment de fraîcheur générale : quelquefois ils diminuent la fréquence du pouls ;
ils étanchent la soif , augmentent la sécrétion de l'u-
rine ; ils relèvent en même temps le ton de l'estomac
d'une manière plus ou moins notable. Le mode d'action des acides convenablement étendus diffère sous
ce rapport de celui des amers, qui ne paraissent **pas**
influer sur l'état de la température organique , et **de**
celui des huiles volatiles , qui l'augmentent évidemment.

L'usage trop long-temps prolongé des acides,
même de ceux qui sont très-étendus , n'est pas sans
inconvénient ; ils attaquent l'émail des dents , déterminent une sensation âcre dans la gorge , occasionnent la cardialgie , la toux. Si on continue leur usage,
ils altèrent les digestions, déterminent l'amaigrissement , produisent le racornissement de beaucoup
d'organes , surtout des voies alimentaires , des organes parenchymateux , des glandes lymphatiques,
ainsi que l'autopsie cadavérique le démontre.

L'emploi inconsidéré des acides qui sont susceptibles de produire l'inflammation et l'escarre peut
donner lieu à tous les accidens de l'empoisonnement.
On a conseillé dans ce cas l'usage des alcalis étendus, de la magnésie, de l'eau de chaux , des eaux
savonneuses. On a surtout donné la préférence à **la**
magnésie décarbonatée, vu qu'elle n'est pas suscep-

tible d'irriter ; mais elle occupe un si grand volume, que son administration en devient difficile. Ces moyens ne peuvent d'ailleurs convenir que dans le moment même où l'acide vient d'être avalé : le sel qu'ils forment devient un nouvel excitant. On voit, d'après cela, qu'il est préférable de recourir aussitôt à l'eau tiède, de la donner en assez grande quantité pour déterminer le vomissement, d'y associer l'usage des boissons mucilagineuses et sucrées, du bouillon, du lait coupé avec le quadruple de son poids d'eau, etc.

Plusieurs acides peuvent être administrés à l'état pulvérulent et sous forme molle ; d'autres ne peuvent l'être qu'à l'état liquide. En les convertissant à l'état sirupeux, on rend leur administration plus facile. La présence de l'alcool modifie leur action, particulièrement celle qu'ils exercent sur la circulation générale. L'emploi des mucilagineux, comme excipiens, est convenable toutes les fois que les acides ne doivent point ou que peu agir sur les voies alimentaires.

Acide sulfurique.

Pour pouvoir employer l'acide sulfurique sans danger, on l'étend préalablement dans un quantité déterminée d'eau, et on le conserve sous le nom d'eau sulfurique ou d'acide sulfurique étendu d'eau. Mais il est nécessaire que ce liquide ait toujours le même degré de concentration, par exemple, 10°—0. La quantité d'eau nécessaire pour rendre cet acide susceptible d'être administré directement, varie selon la susceptibilité individuelle, et selon l'effet local et général qu'on veut déterminer. Mille parties d'eau rendent deux parties d'acide sulfurique à 66°—o d'une administration très-facile, et lui ôtent toute saveur acerbe. On remplace fréquemment l'eau simple par une eau sucrée ou mucilagineuse : de cette manière, on peut faire prendre une plus grande quantité d'acide sous un même volume. On peut aussi préparer un sirop avec de l'acide sulfurique à 2°—o, l'administrer directement ou l'étendre dans de l'eau.

On emploie quelquefois l'alcool à 25°+o comme excipient de l'acide sulfurique à 66°—o; mais on ne mêle pas toujours ces liquides dans les mêmes proportions : c'est ainsi que Haller prend partie égale d'alcool, Rabel le triple de son poids, Schulze le quadruple, et Dippel le sextuple. Cet alcool sulfurique varie dans sa composition, selon l'époque de sa préparation; il passe promptement à l'état d'alcool éthéré, et n'agit plus alors comme acide. Si on l'emploie immédiatement après l'avoir préparé, c'est-à-dire, lorsqu'il n'a pas encore changé de nature, on est obligé de l'étendre dans une quantité d'eau si grande, que l'alcool est trop affaibli pour conserver une action évidemment excitante. Il me paraît préférable de mêler de l'acide sulfurique à 2°—o avec de l'alcool à 10°+o; on peut édulcorer ce mélange, l'aromatiser et l'étendre dans quantité suffisante d'eau il est analogue au ponche par sa composition.

On dose l'acide sulfurique de manière différente selon l'action particulière qu'il doit exercer. Lorsqu'on l'emploie pour déterminer une astriction dans l'intérieur de l'estomac, on l'étend de manière qu'i ait une saveur acerbe, et on fait peu attention à sa quantité pondérique. Lorsqu'on veut qu'il agisse par la voie de la circulation, on en prend depuis quelques centigrammes jusqu'à plusieurs grammes qu'on étend dans une quantité d'eau mucilagineuse ou sucrée, suffisante pour qu'il n'ait qu'une saveur très-faible et qu'il ne puisse déterminer aucune impression désagréable dans l'intérieur du conduit alimentaire. Cet acide, lorsqu'il est ainsi administré, exerce une action qui se rapproche beaucoup de celle des acides très-étendus ; il paraît cependant produire en outre une astriction plus manifeste, et une excitation tonique plus durable que ces derniers. Il est, de tous les médicamens acides, celui qui se rapproche le plus du tannin et de l'acide gallique. Il ne faut pas perdre de vue que s'il n'est pas suffisamment étendu, il peut donner lieu à l'inflammation et à l'escarification des voies alimentaires. Son usage prolongé, lors même qu'il est étendu, fatigue beaucoup l'estomac.

Les circonstances locales dans lesquelles on fait prendre l'acide sulfurique sont l'état de débilité de l'estomac, les catarrhes chroniques et les hémorrhagies passives du conduit alimentaire. On y a recours pour diminuer et supprimer les hémorrhagies passives et les catarrhes chroniques d'autres organes, par exemple, des poumons, de l'utérus, de la vessie urinaire. Lorsqu'on l'emploie pour diminuer ou supprimer les hémorrhagies passives par exhalation, il faut avoir soin de l'administrer à une température basse. L'acide sulfurique est encore usité pour exciter généralement, par exemple, dans le cas de fièvres adynamiques, ataxo-adynamiques ; dans les phlegmasies avec adynamie générale ; dans plusieurs cas de fièvres intermittentes rebelles avec débilité ; dans le scorbut ; dans les hydropisies atoniques ; dans plusieurs cas de maladies cutanées chroniques , etc.

Sulfate acide d'alumine et de potasse (alun).

On peut employer le sulfate acide d'alumine et de potasse en poudre et étendu dans le double de son poids de sucre ; on peut aussi l'aromatiser convenablement. Pour convertir cette poudre à l'état de pastilles , il suffit d'y ajouter quantité suffisante de mucilage de gomme adragant. On peut administrer ce sel sous la forme d'électuaire à l'aide de la moitié de son poids de miel. Pour lui donner la forme pilulaire, on le triture avec partie égale d'une poudre inerte ou aromatique , et on y ajoute quantité suffisante de sirop ou de miel. On peut aussi administrer l'alun à l'état liquide ; il exige vingt fois son poids d'eau froide pour se dissoudre ; sa saveur est très-acerbe s'il est dissous dans cette proportion ; elle est plus supportable si on emploie le centuple de son poids d'eau.

On peut remplacer l'eau par tout liquide mucilagineux , surtout chez les individus dont l'estomac est très-susceptible. Il faut rejeter le procédé par lequel on prépare ordinairement le petit - lait alumineux, et qui consiste à employer ce sel pour faire coaguler le lait ; car l'alun s'unit à la matière caséeuse, et le petit-lait n'en contient point du tout ou qu'une très-petite quantité. Si on veut employer le petit-lait pour excipient , il est préférable d'y dissoudre l'alun directement.

La dose du sulfate acide d'alumine triple est d'un demi-gramme, d'un à plusieurs grammes (9, 18 à 36 grains et plus). Ce sel exerce une action tonique manifeste; il détermine une astriction très-marquée sur la surface muqueuse de la bouche et de la gorge; il supprime fréquemment la sécrétion muqueuse du conduit alimentaire; il paraît exercer une action secondaire analogue sur des organes éloignés. A grande dose, il produit facilement l'anxiété, le vomissement, la purgation. On doit, d'après cela, le donner d'abord à petites doses, par exemple, à celle de 25 centigrammes ($4\frac{1}{2}$ grains); on l'élève graduellement à celle d'un gramme (18 grains); il faut d'abord l'étendre suffisamment et l'administrer à des intervalles plus ou moins rapprochés.

On emploie l'alun spécialement dans les catarrhes chroniques et les hémorrhagies passives du conduit alimentaire, dans la colique flatulente, la débilité gastrique, dans les hémorrhagies passives et le catarrhe chronique de l'utérus, des poumons, de la vessie urinaire, de l'urètre, etc., dans la sueur colliquative, etc. On y a quelquefois recours dans le traitement des fièvres intermittentes; on l'unit alors avec des substances aromatiques.

Acide nitrique.

On choisit l'acide nitrique qui pèse 30 à 32°—0, qui est pur et ne contient pas de gaz nitreux. On ne l'administre qu'à l'état liquide. Il faut, pour qu'il soit propre à déterminer l'excitation tonique, l'étendre dans une grande quantité d'eau pure ou d'un liquide mucilagineux et sucré : on prend ordinairement mille parties d'eau pour deux à dix parties de cet acide. La dose de l'acide nitrique à 30°—o est de 4, 6, 8, 10 à 12 grammes (1 à 3 gros). On l'étend de la manière indiquée, et on le fait prendre à des intervalles plus ou moins rapprochés. On consomme ordinairement cette dose dans l'espace de vingt-quatre heures. Cet acide, ainsi administré, facilite la digestion; quelquefois il occasionne un sentiment désagréable dans l'estomac. Mais on cherche le plus ordinairement à empêcher qu'il n'excite d'action notable dans cet organe. La chaleur générale, la fréquence du pouls, la transpiration, et surtout la sécrétion urinaire sont fréquemment augmentées.

Cet acide, quoique très-étendu, détermine néanmoins quelquefois des accidens: telles sont une douleur dans la poitrine, de la toux, l'hémoptysie : il ne paraît pas propre à produire l'astriction. S'il n'est pas assez étendu, il peut enflammer, racornir ou corroder les organes alimentaires, et amener la mort ou la consomption.

On l'emploie spécialement pour exciter généralement, comme dans la fièvre adynamique, dans le scorbut, dans les hydropisies atoniques. Son succès dans les maladies syphilitiques n'est rien moins que constant. Il ne paraît convenir que lorsque l'affection syphilitique est locale, qu'elle est compliquée de scorbut, ou enfin lorsque les oxydes et sels mercuriels ont déterminé des accidens qui forcent d'en suspendre l'emploi, et qu'on ne peut cependant abandonner la maladie à elle-même.

Si des symptômes récens d'infection syphilitique ont disparu durant son emploi, cela peut souvent dépendre du repos et des boissons abondantes dont les malades font usage ; car ces derniers moyens, seuls, produisent le même effet.

Acide hydro-chlorique à 50°—0.

On l'étend de la même manière que l'acide précédent.

Sa dose est la même que celle de l'acide nitrique. Il exerce une action excitante qui a quelqu'analogie avec celle du précédent. Ainsi que ce dernier, il ne paraît pas propre à déterminer l'astriction. S'il n'est point assez étendu, il peut produire l'inflammation. On l'emploie particulièrement pour exciter le ton du conduit alimentaire et de tout l'organisme, dans les cas que j'ai déjà plusieurs fois examinés.

Chlore ou Acide muriatique oxygéné.

Pour l'employer, on l'étend dans quantité suffisante d'eau sucrée. Son action est analogue à celle des précédens. On n'a pas encore de faits assez multipliés relativement à ses effets particuliers.

Acide phosphorique.

On l'a peu employé jusqu'ici. Il n'est pas démontré s'il a un avantage sur les autres acides. Pour l'avoir dans un état constant de concentration, il faut choisir celui qui est à l'état solide. On peut l'administrer en solution dans de l'eau distillée. Sa dose et son mode particulier d'action ne sont pas encore déterminés.

Acide carbonique.

On peut l'administrer de plusieurs manières différentes.

1°. A *l'état gazeux.* On peut dégager ce gaz au
moment même où on doit l'avaler, ou n'opérer son
dégagement que dans l'estomac. Dans le premier
cas, on prend un à deux grammes (18 à 30 grains)
de carbonate de potasse ou de soude cristallisés, ou
même de carbonate de magnésie (1); on les dissout
ou on les étend dans un peu d'eau convenablement
édulcorée, et au moment de l'administration on y
verse quantité suffisante de vinaigre, de suc de citron,
ou d'un acide quelconque convenablement étendu.
Dans le second cas, on fait d'abord avaler le solutum
ou le suspensum d'un des carbonates indiqués, et on
fait prendre immédiatement après un acide affaibli et
convenablement édulcoré. On peut aussi préparer
une poudre qui laisse dégager le gaz lentement et à
mesure qu'elle se mêle avec l'eau; ce mélange doit
être préparé récemment, car le gaz s'en dégage in-
sensiblement. On peut composer cette poudre avec
une partie d'acide tartareux, deux parties de carbonate de potasse et trois parties de sucre blanc; ou
avec trois parties de carbonate de soude, une partie
d'acide tartareux, et quatre parties de sucre. On peut

(1. A proportions égales, les carbonates de magnésie et de
potasse fournissent une quantité plus grande de gaz acide carbonique que celui de soude. Le carbonate de magnésie en laisse
dégager de 0,3 à 0,5 de son poids; celui de potasse de 0,2 à 4;
celui de soude 0,16.

remplacer l'acide tartareux par le tartrate acidule de potasse ; dans ces cas, on compose le mélange avec trois parties de ce sel acide, une partie de carbonate de soude cristallisé, et deux ou quatre parties de sucre.

2°. A l'*état liquide*. On peut condenser ce gaz dans de l'eau ou dans du vin ; on le dégage du carbonate de chaux concassé ; on se sert à cet effet de l'acide sulfurique qu'on étend dans cinq à six fois son poids d'eau ; on opère le dégagement dans l'appareil déjà indiqué. MM. Paul et compagnie parviennent, à l'aide de la compression, à condenser dans l'eau cinq à six fois son volume de ce gaz acide. Lorsqu'on manque d'appareil chimique on peut se contenter de remplir d'eau une bouteille ; on y introduit environ 0,002 de carbonates de potasse, de soude ou de magnésie cristallisés, c'est-à-dire, 2 grammes par kilogramme (36 grains par 2 livres) d'eau ; aussitôt après, et avant que le sel ait pu se dissoudre, on y mêle de l'acide sulfurique ; on bouche exactement ; le gaz se dégage et se condense aussitôt dans l'eau. On peut prendre l'acide sulfurique à 66°—0 à-peu-près dans les proportions de 0,4 de la quantité de carbonate de potasse, de 0,2 à 4 de celle de carbonate de soude, et de 0,4 à 8 de celle de carbonate de magnésie.

La dose à laquelle on administre l'acide carbonique n'est pas rigoureuse. Il excite la digestion, détermine un sentiment de fraîcheur générale, augmente la sécrétion de l'urine, occasionne quelquefois une légère ivresse. L'usage qu'on en a fait dans les fièvres adynamiques était fondé sur des vues hypothétiques ; car il ne paraît pas influencer avantageusement la marche de cet ordre de fièvres. On l'emploie plus particulièrement dans les cas d'affections lentes des viscères abdominaux , dans celles des organes rénaux , et particulièrement lorsqu'on veut agir sur la contractilité organique sensible de l'estomac , ainsi que je l'indiquerai ailleurs.

Les eaux minérales acidules de Seltz, de Spa , de Bussang , de Vals , de Vichy , de Sedlitz , doivent en partie leurs propriétés à l'acide carbonique. On les emploie pures ou coupées avec de l'eau , du vin , du lait , etc.

Acide acétique.

On emploie l'acide acétique pur , le vinaigre , et l'acide acétique pyro-huileux.

Acide acétique. On peut l'employer plus ou moins concentré ; ordinairement on se sert de celui qui pèse 1,0095 ; car l'acide acétique concentré peut enflammer les tissus avec lesquels on le met en contact. On peut faire prendre le premier directement, ou l'étendre préalablement dans une quantité plus ou moins grande d'eau ; on peut aussi le convertir à l'état sirupeux, en y faisant dissoudre, au bain-marie et dans un matras de verre, le double ou 1,8 fois son poids de sucre blanc pulvérisé, ou en le liquéfiant avec le triple de son poids de miel blanc. La dose ordinaire de cet acide varie selon les circonstances.

Vinaigre. On peut l'administrer pur, l'étendre dans un peu d'eau, ou le convertir, ainsi que le précédent, à l'état sirupeux. On l'emploie d'ailleurs, dans la plupart des cas, pour remplacer l'acide acétique faible. On peut aussi le mêler avec de l'alcool à 10° + o, l'édulcorer et l'aromatiser convenablement.

L'acide acétique étendu et le vinaigre exercent une propriété excitante notable ; ils augmentent l'appétit, favorisent la digestion, augmentent la transpiration et la sécrétion urinaire ; ils déterminent facilement la toux, et quelquefois même l'hémoptysie, surtout chez les individus dont les poumons jouissent de beaucoup de susceptibilité. Ils exercent en même temps une action notable sur le système nerveux, sur la contractilité organique de l'estomac, ainsi que je l'indique ailleurs. On a recours à l'emploi de cet acide pour augmenter le ton de l'estomac, pour y produire de l'astriction, pour supprimer l'hémorrhagie passive du conduit intestinal, ou d'autres organes qui sympathisent avec lui. On en fait usage pour exciter l'organe pulmonaire, par exemple, à la fin des pneumonies, à la troisième période du catarrhe pulmonaire aigu, etc. ; on préfère alors l'oxymel. On l'emploie plus étendu lorsqu'on veut exciter la transpiration, la sécrétion de l'urine, qu'on veut déterminer un sentiment de fraîcheur générale.

Acide acétique pyro-huileux. Cet acide est le produit de la distillation de la plupart des substances végétales à feu nu. L'eau de goudron ne paraît être que ce même acide étendu. Cullen a observé que le premier produit de la distillation des substances végétales à feu nu détermine, s'il est suffisamment étendu, le même effet que cette eau. Les médecins anglais ont observé depuis long-temps que le goudron de Norwège est plus efficace que celui de la Nouvelle-Angleterre : la différence qui paraît exister entre eux consiste en ce que le premier est plus acide que l'autre. Pour préparer l'eau de goudron, on fait macérer celui-ci dans l'eau, on agite à plusieurs reprises et on décante au bout de quelques jours. On emploie le goudron dans des proportions variées, par exemple, dix à cinquante parties sur cent parties d'eau. Pour obtenir un médicament constant, on pourrait unir directement, dans des proportions déterminées, l'acide acétique concentré avec de l'huile volatile produite par l'action du feu, et étendre ensuite ce composé dans quantité déterminée d'eau.

La dose de l'acide acétique pyro-huileux varie selon son degré de concentration. On fait ordinairement prendre par jour 2, 5 à 10 hectogrammes (8 onces à 2 livres) d'eau de goudron. Celle-ci excite légèrement le ton de l'estomac ; elle augmente à un faible degré la fréquence du pouls, la chaleur générale, la transpiration et la sécrétion urinaire. Elle paraît influer sur l'état du système nerveux. Les cas dans lesquels elle convient plus particulièrement ne sont pas bien déterminés. Le mode d'action qu'exerce l'acide acétique pyro-huileux, non ou peu étendu, n'a pas encore été observé.

Acide citrique.

On fait usage de l'acide citrique cristallisé et du suc de citron.

L'acide citrique cristallisé peut être administré à l'état pulvérulent, sous la forme de pastilles ou en solution aqueuse. Pour l'avoir à l'état de poudre, on peut le mêler avec quatre fois son poids de sucre et l'aromatiser avec quelques gouttes d'huile volatile de citron. Il suffit, pour convertir ce mélange à l'état de pastilles, de le piler avec quantité suffisante de mucilage de gomme adragant. Cet acide peut être dissous dans les trois quarts de son poids d'eau. Une partie donne à cent parties d'eau une saveur aigrelette.

Pour obtenir le suc de citron, on choisit des citrons qui ne sont pas trop mûrs; on les coupe en deux, et on les soumet à la pression. On laisse clarifier ce suc par le repos et par la filtration. On peut le convertir à l'état sirupeux : à cet effet on y dissout, au bain-marie et dans un matras de verre, le double ou 1,8 de son poids de sucre blanc pulvérisé.

On peut administrer le suc de citron et le sirop de citron seuls, ou étendus dans de l'eau. Très-étendus, ils forment la limonade, qu'on aromatise avec un peu d'huile volatile ou d'écorce de citron. Ce suc pèse quelquefois sur l'estomac des personnes délicates; pour empêcher cet effet, on le clarifie à l'aide de la chaleur; ou si on l'administre à l'état de limonade, on fait infuser et même cuire le citron coupé par tranches dans la quantité d'eau indiquée.

La dose, tant de l'acide cristallisé que du suc de citron, ne présente rien de rigoureux. Cet acide peut exercer une action tonique analogue à celle des autres acides; il ne paraît pas susceptible de produire l'inflammation. Lorsqu'il est très-étendu, il agit comme les acides en général. Il est rarement usité pour relever le ton de l'estomac; on n'en fait pas usage pour produire l'astriction. Il a été depuis quelques années usité contre la syphilis; mais rien ne démontre sa supériorité sur les autres moyens qu'on emploie en pareil cas. On mêle quelquefois le suc de citron avec de l'alcool, du sucre, de l'eau ou l'infusion aqueuse de thé bouillante, et on forme par là du ponche, qu'on peut employer avec avantage comme excitant général.

Acide oxalique.

On peut administrer l'acide oxalique, l'oxalate acidule de potasse (sel d'oseille), et les végétaux qui contiennent l'un ou l'autre en grande quantité : telles sont les feuilles d'alléluia (*oxalis alleluia*, L.), d'o- seille (*rumex acetosa*, L.).

Acide oxalique. On peut l'administrer en poudre, sous la forme de pastilles ou en solution aqueuse. Dans le premier cas, on le mêle avec cinquante fois son poids de sucre, et on l'aromatise avec un peu d'huile volatile de citron. On peut convertir cette poudre en pastilles à l'aide de quantité suffisante de mucilage de gomme adragant. Lorsqu'on veut l'administrer à l'état liquide, il faut recourir à l'eau distillée; il se dissout, à froid, dans deux fois son poids de ce liquide, et à chaud, dans partie égale. Trois parties donnent une saveur acide très-sensible à dix mille parties d'eau.

Oxalate acidule de potasse. On peut l'administrer de la même manière que l'acide oxalique; il se dissout, à froid, dans trente fois son poids d'eau distillée, et à chaud, dans six parties.

Feuilles d'alléluia (oxalis alleluia, L.), d'oseille

(*rumex acetosa*, L.). On emploie leur suc; on le clarifie par filtration : sa dose est d'un demi à un hectogramme (4 gros à 3 onces). On fait aussi quelquefois usage de leur infusion et de leur décoction aqueuses : la dose n'en est pas rigoureuse.

L'acide oxalique et l'oxalate acidule de potasse exercent une action excitante analogue à celle des autres acides. Ils sont peu employés comme toniques : aussi leur dose n'est-elle pas déterminée. On ignore si l'acide oxalique peut produire l'inflammation. L'expérience n'a pas encore démontré jusqu'ici s'il change de nature dans les voies alimentaires, ou bien s'il est absorbé et s'il peut exercer une action chimique sur les os.

Acide tartarique.

On peut l'employer en poudre, en pastilles ou en solution aqueuse. Pour lui donner la forme pulvérulente, on le mêle avec sept fois son poids de sucre et quelques gouttes d'huile volatile de citron. Pour convertir cette poudre en pastilles, il suffit de la traiter avec quantité suffisante de mucilage de gomme adragant. L'eau ordinaire suffit lorsqu'on veut avoir cet acide à l'état liquide; il en faut cinq fois son poids de froide et partie égale de bouillante. On convertit quelquefois cette solution à l'état sirupeux; à cet effet, on dissout d'abord deux parties de cet acide cristallisé dans cent parties d'eau, et on y liquéfie ensuite deux cents ou cent quatre-vingts parties de sucre blanc : on peut aussi dissoudre deux parties de cet acide dans six parties d'eau distillée de citron, et le mêler ensuite avec cent parties de sirop simple bien cuit : ce sirop donne une saveur aigrelette à douze fois son poids d'eau. On mêle quelquefois la solution aqueuse de cet acide avec de l'alcool à 10° + o et quantité suffisante de sucre.

L'action excitante de ce corps paraît moins marquée et plus momentanée que celle de la plupart des autres acides : aussi l'emploie-t-on peu sous ce rapport.

Suc de coing.

On choisit les coings qui ne sont pas encore parvenus à leur maturité ; on en retire le suc par expression ; on le fait clarifier à l'aide du repos et de la filtration. On ne doit pas recourir à l'action de la chaleur ; il perdrait sa saveur acerbe par ce moyen. On le convertit souvent à l'état sirupeux ; le procédé et les proportions sont les mêmes que pour les autres acides. Ce sirop donne une saveur légèrement acerbe à dix fois son poids d'eau. On administre le suc et le sirop de coing seuls, par cuillerées, ou étendus dans de l'eau. Leur dose est de 5, 10, 20 grammes (1 à 6 gros) et plus.

Ce médicament produit une excitation tonique et une astriction marquées ; mais cette action paraît se borner au conduit alimentaire. On y a particulièrement recours dans les cas de catarrhe chronique de ce conduit.

Les *nèfles non mûres* (*mespilus germanica*, L.) peuvent être employées dans les mêmes circonstances que le suc de coing.

Le *suc de verjus* jouit des mêmes propriétés ; on l'extrait de la même manière ; on le convertit aussi à l'état sirupeux.

SELS ALCALINS ET TERREUX.

Les sels alcalins et terreux produisent une excitation peu intense, lente et peu durable. Leur mode d'action présente des particularités qu'il est nécessaire d'observer. Lorsqu'ils sont à petite dose et très-étendus, ils excitent le travail digestif, augmentent l'appétit, sans produire de chaleur dans l'intérieur des voies digestives; ils y produisent plutôt un sentiment de fraîcheur. Lorsqu'ils sont convenablement étendus, ils augmentent la sécrétion urinaire ou la transpiration cutanée, selon que le corps est dans une atmosphère froide ou chaude, et selon que le liquide dans lequel on les administre a l'une ou l'autre de ces températures. Ils ne paraissent pas augmenter la chaleur; ils la diminuent plutôt : il faut en excepter l'hydro-chlorate de soude, les sels à base d'ammoniaque et de baryte, et peut-être les muriates en général. Ils débilitent facilement la contractilité animale et la contractilité organique sensible et insensible. Les expériences galvaniques comparatives que j'ai tentées m'ont fait voir que des deux cuisses d'une même grenouille, celle qui plonge dans une liqueur saline perd beaucoup plus vite la susceptibilité galvanique que celle qui plonge dans l'eau pure d'une température analogue, ou dans de l'eau tenant en solution un extrait amer ou du tannin. Les sels peu étendus et à grande dose déterminent la purgation; quelques-uns peuvent même enflammer et déterminer l'escarre (le nitrate de potasse, le muriate de baryte).

Il est facile de voir, d'après cela, que si les sels

peuvent convenir pour exciter , ce ne peut être lorsqu'il s'agit d'obtenir un effet intense et durable, lorsqu'on veut augmenter la chaleur animale ainsi que l'intensité de contraction des organes, etc. : aussi leur emploi est-il borné aux circonstances dans lesquelles il convient de modifier la nutrition , par exemple, dans les maladies lentes du système lymphatique, des viscères abdominaux, de l'organe cutané, etc. Leur action secondaire dans ces maladies est très-marquée dans le premier temps de leur emploi ; mais elle ne tarde pas à devenir nulle.

Les sels qu'on emploie plus particulièrement sont les sulfates de potasse, de soude , de magnésie, de chaux ; les nitrates de potasse , de chaux, de magnésie ; les muriates de baryte, de potasse , de soude, de chaux , d'ammoniaque, de magnésie ; le muriate de potasse suroxygéné ; le phosphate de soude ; les carbonates de potasse, de soude, d'ammoniaque ; les acétates de potasse , de soude, de chaux , de magnésie ; le tartrate acidule de potasse , le tartrate de potasse, celui de potasse et de soude, etc. La plupart de ces sels entrent dans la composition des eaux minérales ; de manière qu'en les dissolvant dans l'eau, on peut former des liquides très-analogues à ces dernières, surtout à celles de Plombières , de Balaruc , etc.

Comme tous ces sels sont, à l'exception de quelques-uns, solubles dans l'eau, c'est ordinairement à l'état liquide qu'on les administre ; et quelque peu solubles que soient plusieurs d'entre eux , ils le sont suffisamment pour les grandes proportions d'eau qu'on emploie le plus souvent. On n'édulcore pas or-

dinairement le liquide dans lequel on les administre ;
d'ailleurs leur saveur ne peut être masquée par celle
du sucre ou du miel, ni par celle de la réglisse.

En général, on ne les dose que par leur degré de
concentration : il faut en excepter le muriate de baryte, car il peut agir comme poison. Les proportions
les plus ordinaires sont de cinq à dix parties et au-
delà sur mille parties d'eau.

On peut aussi administrer les sels à l'état pulvérulent et sous forme molle : il faut en excepter les muriates de chaux, de magnésie; les nitrates de chaux,
de magnésie; les acétates de potasse, de magnésie,
de chaux, d'ammoniaque, car ils sont déliquescens.
Le muriate de potasse suroxygéné, quoique non déliquescent, ne peut prendre la forme pilulaire : il
pourrait détonner sous le choc du pilon. D'ailleurs,
on ne fait que très-rarement prendre les sels sous
forme molle. De quelque manière qu'on les administre, il faut, lorsqu'on les emploie comme excitans, empêcher qu'ils n'agissent comme purgatifs.
On évite cet inconvénient en les étendant dans une
grande quantité d'eau, et en les administrant à petite
dose à-la-fois.

Je ne vais exposer en particulier que les sels sur
lesquels l'attention médicale a été fixée plus particulièrement.

Chlorate de potasse (muriate de potasse suroxy-
géné).

Il faut le choisir récemment préparé. J'ai cru
apercevoir qu'il passe à la longue à l'état de muriate de potasse simple. On l'administre ordinaire-

ment en solution aqueuse ; il exige, à froid, vingt fois son poids d'eau, et à chaud, le double. Sa dose est de 10 centigrammes, d'un demi-gramme à un gramme (2, 9 à 18 grains), que l'on renouvelle à des intervalles variés. Son action excitante est analogue à celle des sels en général. On l'a particulièrement employé jusqu'ici dans les maladies syphilitiques. Mais il a été souvent inefficace, lors même que les composés mercuriels oxygénés ont été utiles. On a même quelquefois vu les accidens syphilitiques s'aggraver durant son emploi.

Hydro-chlorate de chaux (*muriate de chaux*).

Ce sel a été proposé, il y a quelques années, par M. Fourcroy. On ne peut, à cause de sa déliquescence, l'administrer qu'à l'état liquide. Sa dose est d'un demi-gramme, d'un à douze grammes (9, 18 grains à 3 gros) et plus ; on la renouvelle à des intervalles variés.

Ce sel ne présente rien de particulier dans son action immédiate sensible ; il peut, à grande dose, agir comme purgatif. M. Fourcroy a tiré les conséquences suivantes des observations qui ont été recueillies jusqu'ici sur ses effets secondaires dans les maladies scrophuleuses. Après que l'emploi du muriate de chaux a été continué pendant quinze jours environ, il y a diminution du gonflement et de la dureté des glandes malades ; la face et les environs des lèvres sont moins tuméfiés ; mais après cette époque, la marche de la maladie cesse d'être aussi rapide ; il reste de la dureté et du gonflement, même après qu'on en a fait usage pendant trois à quatre mois.

Acétate de potasse (terre foliée de tartre).

Il faut choisir ce sel sous une couleur blanche. On est obligé, à cause de sa déliquescence, de l'administrer en solution aqueuse : il est soluble dans partie égale d'eau. Sa dose est d'un demi, d'un à plusieurs grammes (9, 18 à 36 grains et plus). On peut aussi le préparer extemporanément. On prend à cet effet une quantité déterminée de carbonate de potasse cristallisé ; on y verse successivement de l'acide acétique ou du bon vinaigre jusqu'à ce que l'effervescence ait cessé : on évalue la dose de ce sel extemporané d'après la quantité de carbonate de potasse qu'on a employée.

Ce sel agit d'une manière analogue aux précédens ; mais il a de particulier, qu'il augmente notablement la sécrétion urinaire à la dose d'un demi-gramme à un gramme (9 à 18 grains), et qu'il agit ordinairement comme purgatif à celle de 10 à 20 grammes. On l'emploie dans les mêmes cas que les sels neutres en général, notamment dans les affections lentes du système lymphatique et des viscères abdominaux.

Sulfate de potasse (tartre vitriolé, etc.).

On peut l'administrer en poudre. On peut lui donner la forme pilulaire à l'aide d'un peu de poudre inerte et de quantité suffisante de miel et de sirop. On peut lui donner celle d'électuaire à l'aide de quantité convenable de sirop ou de miel. On l'administre souvent en solution aqueuse : il exige seize fois son poids d'eau froide, et le quintuple d'eau bouillante. Sa dose est d'un demi, d'un à plusieurs grammes (9, 18 à 36 grains et plus).

Son action immédiate sensible paraît analogue à celle des autres sels. Il peut agir comme purgatif à la dose de quelques grammes. On l'emploie particulièrement dans les maladies lentes des viscères abdominaux. On en fait aussi souvent usage dans les cas de suppression de la sécrétion du lait, ou lorsqu'on veut prévenir les accidens qui pourraient survenir chez les femmes qui ne veulent point allaiter ; mais s'est-on élevé à son emploi à l'aide d'expériences cliniques comparatives ?

Hydro-chlorate de baryte (muriate de baryte.)

On peut administrer ce sel sous la forme de pilules ou en solution aqueuse. Pour lui donner la forme pilulaire, on le mêle avec le double de son poids d'un mélange composé de partie égale de mie de pain et de sucre, et avec quantité suffisante d'eau distillée : chaque pilule doit contenir une quantité déterminée de ce sel, par exemple, un centigramme ($\frac{1}{5}$ de grain). Pour donner le muriate de baryte à l'état liquide, il faut employer de l'eau distillée, car il est décomposé par l'eau ordinaire. Quoiqu'il se dissolve dans cinq à six fois son poids d'eau froide et dans moins d'eau bouillante, on emploie cependant ce liquide dans des proportions au-dessus du centuple. On peut l'administrer aux personnes délicates, à l'état sirupeux ; il suffit de le dissoudre dans quantité suffisante d'eau distillée, et de le mêler ensuite avec mille fois son poids de sirop simple bien cuit, et préparé avec de l'eau distillée.

La dose à laquelle on administre le muriate de baryte pour déterminer l'excitation tonique, est d'un centigramme ($\frac{1}{5}$ de grain); on la renouvelle à des intervalles variés, et on l'élève successivement jusqu'à 15 centigrammes (3 grains). Afin de diminuer autant que possible l'action locale de ce sel sur l'estomac, il convient de faire prendre des boissons mucilagineuses abondantes.

Le muriate de baryte, ainsi administré, occasionne ordinairement un sentiment de chaleur qui, de l'estomac, se dirige vers le thorax et sur la tête; on éprouve fréquemment des coliques légères, des déjections alvines; la transpiration cutanée et la sécrétion urinaire sont plus abondantes. Si on laisse un intervalle de douze à vingt-quatre heures dans l'administration de ce sel, il survient assez ordinairement un état fébrile; la soif augmente; l'appétit se perd; la langue et la bouche se sèchent; la déglutition devient difficile, le pouls fréquent et plein, la chaleur générale élevée, la face rouge; le malade se plaint de lassitude, etc. Cet état dure ordinairement pendant sept jours; il se manifeste quelquefois, durant cette époque, des catarrhes de l'œil, du nez, du conduit auriculaire, etc., des phlegmasies cutanées, etc.; les glandes lymphatiques qui sont enflammées ou suppurantes présentent tous les phénomènes d'une excitation augmentée; la suppuration y est plus abondante, leur dureté et leur tuméfaction diminuent; les plaies deviennent vermeilles et se cicatrisent dans quelques cas. Il est néanmoins d'autres circonstances dans lesquelles l'affection reste stationnaire, ou ne présente qu'une amélioration momentanée.

Si le muriate de baryte est administré à trop grande dose ou s'il n'est pas assez étendu, il peut occasionner de l'anxiété, des nausées, le vomissement, des coliques, la diarrhée ; il peut produire l'inflammation, l'hémorrhagie du conduit alimentaire, et tous les accidens de l'empoisonnement. Si ces effets étaient la suite d'une administration imprudente, il faudrait aussitôt recourir aux mucilagineux, au lait étendu d'eau, à l'eau tiède, aux bouillons, etc. Les sulfates alcalins ne peuvent être regardés comme antidotes, ainsi que l'ont cru quelques chimistes, car le sulfate de baryte n'est pas moins vénéneux que le muriate : tous les sels barytiques participent en cela des propriétés de leur base (1).

---

(1) Cette proposition est trop générale. Il n'y a que les sels barytiques solubles et ceux qui, par leur décomposition dans l'estomac, donnent lieu à la formation d'un sel soluble, qui soient vénéneux. Ainsi le carbonate de baryte, quoiqu'insoluble, est vénéneux, parce qu'introduit dans les organes digestifs, il y rencontre de l'acide acétique qui le décompose, et que l'acétate de baryte qui en résulte est très-soluble. Mais le sulfate de baryte, qui est insoluble comme le carbonate, n'a rien de vénéneux, parce qu'il ne se décompose pas dans l'estomac. S'il produit quelquefois des coliques, plusieurs autres substances salines insolubles qui n'ont aucune action sensible sur les organes digestifs, produisent le même effet. Les sulfates alcalins pourraient donc être employés comme contre-poisons dans les empoisonnemens par un sel de baryte ; mais à défaut de ces sels, qu'on n'a pas toujours sous la main, on a recours aux boissons délayantes et mucilagineuses. *P. H. N.*

On a particulièrement employé le muriate de baryte dans les scrophules, le carreau, les squirrhes, les maladies tuberculeuses, les maladies chroniques de la peau et des viscères abdominaux; on y a eu recours dans les catarrhes pulmonaires chroniques, etc. Son influence sur la marche chronique de ces maladies n'est souvent que de courte durée. S'il a été utile dans quelques circonstances, il en est beaucoup d'autres où il a été infructueux. Son administration exige d'ailleurs la plus grande prudence, et son usage prolongé peut donner lieu à des accidens plus ou moins graves.

SOUFRE ET COMPOSÉS SULFURÉS ET HYDRO-SULFURÉS.

Le soufre, les sulfures, les sulfures hydrogénés, les hydro-sulfures, les sulfites sulfurés, paraissent agir en grande partie par l'hydrogène sulfuré qu'ils contiennent ou qu'ils forment après avoir été introduits dans les organes digestifs. L'observation clinique démontre que les déjections alvines, la sueur, l'urine, l'haleine, le lait des individus qui font usage du soufre, contractent l'odeur d'hydrogène sulfuré, et que l'or et l'argent qui touchent leurs tégumens prennent une couleur noire.

Acide hydro-sulfurique (hydrogène sulfuré).

On peut l'employer à l'état gazeux et liquide (1). Lorsqu'on veut l'administrer dans le premier état,

____

(1) Les expériences faites en 1805 par MM. Dupuytren et Thenard (*Bibliothèque Médicale*, tome IX) portent à conclure que l'émanation des fosses d'aisance connue sous le nom

on peut le dégager au moment où on l'avale, ou seulement après son introduction dans l'estomac. Dans le premier cas, on prend un à deux grammes (18 à 36 grains) de sulfure de soude ou de magnésie qu'on étend dans de l'eau sucrée ; on y verse, au moment de l'administration, quantité suffisante d'un acide quelconque. Dans le second cas, on fait prendre d'abord le sulfure, et on avale, immédiatement après, quantité suffisante d'un acide affaibli et édulcoré, par exemple, de vinaigre, de suc de citron, etc. Lorsqu'on veut administrer l'hydrogène sulfuré à l'état liquide, on le condense dans quarante, dans vingt, dans dix, ou dans cinq fois son volume d'eau ; on le dégage à cet effet du sulfure de fer, à l'aide de l'acide muriatique. Lorsqu'on n'a pas d'appareil chimique convenable, on peut dissoudre une partie, une partie et demie, deux parties et plus d'un sulfure alcalin dans mille parties d'eau distillée ou de rivière ; on y ajoute un peu d'acide muriatique ou d'acide sulfurique affaibli ; on bouche aussitôt et on agite

---

de *plomb* n'est autre chose que du gaz hydrogène sulfuré ; que le gaz ammoniac constitue la *mitte*, et que la réunion de la mitte et du plomb a lieu par la présence de l'hydro-sulfure d'ammoniaque. Il résulte de ces expériences et de celles de plusieurs autres physiologistes que la respiration de ces gaz, même en très-petite quantité, est des plus nuisibles. MM. Dupuytren et Thenard, en versant du chlore dans la fosse, ont vu aussitôt un nuage se former, et l'odeur ainsi que l'insalubrité disparaître. Ils présument d'après cela que l'introduction du chlore, convenablement étendu, dans les poumons, peut convenir pour combattre le méphitisme si on y a recours aussitôt après l'asphyxie. *P. H. N.*

jusqu'à ce que l'union soit achevée. Cette eau hydro-sulfurée se rapproche beaucoup par ses propriétés des eaux minérales de Barrège, de Cotteret, d'Aix-la-Chapelle, de Bonne, de Montmorency, etc. On l'emploie seule, ou étendue dans de l'eau, dans du lait, etc. On l'administre à la température ordinaire, ou à une température plus élevée. Celle de l'eau d'Aix-la-Chapelle est de 54 à 75° centigrades + o; celle de l'eau de Bagnères-Luchon de 50 à 60° + o; celle de l'eau de Barrège de 40 à 56° + o; celle de l'eau de Bonne de 25 à 27° + o; celle de l'eau de Cotteret de 22 à 65° + o; celle de l'eau d'Aix au Mon.-Blanc de 40 à 60° + o.

La dose de l'hydrogène sulfuré est encore peu déterminée. Son action excitante est prompte, intense et momentanée; la chaleur générale, la fréquence du pouls, la transpiration sont augmentées. Si on l'emploie à trop grande dose ou trop concentré, il peut aussitôt déterminer la sédation, tant des propriétés vitales organiques, que des propriétés vitales animales. Son emploi exige, d'après cela, la plus grande prudence; il faut en cesser l'usage dès que le moindre accident se manifeste. On y a particulièrement recours dans les maladies cutanées chroniques, dans les affections lentes des viscères abdominaux, des poumons; on en fait usage dans les paralysies, le rhumatisme chronique, dans la syphilis invétérée, etc., etc.

Hydro-sulfate d'ammoniaque (hydro-sulfure d'ammoniaque.)

On l'administre à l'état liquide et étendu dans de l'eau sucrée ; on le dépose dans un flacon bien bouché. Sa dose est d'une à plusieurs gouttes : on ne doit l'augmenter qu'avec prudence.

L'action excitante de ce composé est très-marquée; il produit facilement le vomissement. On a vu quatre à cinq gouttes renouvelées deux à trois fois par jour occasionner un malaise, des vertiges, diminuer la fréquence du pouls, etc. On voit évidemment, d'après cela, combien son administration exige de prudence.

On l'a peu employé jusqu'ici ; on en a fait usage dans le diabète : en général, les cas dans lesquels il peut particulièrement convenir ne sont pas encore déterminés.

Sulfures et hydro-sulfates sulfurés de potasse, de soude, de chaux et de magnésie.

Jusqu'ici on a employé la plupart de ces sulfures. On peut administrer les deux premiers en solution dans l'eau distillée ou de rivière ; on fait prendre les deux autres sous la forme de poudre et de bols, ou en suspension dans un peu d'eau. Leur dose est d'un gramme (18 grains) et plus. Ils exercent une action analogue à celle de l'hydrogène sulfuré. Le sulfure de chaux produit fréquemment de la douleur dans l'estomac, tandis que cet effet est moins marqué si on emploie le sulfure de magnésie. Ces corps peuvent déterminer une action purgative. On les administre dans les mêmes cas que l'hydrogène sulfuré : leur odeur désagréable les rend d'une administration difficile (1).

Sulfite sulfuré de soude.

M. Chaussier a proposé ce sel, dont la saveur et l'odeur ne sont pas désagréables, pour remplacer les sulfures alcalins. On peut l'administrer en poudre, sous la forme de bols et d'électuaire, ou en solution dans l'eau. On fait prendre la poudre seule

---

(1) Le sulfure de potasse a été préconisé dans le croup comme un bon moyen de favoriser le détachement de la fausse membrane. Je l'ai si souvent employé sans succès à l'Hôpital des Enfans, que je suis autorisé à regarder comme exagérés les éloges qu'on a donnés à ce médicament. Quoi qu'il en soit, on le peut donner, surtout aux enfans très-jeunes, sous forme de sirop préparé suivant la méthode proposée par M. le professeur Chaussier. En voici la formule, telle qu'elle est publiée dans le nouveau Codex.

Pr. Sulfure de potasse, une demi-once, ou · · · · · · · · · ·	16 grammes.
Eau distillée d'hyssope ou de fenouil, une demi-livre, ou ·	250
Sucre pur, quinze once, ou · · · · · · · · · · · · · · · ·	480

On fait dissoudre le sulfure dans l'eau d'hyssope ou de fenouil froide. On filtre ; on ajoute le sucre divisé en poudre grossière, qu'on fait dissoudre à la chaleur du bain-marie.

Ce sirop contient par once, ou par · · · · · · · · · · · · · · ·	32,0
Sulfure de potasse, seize grains, ou · · · · · · · · · · · ·	0,9

On le conserve dans de petites bouteilles pleines que l'on garantit de l'action de la lumière en les recouvrant de papier noir. *P. H. N.*

ou mêlée avec partie égale de sucre. Pour donner à ce sel la forme de bols et d'électuaire, on le mêle avec une petite quantité de poudre inerte et quantité suffisante de sirop ou de miel. Pour l'avoir à l'état liquide, on peut le dissoudre au moins dans quatre fois son poids d'eau. Sa dose est d'un à plusieurs grammes (18 à 36 grains) et plus. Employé à petite dose, il n'opère aucun effet qui puisse tomber directement sous nos sens. J'ai observé qu'à la dose de 5, 10 et 20 grammes ($1\frac{1}{2}$ à 6 gros), il agit comme purgatif léger sans déterminer de colique. On l'administre dans les mêmes cas que les médicamens précédens. Mais nous manquons encore jusqu'ici d'observations assez multipliées pour pouvoir indiquer son degré d'utilité.

Soufre.

On doit choisir le soufre sublimé et lavé. On peut l'employer à l'état pulvérulent, sous la forme de pastilles, de pilules, de bols, d'électuaire; on l'administre rarement en suspension aqueuse. Pour l'employer en poudre, on le mêle avec le double au moins de son poids de sucre. Il suffit, pour donner à ce mélange la forme de pastilles, d'y ajouter quantité suffisante de mucilage de gomme adragant un peu aromatisé. On prépare les bols à l'aide de quantité suffisante de miel ou de sirop; mais comme la pâte bolaire est peu liée, on est ordinairement obligé d'y ajouter un peu de poudre de gomme arabique. Chaque pastille et chaque bol doivent en contenir une quantité déterminée, par exemple, 10 à 20 centigrammes (2 à 4 grains). Pour lui donner la forme d'électuaire, on le mêle avec du sirop, du miel, ou avec un jaune d'œuf sucré.

La dose du soufre sublimé est de 10 centigrammes à un gramme (2 à 18 grains) et plus. A petite dose, son action immédiate est peu notable. Il peut augmenter la chaleur générale, la fréquence du pouls et la transpiration cutanée. A la dose de 5 à 10 grammes ($1\frac{1}{2}$ à 3 gros), il agit comme purgatif. Il peut d'ailleurs, à dose moindre, occasionner l'hémoptysie, des hémorrhagies variées, surtout si on l'emploie chez des individus pléthoriques et doués d'une grande susceptibilité. On y a recours dans la plupart des maladies contre lesquelles ont fait usage de médicamens hydro-sulfurés.

OXYDES ET SELS DE CUIVRE.

On n'emploie guère que l'oxyde de cuivre vert, le sulfate de cuivre et le sulfate de cuivre ammoniacal : ce dernier est même celui qui est le plus en usage.

Il ne faut pas perdre de vue que l'excitation tonique déterminée par les composés cuivreux exige la plus grande prudence, d'autant plus qu'ils ne paraissent pas jouir de propriétés particulières, et qu'ils peuvent déterminer des accidens très-graves, tels que l'empoisonnement et la mort. L'observation paraît prouver que l'administration des composés cuivreux, à très-petite dose, et de manière à ne déterminer sur l'estomac qu'une action immédiate très-légère, peut cependant devenir nuisible à l'organisme, si on en continue l'usage pendant trop long-temps. Les expériences sur les animaux vivans, faites par M. Drouard, ont prouvé qu'à dose égale le carbonate sursaturé de

I. 29

cuivre (verdet gris), l'acétate sursaturé, le sulfate de cuivre ammoniacal, sont moins dangereux que l'acétate neutre, le sulfate et le nitrate de ce métal. Le premier degré de l'empoisonnement par les oxydes et sels de cuivre est caractérisé par des rapports cuivreux, par le dégoût de l'odeur de ce métal, par des tiraillemens d'estomac, des nausées, des vomissemens, des coliques, des déjections alvines liquides, des ténesmes; enfin par de la céphalalgie et un état de débilité générale. Le deuxième degré présente tous les phénomènes de l'inflammation et même de la gangrène du conduit alimentaire; les matières vomies sont vertes; elles prennent une couleur bleue avec l'ammoniaque; elles précipitent en brun avec les sulfures hydrogénés, et recouvrent le fer d'une couche de cuivre.

Pour remédier à ces accidens, il faut, dès le principe, déterminer le vomissement à l'aide de boissons aqueuses tièdes abondantes; et si les accidens de l'empoisonnement existent déjà depuis quelque temps, recourir aux boissons mucilagineuses, huileuses, au lait coupé avec le double de son poids d'eau, aux clystères analogues, etc. Les sulfures hydrogénés ne peuvent être regardés comme contre-poisons, ainsi que l'a démontré M. Drouard.

Quoique les médecins emploient quelquefois l'oxyde de cuivre vert et le sulfate de cuivre, je ne parlerai cependant ici que du sulfate de cuivre ammoniacal. J'ai plusieurs fois administré alternativement, au même individu, l'oxyde de cuivre vert et le sulfate de cuivre ammoniacal sans apercevoir de différences notables dans les effets sensibles qui suivent leur ad-

ministration. Cullen a fréquemment employé le sulfate de cuivre à la dose d'un à deux centigrammes
($\frac{1}{5}$ à $\frac{2}{5}$ de grains), suivant l'âge du malade ; il l'augmentait tant que l'estomac pouvait le supporter, de manière
à déterminer quelque malaise et même des nausées.
Il a néanmoins observé qu'il est plus aisé d'administrer le sulfate de cuivre ammoniacal que le sulfate de
cuivre ordinaire, et qu'on peut l'employer à plus forte
dose. Si on voulait employer l'oxyde de cuivre vert ,
on lui donnerait absolument les mêmes formes que
celles que je vais indiquer pour le sulfate de cuivre
ammoniacé. Le sulfate de cuivre peut être en outre
administré à l'état liquide ; quoiqu'il soit soluble dans
six fois son poids d'eau distillée, on emploie néanmoins celle-ci en plus grande quantité, afin de modé-
rer son action locale.

*Sulfate de cuivre ammoniacal (cuivre ammoniacal ;
ph. d'Ed. et de B.).*

Ce sel doit être préparé récemment , car l'ammoniaque se volatilise à la longue. On peut l'administrer
à l'état pulvérulent, en l'étendant dans dix-neuf à quarante-neuf fois son poids de sucre. Le plus ordinairement on lui donne la forme pilulaire : à cet effet , on
le pile avec quatre fois son poids d'un mélange de partie égale de mie de pain et de sucre pulvérisé, et avec
quantité suffisante d'eau distillée. Chaque pilule doit
en contenir une quantité déterminée , par exemple,
un ou deux centigrammes. On ne peut administrer le
sulfate de cuivre ammoniacal à l'état liquide , car il
ne se dissout entièrement ni dans l'eau ni dans l'alcool.
Sa dose est d'un à deux centigrammes ($\frac{1}{5}$ à $\frac{2}{5}$ de grain).

Cullen s'est élevé jusqu'à celle de 20 centigrammes (4 grains).

L'action immédiate de ce sel n'est connue que par les accidens légers qui accompagnent son administration : c'est ainsi que les premières fois qu'on l'administre, il détermine ordinairement des nausées, la cardialgie, la céphalalgie, des étourdissemens; quelquefois le vomissement, des coliques, une légère purgation, etc.; ces phénomènes disparaissent par l'habitude. Les effets généraux qu'il produit sont difficiles à distinguer. On l'a particulièrement conseillé dans l'épilepsie, la danse de Saint-Guy, dans les cas de névroses abdominales, dans l'hydropisie, etc. Il paraît avoir occasionné de bons effets dans quelques cas, même peu de temps après qu'on en a commencé l'usage; tandis qu'il a été inefficace dans d'autres circonstances, quoiqu'on en ait continué l'usage pendant long-temps : ces cas particuliers ne sont pas encore bien déterminés (1).

OXYDES ET SELS DE ZINC.

On n'emploie ordinairement que l'oxyde de zinc par le feu. On fait plus rarement usage du sulfate de zinc. Ce dernier a une action plus intense que le premier. Il est possible que son usage prolongé donne lieu

______

(1) L'acétate de cuivre ammoniacal, introduit depuis quelque temps dans la matière médicale, se donne dans les mêmes circonstances et aux mêmes doses que le sel dont on vient de parler. Le professeur Chaussier l'a employé avec succès dans l'épilepsie, qu'il a quelquefois guérie, et dont il a assez souvent retardé les accès. *P. H. N.*

à différens accidens, ainsi que Hellot l'a conjecturé
d'après les expériences qu'il a tentées.

Oxyde de zinc par le feu (fleurs de zinc).

On peut l'administrer directement en poudre, soit
mêlé avec du sucre, soit en suspension dans du lait ou
dans de l'eau sucrée, soit incorporé dans un fruit mou.
On l'étend quelquefois aux enfans sur du pain recouvert de beurre. On peut aussi lui donner la forme
pilulaire ou bolaire, en le pilant avec un peu de poudre inerte et quantité suffisante de sirop ou de miel.
Pour l'administrer sous la forme d'électuaire, il suffit
de le triturer avec quantité suffisante de l'un ou de
l'autre de ces deux intermèdes. Sa dose est de cinq
centigrammes à un et même à plusieurs grammes
(1, 18 à 36 grains et plus). Il est si léger qu'un gramme de cet oxyde occupe le volume d'un demi-centi-
litre environ.

L'action tonique immédiate de l'oxyde de zinc blanc
est souvent peu évidente; d'autres fois elle se manifeste par un sentiment désagréable dans l'estomac,
par des nausées, le vomissement, des coliques, et par
une légère ivresse. Ces effets ne sont évidens que les
premières fois qu'on en fait usage; les effets généraux
sont peu marqués, et se confondent avec les changemens qui surviennent dans la marche des maladies.
On a particulièrement employé cet oxyde dans certains cas de névroses, surtout dans l'épilepsie, la
danse de Saint-Guy, etc. Parmi les maladies que je
viens de citer, on en a vu qui ont disparu durant son
emploi, et d'autres qui n'ont éprouvé aucune amélioration. Il résulte de là que son utilité, dans les cas in-

diqués plus haut, n'est pas démontrée : on ignore au moins quelles sont les circonstances dans lesquelles il est plus particulièrement utile. On l'a souvent employé à très-grande dose dans l'épilepsie, sans en retirer le moindre avantage apparent. Il est d'ailleurs fréquemment sophistiqué.

Sulfate de zinc (vitriol blanc).

On peut l'administrer en poudre étendu dans neuf à quarante-neuf fois son poids de sucre, ou sous forme pilulaire, à l'aide d'un mélange composé de partie égale de mie de pain et de sucre, et quantité suffisante d'eau distillée. On peut l'administrer en solution dans de l'eau distillée ; mais quoiqu'il soit soluble dans le double de son poids de ce liquide, on emploie cependant ce dernier au moins dans des proportions centuples.

Lorsqu'on emploie le sulfate de zinc pour déterminer l'excitation tonique, c'est à la dose de 5 à 10 centigrammes (1 à 2 grains) : à plus grande dose, il détermine facilement le vomissement. Cullen dit en avoir fait usage dans des cas où il n'avait pu se procurer l'oxyde précédent, et avoir obtenu le même effet. Il a été employé avec plus ou moins d'avantage dans la plupart des maladies atoniques et chroniques que j'ai plusieurs fois indiquées.

OXYDES ET SELS MERCURIELS.

Les oxydes et les sels mercuriels qu'on emploie maintenant le plus fréquemment sont l'oxyde de mercure noir, le nitrate neutre de mercure, le muriate

de mercure suroxydé, et quelquefois le muriate am-
moniaco-mercuriel.

Tous ces composés mercuriels oxygénés n'agissent
pas avec la même intensité; ils ne déterminent pas
tous les mêmes accidens, et n'exigent pas autant de
prudence dans leur administration. Ils n'exercent pas
sur tous les organes une excitation également évidente;
ils augmentent souvent l'action du conduit alimentaire, excitent la circulation, plusieurs sécrétions et
exhalations, et surtout la salivation. Mais leur action
excitante n'est pas durable; elle est promptement
suivie d'un état de susceptibilité très-grande, et quelquefois même d'une atonie scorbutique. Les composés mercuriels sont évidemment absorbés; ils changent même de nature dans l'intérieur de nos organes;
on trouve quelquefois des globules de mercure coulant dans le crâne, le thorax, l'abdomen, les os, les
articulations, etc.

L'usage imprudent et trop prolongé des oxydes
et sels mercuriels peut déterminer des accidens
variés. Les gencives se gonflent, elles deviennent
douloureuses et pâles; la salive devient claire, âcre
et fétide, elle est sécrétée en plus grande quantité;
l'haleine est fétide; les dents noircissent, vacillent,
tombent; la langue, les gencives, surtout derrière
les dents molaires, les lèvres et la surface interne
des joues, deviennent le siége d'ulcères nombreux
qui sont rouges, douloureux, surtout au toucher,
qui saignent au moindre contact et ne sont point recouverts de couenne blanche. Quelquefois les joues
se gangrènent, une partie du bord alvéolaire se
nécrose; mais ces derniers accidens se manifestent

rarement depuis qu'on sait mieux diriger l'emploi des oxydes et sels mercuriels.

Le ptyalisme se déclare ordinairement du quatrième au sixième jour, quelquefois immédiatement après les premières prises. On l'a vu survenir après l'emploi de deux grammes d'oxyde de mercure noir, après celui d'un gramme de muriate de mercure doux, et après l'usage de 5 centigrammes de muriate de mercure suroxydé : cependant il est plus rarement occasionné par ce dernier que par les autres. D'autres fois il ne se manifeste nullement pendant qu'on fait usage des composés mercuriels ; mais il se déclare deux à trois mois après qu'on a cessé leur emploi : il cesse avec plus ou moins de promptitude. Le mélange du camphre avec les oxydes et sels mercuriels ne s'oppose pas au développement de la salivation ; l'hydrogène sulfuré ne jouit pas non plus de la propriété de la supprimer. Sur quinze hommes en salivation auxquels M. Cullerier a administré ce gaz, un a cessé de saliver au cinquième jour, trois au sixième, six au huitième, trois au onzième, et deux au quinzième : pareils résultats ont été obtenus sur les femmes. Or, le ptyalisme cesse souvent spontanément dans l'espace de temps que je viens d'indiquer. Pour prévenir la salivation mercurielle, il faut éloigner tout ce qui peut irriter les glandes parotides, soumaxillaires, soulinguales et buccales ; il faut éviter le froid humide, et en préserver particulièrement la tête et le cou. Dès que la salivation survient, il faut interrompre l'emploi des mercuriels, administrer localement les mucilagineux dès le commencement, et les toniques ainsi que les légers irritans vers la fin; il convient aussi de déterminer une irritation sur la peau, ou d'exciter la sécrétion muqueuse du conduit intestinal, etc.

Les composés mercuriaux peuvent encore occasionner d'autres accidens par leur usage inconsidéré; ils peuvent jeter l'organisme et l'estomac surtout, dans un état de susceptibilité excessive; ils peuvent occasionner la cardialgie, la dyspepsie, la flatulence, la diarrhée, des coliques; ils peuvent donner lieu à la dyspnée, à l'hémoptysie, à la phthisie pulmonaire; ils peuvent déterminer des névroses variées, par exemple, des douleurs dans les membres, dans les articulations, dans la tête, dans le thorax; des tremblemens des membres, la paralysie, quelquefois le tétanos et la manie. Les ulcérations qui sont survenues accidentellement ou qui sont l'effet du virus syphilitique, peuvent s'étendre en largeur et en profondeur, devenir inégales et s'accompagner de fièvre. D'autres fois ces accidens sont remplacés par tous ceux qui caractérisent le scorbut : les forces diminuent, la face devient pâle et plombée, les ulcères sont mollasses, fongueux, saignans, etc.

Oxyde de mercure noir.

On peut l'administrer à l'état pulvérulent et sous la forme de pastilles ou de pilules. Pour administrer la poudre, on la mêle par trituration avec partie égale ou avec le double de son poids de sucre; quelquefois on triture partie égale de sucre et de mercure coulant, jusqu'à ce que celui-ci soit oxydé en noir. Pour convertir cette poudre en pastilles, il suffit d'y ajouter quantité suffisante de mucilage de gomme adragant. On lui donne la forme de pilules à l'aide du double de son poids d'un mélange de partie égale de mie de pain et de sucre pulvérisé, et de quantité suffisante d'eau distillée; on peut aussi se servir de partie égale de poudre de lycopode et de quantité suffisante de sirop ou de miel; quelquefois on triture partie égale de poudre inerte et de mercure coulant, jusqu'à ce que celui-ci soit oxydé en noir, et on y ajoute ensuite quantité suffisante de miel ou de sirop (1); enfin quelques médecins font usage de l'onguent mercuriel double, auquel ils ajoutent quantité suffisante de poudre inerte. Chaque paquet de poudre, chaque pastille et pilule doivent contenir une quantité déterminée d'oxyde mercuriel noir, par exemple, deux centigrammes.

La dose de cet oxyde est de 2 à 5 centigrammes ($\frac{2}{5}$ de grain à 1 grain). Les phénomènes immédiats qui suivent son administration ne tombent pas sous nos sens : celle-ci est rarement douloureuse pour l'estomac. Cet oxyde produit quelquefois la purgation et le ptyalisme; il détermine souvent ce dernier lors-

---

(1) C'est ainsi qu'on prépare le sirop de mercure à l'aide de la gomme ou le mercure gommeux de Plenck. On prend pour cela :

Mercure pur, un gros, ou·············	4 grammes.
Gomme arabique en poudre, trois gros, ou··	12
Sirop diacode, demi-once, ou···············	16

On triture le tout dans un mortier de marbre jusqu'à ce que le mercure soit réduit à l'état muqueux. Ce sirop doit se préparer extemporanément et à mesure du besoin. (*Nouveau Codex*). *P. H. N.*

qu'on l'administre à de petites doses de deux à trois centigrammes, répétées à de petits intervalles. Les phénomènes généraux ne se manifestent que quelques jours après qu'on en a commencé l'emploi : ils consistent dans un état fébrile plus ou moins intense. L'usage prolongé de cet oxyde jette l'organisme dans un état de débilité. On l'emploie particulièrement dans les affections syphilitiques ; on y a aussi recours pour exciter le système lymphatique, les viscères abdominaux, etc.; dans le cas d'affections chroniques de ces organes.

Proto-nitrate de mercure (nitrate de mercure au minimum d'oxydation).

On doit le choisir à l'état cristallin. On peut l'administrer en poudre et sous la forme de pilules. Pour l'avoir à l'état pulvérulent, on l'étend avec quatre ou neuf fois son poids de sucre. Pour lui donner la forme de pilules, on le triture avec le double de son poids d'un mélange fait avec partie égale de sucre et de mie de pain et avec quantité suffisante d'eau distillée. Chaque paquet de poudre et chaque pilule doivent en contenir une quantité déterminée, par exemple, un à deux centigrammes. Si on veut l'avoir à l'état liquide, il faut employer de l'eau distillée. Pour l'administrer à l'état sirupeux, il suffit de le dissoudre dans quantité suffisante d'eau distillée, et de le mêler ensuite avec mille fois son poids de sirop simple préparé avec de l'eau distillée. Ce sirop peut d'ailleurs remplacer celui qui est connu sous le nom de *sirop végétal de Belet,* dont on a successivement donné plusieurs formules différentes les unes des autres et toutes défectueuses, jusqu'à ce que M. Bouillon-Lagrange l'ait réformé. D'après cette réforme, on dissout six parties de nitrate neutre de mercure cristallin dans quantité suffisante d'eau distillée; on mêle ce solutum à froid avec mille parties de sirop ordinaire, et on ajoute à ce mélange trois parties d'éther nitrique pur et non acide : ce médicament reste clair pendant plusieurs jours.

La dose de nitrate neutre de mercure est d'un à 5 centigrammes ($\frac{1}{5}$ de grain à un grain). La différence d'action qui le distingue d'avec les autres composés mercuriels n'est pas très-connue. Si on ne l'administre pas avec beaucoup de prudence, il peut occasionner l'inflammation de la membrane muqueuse du conduit alimentaire. Pour remédier à cet accident, on emploie les mêmes moyens que ceux que réclame l'empoisonnement par le muriate de mercure suroxydé. On a surtout conseillé l'usage de ce sel dans les maladies lentes du système lymphatique; mais on l'a si rarement administré d'une manière convenable, qu'on ne peut rien établir de positif à son égard.

Proto-chlorure ou sous-chlorure de mercure (muriate de mercure doux).

On doit choisir celui qui, par le lavage, a été isolé de tout le deuto-chlorure de mercure qu'il peut retenir. On l'administre à l'état pulvérulent, sous la forme de pastilles et de pilules; sa poudre doit être impalpable; on l'étend dans quatre ou neuf fois son poids de sucre, et on la fait prendre directement : lorsqu'on veut l'administrer aux enfans, on est souvent obligé de l'étendre sur du pain recouvert d'une couche de beurre. Il suffit, pour donner au muriate de mercure doux la forme de pastilles, d'ajouter à ce mélange quantité suffisante de mucilage de gomme adragant. Pour avoir ce sel sous forme pilulaire, on le triture avec le double de son poids d'un mélange fait avec partie égale de sucre et de mie de pain, et avec quantité suffisante d'eau distillée, ou avec partie égale de poudre inerte, et quantité suffisante de sirop ou de miel; on peut d'ailleurs donner la forme de pilules à la masse pastillaire. Chaque paquet de poudre, chaque pastille et chaque pilule doivent contenir une quantité déterminée de ce sel, par exemple, 5 à 10 centigrammes (1 à 2 grains). Son insolubilité dans l'eau empêche de l'administrer à l'état liquide; on ne le donne pas ordinairement en suspension; si on voulait le faire, on mêlerait ce sel avec vingt parties de sucre, une demi-partie de poudre de gomme adragant, et on y ajouterait successivement cent parties d'eau; on agiterait toutes les fois qu'on voudrait en faire usage.

La dose de muriate de mercure doux est de 2 à 5 centigrammes (un demi-grain à un grain). Ses effets immédiats ne tombent pas sous les sens lorsqu'on l'administre en petite quantité. Il peut déterminer des coliques et même la purgation, surtout si on l'administre chez les enfans à la dose de 10 à 15 centigrammes (2 à 3 grains), et chez les adultes à celle de 25 à 50 centigrammes ($4\frac{1}{2}$ à 9 grains). Il augmente quelquefois la sécrétion urinaire. Il est un des composés mercuriels qui occasionnent le plus facilement le ptyalisme, surtout lorsqu'on en continue l'emploi pendant quelque temps, qu'on l'administre par jour à plusieurs reprises et à la dose de 20 à 25 centigrammes (4 à 5 grains). Plusieurs praticiens croient prévenir la salivation en unissant ce sel avec la poudre de rhubarbe. Les effets généraux que le muriate de mercure doux occasionne se confondent le plus ordinairement avec les changemens qui surviennent dans la marche des maladies. On l'emploie fréquemment dans les maladies lentes des viscères abdominaux, du système lymphatique, surtout dans l'hydropisie idiopathique; on y a recours dans les affections lentes de l'organe cutanée, du système musculaire, etc. On en fait usage dans la suppression des menstrues par atonie, et surtout dans les maladies syphilitiques.

Deuto-chlorure ou chlorure de mercure (muriate de mercure au maximum d'oxydation, sublimé corrosif).

On préfère celui qui a été obtenu par cristallisation. On peut l'administrer sous la forme de pilules ou en solution. Pour lui donner la forme pilulaire, on le triture dans un mortier de verre avec vingt fois son poids d'un mélange composé de partie égale de sucre et d'amidon, et avec quantité suffisante de mucilage de gomme adragant. Si on veut se servir du mélange égal de mie de pain et de sucre comme excipient, il faut d'abord mêler ce sel exactement avec le sucre pulvérisé, y ajouter ensuite la mie de pain, et enfin la quantité nécessaire d'eau distillée : on triture pendant long-temps, afin que le mélange soit bien exact. Chaque pilule doit contenir une quantité déterminée de ce sel, par exemple, un centigramme ($\frac{1}{5}$ de grain). Pour l'avoir à l'état liquide, il faut se servir d'eau distillée; elle peut en dissoudre 0,05 de son poids; on doit la préférer à l'alcool à 10° + 0, en ce que le médicament devient moins désagréable au goût : la solution doit être faite dans un mortier de verre. On peut dissoudre ce sel à mesure qu'on veut l'administrer, ou en préparer une solution qu'on divise à mesure qu'on en veut faire usage; il est convenable, dans ce dernier cas, d'opérer la solution dans des proportions qui puissent favoriser sa distribution : telle est une partie de ce sel sur mille parties d'eau; de cette manière chaque centilitre en contient un centigramme. La solution aqueuse de ce sel est limpide, diaphane; mais elle a une saveur âpre désagréable; elle s'altère facilement au contact de l'air et de la lumière : aussi ne doit-on pas en préparer de grandes provisions. Pour convertir ce sel à l'état sirupeux, il suffit de le dissoudre dans vingt fois son poids d'eau distillée, et de le mêler ensuite avec neuf cent quatre-vingts fois son poids de sirop ordinaire fait avec de l'eau distillée. Pour administrer soit la solution simple, soit le sirop, on en étend un centilitre, un centilitre et demi à deux centilitres (3 à 6 gros) dans un verre d'eau mucilagineuse, d'eau sucrée ou de lait. La susceptibilité individuelle force quelquefois à étendre chaque portion de ce médicament dans un litre d'un des liquides que je viens d'indiquer; on la fait prendre alors par verres à des intervalles plus ou moins grands; les autres liquides ne sauraient servir d'excipiens, car ils altèrent ce sel avec plus ou moins de promptitude.

La dose du chlorure de mercure est d'un à 3 centigrammes ($\frac{1}{4}$ à $\frac{1}{2}$ grain). Lorsqu'il est administré à la dose et avec les précautions que je viens d'indiquer, il ne produit pas ordinairement de phénomènes locaux évidens : il faut en excepter un sentiment de chaleur et de pincement dans l'estomac. Il occasionne souvent l'augmentation de l'excrétion muqueuse de l'intestin, de la sécrétion urinaire, ainsi que de la transpiration ; quelquefois il donne lieu à des coliques et même au vomissement. Cette solution aqueuse est plus désagréable au goût que les pilules ; mais son action est plus prompte et plus constante. Les pilules qu'on prépare avec la mie de pain sont souvent trop desséchées ; le muriate de mercure suroxydé n'y est pas toujours réparti d'une manière égale : c'est à cause de cela qu'on les a quelquefois trouvées sans action, et que d'autres fois elles ont occasionné des coliques, la superpurgation, le vomissement et même l'inflammation du conduit alimentaire. Le même inconvénient n'existe pas lorsqu'on suit les formules et les précautions que j'ai indiquées. Il faut accompagner l'administration des pilules de celle d'une boisson mucilagineuse, d'eau sucrée ou de lait.

L'usage imprudent du chlorure de mercure occasionne très-facilement des accidens : c'est ainsi que si on en donne 5 centigrammes (1 grain) ou même la dose ordinaire, lorsqu'il n'est pas assez étendu, il peut déterminer un sentiment de chaleur âcre et brûlante à la gorge et dans l'estomac, occasionner un sentiment de strangulation, la cardialgie, l'anxiété, des douleurs vives qui s'étendent dans le thorax ; il peut produire des nausées, le vomissement, la purgation. A grande dose, il occasionne l'inflammation de la membrane muqueuse des voies alimentaires, des déjections sanguinolentes, l'escarification de l'estomac et de l'intestin, des lipothymies, la petitesse et la fréquence du pouls, la difficulté de respirer, une sueur froide, la salivation, des convulsions, etc. Il peut produire la consomption et la fièvre hectique, ou occasionner aussitôt la mort : celle-ci est alors suivie d'une putréfaction prompte.

Si les phénomènes de l'empoisonnement se manifestent, il faut aussitôt chercher à déterminer le vomissement à l'aide de l'eau tiède prise en grande quantité, et recourir à l'emploi des boissons mucilagineuses, gélatineuses, à celui du lait étendu d'eau. Les alcalis, les carbonates alcalins, les hydro-sulfures et les sulfures hydrogénés, etc. ne peuvent être regardés comme antidotes; ils ajoutent à l'irritation déjà existante.

Il faut en général proscrire l'emploi du muriate de mercure suroxidé chez les individus dont les organes pulmonaires jouissent de beaucoup de susceptibilité, chez ceux, en un mot, qui sont exposés à l'hémoptysie, à la toux, aux hémorrhagies en général; chez ceux qui sont affectés de fièvre lente, etc. On l'a souvent fait prendre à des femmes enceintes et à des enfans sans qu'il ait déterminé d'accident notable. Dans tous les cas, il faut l'administrer de manière qu'il ne produise aucune impression désagréable dans l'estomac, et en suspendre l'emploi dès qu'il occasionne le moindre accident.

On l'emploie particulièrement dans les maladies syphilitiques; on en fait usage dans différens cas de maladies cutanées chroniques, d'affections du système lymphatique, dans les rhumatismes chroniques, etc.

COMPOSÉS DE PLOMB (1).

COMPOSÉS ANTIMONIAUX.

Les composés antimoniaux dont on fait le plus fréquemment usage sont les oxydes d'antimoine hydro-

---

(1) Le seul composé de plomb dont on ait fait jusqu'à présent usage à l'intérieur est l'acétate de plomb neutre (sel ou sucre de saturne). Ce médicament, qui avait été préconisé par Ettmuller dans les ulcères internes et notamment dans la phthisie pulmonaire, est, après un long oubli, de nouveau employé par quelques praticiens. Suivant M. Amelung, médecin de l'hôpital militaire de Darmstadt, qui a fait insérer, dans le Journal de Médecine pratique de M. Hufeland, des observations sur l'usage interne de l'acétate de plomb, ce sel, administré avec les précautions convenables, arrête les hémorrhagies passives des poumons et de l'utérus, diminue les sécrétions muqueuses excessives et les sueurs colliquatives des phthisiques ; il donne du ton à l'estomac, favorise la digestion, diminue la chaleur fébrile, et la fréquence du pouls, dont il augmente la force. Je l'ai employé, sans aucune espèce d'avantage, dans deux cas de phthisie dont la marche était, à la vérité, très-avancée : il y avait émaciation considérable, crachats purulens, fièvre hectique et sueurs nocturnes. Mais ce médicament paraît avoir été quelquefois utile dans des catarrhes chroniques que l'on aurait pu prendre pour des phthisies tuberculeuses. La dose à laquelle on l'administre ne doit être d'abord que de 5 centigrammes (1 grain) dans une potion de 4 à 6 onces, dont on donne une cuillerée à bouche toutes les demi-heures. On augmente progressivement jusqu'à 15 à 20 centigrammes (3 à 4 grains) dans la même quantité de véhicule. *P. H. N.*

sulfurés brun et orangé, ainsi que le tartrate de potasse et d'antimoine. On n'emploie presque plus le sulfure d'antimoine. On ne fait point usage en France du phosphate de chaux antimonié (poudre de James) qui a été si usité en Angleterre (1).

Pour que ces composés déterminent une action tonique, il faut les employer en petite quantité, car ils donnent facilement lieu au vomissement et à la purgation. A grande dose, ils peuvent d'ailleurs, et surtout le tartrate de potasse antimonié, déterminer tous les phénomènes de l'empoisonnement avec inflammation.

Sous-hydro-sulfate d'antimoine, et sous-hydro-sulfate d'antimoine sulfuré (hermès minéral et soufre doré d'antimoine).

On peut les employer sous la forme de poudre, de pastilles, de pilules et en suspension dans l'eau.

---

(1) Voici le mode de préparation de ce médicament, d'après le nouveau Codex.

Pr. Sulfure d'antimoine réduit en poudre grossière · } *aa,* parties égales.
Corne de cerf râpée · · · · · · · · · · · · · · · ·

On projette le mélange dans un vase de fer chauffé au rouge, et on agite continuellement jusqu'à ce qu'il ait pris une couleur cendrée. On introduit ensuite la masse refroidie et réduite en poudre dans un creuset luté, recouvert d'un autre creuset renversé, percé d'un petit trou. On brûle la matière dans cet appareil pendant deux heures, en augmentant peu à peu le feu, jusqu'à ce qu'elle soit incandescente. Lorsqu'elle est refroidie, on la réduit en poudre très-fine. Cette poudre est composée de phosphate de chaux et d'oxyde d'antimoine.

Pour les administrer en poudre, on les mêle ordinairement par trituration avec neuf à dix-neuf fois leur poids de sucre. Pour donner à cette poudre la former de pastilles, il suffit d'y ajouter quantité suffisante de mucilage de gomme adragant. On leur donne la forme de pilules en les triturant avec le double de leur poids d'une poudre inerte, et quantité suffisante de miel ou de sirop. Chaque paquet de poudre, chaque pastille et chaque pilule doivent en contenir une quantité déterminée, par exemple, un à 2 centigrammes ($\frac{1}{5}$ à $\frac{2}{5}$ de grain). On ne peut administrer ces oxydes en solution dans l'eau, car ils sont insolubles. Pour les administrer en suspension aqueuse, on les triture avec vingt parties de sucre blanc, une demi-partie de poudre de gomme adragant, et on y ajoute successivement cent parties d'eau; on dépose ce mélange dans une fiole, et on l'agite toutes les fois qu'on en administre une portion.

La dose de ces oxydes est d'un à 2 centigrammes ($\frac{1}{5}$ à $\frac{2}{5}$ de grain); ils déterminent une action tonique notable tant sur l'estomac que sur tout l'organisme. A trop grande dose, par exemple, à celle de 5 ou 10 centigrammes (2 à 4 grains), ils occasionnent fréquemment des nausées et le vomissement : l'oxyde brun en est plus susceptible que l'autre. Ils paraissent secondairement exciter plus particulièrement l'organe pulmonaire, le tissu cutané et les viscères abdominaux.

On les emploie particulièrement dans le cas du catarrhe chronique de l'estomac, dans la troisième période du catarrhe aigu, et dans le catarrhe chro-

nique des bronches; on en fait usage dans la coqueluche, dans les maladies chroniques de la peau, dans
celles des viscères abdominaux, dans les paralysies,
le rhumatisme chronique; on les fait prendre en petite
quantité à-la-fois, et on en suspend l'emploi dès qu'ils
déterminent le vomissement; quelquefois on favorise les nausées. L'oxyde brun est plus constant dans
sa composition : c'est aussi celui qu'on emploie le
plus ordinairement.

Tartrate de potasse et d'antimoine (tartre stibié).

On peut l'administrer sous la forme de poudre,
de pastilles, de pilules et en solution aqueuse. Pour
lui donner la forme pulvérulente, on peut l'étendre
dans dix-neuf fois son poids de sucre en poudre. On
peut donner à ce mélange la forme de pastilles à
l'aide de quantité suffisante de mucilage de gomme
adragant. On donne au tartrate de potasse antimonié
la forme de pilules à l'aide du double de son poids
d'un mélange composé de partie égale de sucre et
de mie de pain, et avec quantité suffisante d'eau distillée; on peut d'ailleurs donner la forme de pilules
à la masse pastillaire. Pour avoir ce sel à l'état liquide,
on a recours à l'eau distillée, ou au moins à l'eau de
rivière : il en exige quatre-vingts fois son poids à froid
et quarante à chaud; néanmoins on emploie l'eau
ordinairement dans des proportions plus grandes; par
exemple, mille parties d'eau distillée sucrée pour
une de ce sel; de cette manière, chaque centilitre
(3 gros) en contient un centigramme ($\frac{1}{5}$ de grain).
On peut convertir ce solutum à l'état sirupeux; il
suffit de dissoudre le tartrate de potasse antimonié

dans quarante fois son poids d'eau chaude, et de le mêler aussitôt avec neuf cent soixante fois son poids de sirop ordinaire.

La dose du tartrate de potasse et d'antimoine, comme tonique, est d'un à deux centigrammes ($\frac{1}{5}$ à $\frac{2}{5}$ de grain). Ainsi administré, il excite l'action de l'estomac, il y détermine un sentiment de chaleur, et augmente la température générale, la fréquence du pouls, la transpiration et la sécrétion urinaire. Beaucoup d'individus éprouvent par cette dose des nausées et même des vomissemens. On sait que ce sel provoque le vomissement à la dose de 5 centigrammes (1 grain). Pour diminuer la tendance qu'il a à produire cet effet, on l'unit fréquemment avec partie égale d'opium : on a observé qu'il agit alors plus particulièrement sur l'organe cutané. Il serait possible qu'en l'unissant avec un peu de poudre de colombo, on s'opposât entièrement à l'action vomitive qu'il peut exercer à la dose indiquée. A grande dose ou trop concentré, ce sel peut enflammer la surface muqueuse du conduit alimentaire. Dans le cas où son administration imprudente aurait déterminé les accidens de l'empoisonnement, il faudrait aussitôt recourir à l'emploi de l'eau tiède prise en quantité suffisante pour provoquer le vomissement, puis administrer des boissons mucilagineuses, gélatineuses, du lait étendu d'eau, etc. Le quinquina ne pourrait agir comme antidote qu'au moment même où les accidens viennent de se déclarer ; il ajoute d'ailleurs à l'irritation déjà existante.

On emploie le tartrate de potasse et d'antimoine

comme tonique dans les mêmes cas que les oxydes précédens.

Sulfure d'antimoine (antimoine cru).

Ce composé antimonial est maintenant presque entièrement abandonné. On l'administre sous la forme de bols ou de pastilles. On prépare les bols à l'aide de quantité suffisante de miel et d'un peu de poudre de gomme arabique. Pour préparer les pastilles, on prend partie égale ou le double de sucre et quantité suffisante de mucilage de gomme adragant; on y ajoute fréquemment une poudre aromatique; par exemple, celle de cannelle. On n'emploie pas le sulfure d'antimoine en suspension dans l'eau, à cause de sa pesanteur et de la grande dose à laquelle il faut l'administrer.

La dose du sulfure d'antimoine est ordinairement d'un demi-gramme, d'un à quatre grammes (9, 18 grains à un gros). Son action excitante, tant locale que générale, est peu évidente; néanmoins il détermine quelquefois le vomissement, des coliques et la purgation. Cullen en a souvent administré quatre grammes (un gros) une ou deux fois par jour et pendant plusieurs semaines de suite, sans qu'il ait observé d'autres effets évidens qu'une légère nausée et le vomissement. On l'emploie dans les mêmes cas que les autres composés antimoniaux.

COMPOSÉS ARSENICAUX.

La prudence des médecins français a banni l'emploi des composés arsenicaux; et si quelques-uns d'entre eux en ont proposé l'usage, leur exemple n'a pas été suivi. Il n'en est pas de même des médecins anglais; ils emploient l'oxide d'arsenic, l'arsenite de potasse, le tartrate de potasse arséniqué, etc.

Je passe ces moyens sous silence jusqu'à ce que l'expérience nous ait appris le degré d'utilité que nous pouvons en attendre (1). Dans le cas d'empoi-

---

(1) Depuis la publication de la première édition de cet ouvrage, les préparations arsenicales ont été employées en France avec succès dans le traitement des fièvres intermittentes. Les uns ont particulièrement fait usage de la solution minérale de Fowler, les autres de l'arséniate de soude. Pour faire la solution minérale de Fowler, on prend 64 grains d'arsenic blanc (oxyde d'arsenic) réduit en poudre, autant d'alcali fixe végétal (potasse) purifié, et une demi-livre d'eau distillée; on fait bouillir lentement dans un matras, à la chaleur du bain de sable, jusqu'à ce que l'arsenic soit entièrement dissous. On ajoute à la solution refroidie une demi-once d'esprit de lavande composé, et une quantité suffisante d'eau distillée, pour que la totalité du liquide fasse une livre. On donne depuis 10 jusqu'à 20 gouttes de cette solution, trois fois par jour, sans avoir égard aux heures des paroxysmes. On étend chaque dose dans une demi-tasse d'un véhicule approprié. L'arséniate de soude s'administre aussi en solution dans l'eau et sous la forme de pilules, et dans l'un et l'autre cas, on ne commence à la donner qu'à la dose d'un sixième ou d'un huitième de grain, que l'on renouvelle deux ou trois fois le jour. On peut, en y allant avec précaution, élever la dose jusqu'à un grain.

Des praticiens assurent qu'il suffit ordinairement de donner une de ces préparations pendant quelques jours pour arrêter la fièvre. On suspend alors son usage pendant environ quarante-huit heures, et on y revient ensuite pendant quelques jours pour prévenir la rechute. S'il survenait des accidens, comme des vomissemens, des coliques, etc., on diminuerait la dose ou on suspendrait le traitement. *P. H. N.*

sonnement déterminé par l'usage imprudent des composés arsenicaux, et surtout de l'oxyde d'arsenic et de ses composés salins, il faut aussitôt recourir à l'eau tiède, et la prendre en quantité suffisante pour provoquer le vomissement; puis on administre des boissons mucilagineuses, gélatineuses, le lait étendu du double ou du quadruple de son poids d'eau. M. Casimir Renault a démontré que les sulfures hydrogénés sont insuffisans, et que le gaz hydrogène sulfuré ne peut convenir qu'autant que l'oxyde d'arsenic est à l'état liquide; il faut en outre l'administrer immédiatement après que ce dernier a été pris. On peut porter un jugement analogue de l'eau savonneuse dont M. Hahnemann conseille de faire avaler un verre toutes les trois ou quatre minutes.

COMPOSÉS D'ARGENT.

Les médecins anglais font quelquefois usage du nitrate d'argent. On sait quelle précaution exige l'administration de ce sel. Comme il n'est pas usité en France, et que ses avantages sur les autres excitans connus ne sont pas assez démontrés, je crois devoir le passer sous silence (1).

----

(1) C'est dans les maladies convulsives, et notamment dans l'épilepsie, l'hystérie et la danse de Saint-Guy, que ce sel est employé en Angleterre et en Allemagne. Il a aussi été essayé en France, et les succès ont été rares. Parmi un grand nombre d'épileptiques auxquels je l'ai administré, je n'en compte jusqu'à présent qu'un seul chez lequel ce remède paraît avoir agi avec efficacité; car il y a à présent dix-huit mois que les accès sont supprimés. On commence par la dose d'un centigramme

  PHARMACOPÉE

COMPOSÉS DE BISMUTH.

MM. Odier et Reil ont particulièrement accrédité l'usage du nitrate sursaturé de bismuth (magistère de bismuth). On l'administre en poudre sous la forme de pastilles et sous celle de pilules. On l'étend dans du sucre pour l'administrer à l'état pulvérulent. On convertit ce mélange à l'état de pastilles, à l'aide de quantité suffisante de mucilage de gomme adragant. Pour lui donner la forme pilulaire, on le traite avec une poudre inerte et quantité suffisante de sirop ou de miel. On ne l'emploie pas ordinairement en suspension. On ne peut pas l'administrer en solution, car il est insoluble. Sa dose est de 2 à 30 centigrammes ($\frac{1}{2}$ grain à 6 grains) et plus; on la renouvelle plusieurs fois dans la journée (1).

Le nitrate sursaturé de bismuth a quelquefois occasionné l'anxiété; il provoque une légère diarrhée ou la constipation. Il reste encore une suite de recherches à faire sur ses effets immédiats. M. Odier l'a particulièrement employé dans les lésions de la sensibilité animale, de la contractilité animale et orga-

---

$\frac{1}{3}$ de grain) trois fois par jour, et on augmente progressivement chaque dose jusqu'à 10 centigrammes (2 grains) et plus. On le donne étendu dans environ quinze fois son poids d'une poudre inerte, et on peut convertir ce mélange à l'état de pilules qui contiennent chacune une quantité déterminée de nitrate d'argent. *P. H. N.*

(1) M. Laennec, qui l'a souvent administré, en a donné un scrupule (1,30 grammes) à chaque dose sans inconvénient.

P. H. N.

nique sensible. Nous devons suspendre notre jugement jusqu'à ce que ce moyen ait été employé par
un plus grand nombre de médecins, et qu'on ait pu
déterminer quels avantages il a sur les autres moyens
connus.

Ipécacuanha.

On emploie particulièrement sous ce nom les racines de psychotria émétique (*psychotria emetica*,
de Mutis), et de calicocca ipécacuanha (*calicocca
ipecacuanha*, Gomez et Brotaro). Je ne parle pas
ici des autres racines qu'on désigne quelquefois sous
la même dénomination, et qui appartiennent aux
violettes, aux apocynées, aux euphorbes, etc.

On peut administrer l'ipécacuanha en substance,
et faire usage du produit de sa solution partielle
dans l'eau et dans l'alcool. Dans le premier cas, on
peut l'administrer à l'état pulvérulent et étendu dans
du sucre, par exemple, dans dix-neuf ou quarante-
neuf fois son poids. On peut convertir ce mélange
à l'état de pastilles, à l'aide de quantité suffisante de
mucilage de gomme adragant. On peut donner la
forme pilulaire à la poudre d'ipécacuanha, à l'aide
de quantité suffisante de sirop ou de miel. Chaque
paquet de poudre, chaque pastille et chaque pilule
doivent contenir une quantité déterminée de ce
corps, par exemple, un à deux centigrammes
($\frac{1}{5}$ à $\frac{2}{5}$ de grain) : c'est la dose de l'ipécacuanha en
substance ; on la renouvelle à des intervalles plus
ou moins longs.

On peut aussi employer le produit de la solution
partielle de l'ipécacuanha dans l'eau ; on fait à cet

effet infuser, à vaisseau clos, cinq à dix parties de cette racine coupée menu dans cent parties d'eau. On peut convertir cette infusion à l'état sirupeux; il suffit d'y faire dissoudre, au bain-marie, le double de son poids de sucre pulvérisé. On administre cette infusion et ce sirop par cuillerées, qu'on renouvelle à des distances plus ou moins éloignées. On peut aussi faire macérer l'ipécacuanha dans l'alcool à 10° + o. Les proportions sont d'une à quatre parties sur cent d'alcool; on entretient la macération ou la digestion jusqu'à ce que ce liquide ait enlevé tout ce que cette racine contient de soluble. Si on ne fait durer la macération que pendant six à douze heures, on double alors les proportions de la racine. On peut aromatiser cet alcool, et l'administrer à l'état de ratafiat, ou étendu dans du vin. On se sert ordinairement de cannelle ou de badiane anisée pour l'aromatiser, et on emploie le sucre dans les proportions de o,1 à o,5; on l'administre par cuillerées.

Les médicamens préparés avec l'ipécacuanha déterminent l'excitation tonique, pourvu qu'on les administre graduellement et à petite dose; sans cela, ils occasionnent des nausées, le vomissement et quelquefois la purgation; ils perdent ces dernières propriétés par le séjour prolongé à l'air, et surtout à la chaleur : peut-être cessent-ils aussi alors de produire l'excitation tonique. L'écorce paraît jouir de ces propriétés à un plus haut degré que le corps ligneux; celui-ci n'en est cependant pas dépourvu, ainsi que le prouvent les expériences de Lassone fils et de Cornette.

On emploie les préparations d'ipécacuanha parti-

culièrement pour exciter le ton de l'estomac, surtout dans le catarrhe chronique de cet organe, dans
celui de l'intestin ; pour agir secondairement dans la
troisième période du catarrhe aigu , et dans le catarrhe chronique des bronches , etc. Il est souvent
utile , dans ces différens cas , de favoriser leur action
nauséeuse.

Gaïac officinal (guajacum officinale, L.).

On peut employer le bois de gaïac officinal et son
extracto-résine.

Bois. On emploie particulièrement sa décoction
aqueuse saturée et son extrait aqueux par décoction.
Pour préparer le premier , on fait bouillir cent cinquante parties d'eau sur cinq à dix parties de ce bois
râpé ; on entretient l'ébullition jusqu'à ce qu'il ne
reste que cent parties de liquide ; on édulcore convenablement. On administre ce liquide par verres,
à des intervalles variés. On peut le convertir à l'état
sirupeux, en y dissolvant partie égale de sucre en
poudre ; mais on emploie à cet égard une décoction
très-saturée : telle est celle qui est préparée avec deux
parties de gaïac sur dix parties d'eau. Pour préparer
l'extrait, on évapore la décoction à siccité ; cet extrait équivaut à 0,1 à 0,3 du bois ; on l'administre
sous la forme de bols ou en solution aqueuse : sa
dose est d'un demi, d'un à plusieurs grammes (9, 18
à 36 grains et plus).

Extracto-résine (résine ou *gomme).* On peut
l'administrer en pilules, en électuaire , en suspension aqueuse et en solution alcoolique. Pour l'administrer en pilules, on la triture et on la mêle avec

partie égale de poudre inerte et quantité suffisante de sirop ou de miel. Pour l'avoir à l'état de suspension aqueuse, on la réduit en poudre fine, on la mêle avec vingt parties de sucre, une demi-partie de poudre de gomme adragant, et on y ajoute successivement cent parties d'eau : cette suspension exige qu'on l'agite toutes les fois qu'on veut en administrer une portion. Si on veut dissoudre cette extracto-résine dans l'alcool, on emploie ordinairement de l'alcool à 10°+0; les proportions sont de quatre parties sur cent parties de ce liquide. Les pharmacopées d'Edimbourg et de Berlin emploient aussi l'alcool ammoniacal pour dissoudre l'extracto-résine de gaïac. Les proportions du code de Prusse sont de quatorze parties sur cent parties d'alcool ammoniacal; sa dose est d'un à 5 grammes (18 grains à 4 scrupules); on l'administre convenablement étendu. Si on triture, ou si on fait chauffer cette extracto-résine avec de l'eau, on obtient un liquide extractif très-analogue à celui qui est le produit de la décoction du bois de gaïac.

La dose de l'extracto-résine de gaïac est d'un demi-gramme, d'un gramme (9 , 18 grains) et plus.

L'action excitante de la décoction et de l'extrait de bois de gaïac, ainsi que de l'extracto-résine, est très-marquée; elle est locale et générale. Ces médicamens produisent de l'irritation dans la gorge et un sentiment de chaleur dans l'estomac; ils accélèrent le pouls, augmentent la température générale, la transpiration cutanée, la sécrétion urinaire, la sécrétion muqueuse, etc. : un à deux grammes d'extracto-résine excitent ordinairement quelques selles. On a vu l'emploi de ces moyens occasionner des dou-

leurs vagues, la céphalalgie, des hémorrhagies variées, etc.

Il paraît que l'extractif du bois et de l'extracto-
résine est dépositaire des propriétés que je viens
d'exposer; en effet, la décoction aqueuse ne contient point ou presque point de résine; la solution
aqueuse de l'extracto-résine a une saveur âcre; la
résine qui reste est insipide, et ne produit aucun
des effets dont il s'agit ici : tels ont au moins
été les résultats que m'ont fournis les expériences
cliniques que j'ai tentées. Ils sont contraires à l'opinion de Cullen.

On emploie les médicamens préparés avec le gaïac
particulièrement dans les maladies chroniques des
viscères abdominaux, des membranes muqueuses,
de l'organe cutané, du système musculaire, etc.
Cullen les a vus suspendre des attaques de goutte
chez des individus qui en continuaient l'usage pendant long-temps, et les renouvelaient tous les jours;
mais il ne les a pas vus en prévenir le retour. Les observations médicales prouvent que ces moyens ont
souvent suffi pour détruire des affections syphilitiques, surtout celles qui sont invétérées, qui ont résisté aux mercuriaux, et dont les symptômes se manifestent plus particulièrement à la peau et dans les
os; mais il faut les employer en grande quantité,
très-saturés, et continuer leur usage pendant quelque temps après la disparition apparente des symptômes syphilitiques.

Ecorce de bois gentil (daphne mezereum , L.).

On emploie particulièrement sa décoction et son extrait aqueux. Pour préparer la première, on fait bouillir cent cinquante parties d'eau sur deux parties de cette écorce coupée menu ; on entretient l'ébullition jusqu'à ce qu'il ne reste que cent parties de liquide ; on l'administre par verres à des intervalles variés. On prépare l'extrait aqueux en évaporant la décoction aqueuse jusqu'à siccité ; il est à l'écorce dans la proportion de 0,2 ; on l'administre sous la forme de bols ; sa dose est de 25 centigrammes , d'un demi-gramme à un gramme ($4\frac{1}{2}$, 9 à 18 grains) et plus. La macération alcoolique n'est point usitée.

Ces médicamens, convenablement administrés, excitent l'action de l'estomac ; ils relèvent sa température ; ils peuvent facilement occasionner le malaise, le vomissement , la diarrhée , etc. ; ils augmentent la fréquence du pouls , la chaleur générale, la transpiration , etc. On les emploie dans les mêmes cas que le gaïac, etc.

La plupart des végétaux qui, à une certaine dose, sont susceptibles d'irriter fortement , peuvent, lorsqu'on les administre à très-petite dose, et qu'on les étend suffisamment , déterminer les mêmes effets que les corps précédens : tels sont les racines d'hellébore noir (*helleborus niger* , L.), d'hellébore blanc (*veratrum album* , L.), d'asarum (*asarum europæum* , L.), les feuilles de sumac traçant ou vénéneux (*rus radicans vel toxicodendron* , L.), l'agaric moucheté (*agaricus muscarius* , L.) , l'agaric poivré (*agaricus piperatus* , L.), l'agaric délicieux (*agari-*

cus deliciosus, L.), les fruits de coloquinte (*cucumis colocynthis*, L.), l'herbe d'anémone des prés (*anemone pratensis*, L.), les feuilles de gratiole officinale (*gratiola officinalis*, L.), etc. , etc.

On fait spécialement usage de leur poudre ou de leur extrait : on commence par les administrer à la dose d'un à 2 centigrammes ($\frac{1}{5}$ à $\frac{2}{5}$ de grain); on renouvelle cette dose à des intervalles plus ou moins grands, et on l'augmente progressivement.

Leurs effets immédiats sont très-analogues à ceux que produit le gaïac, etc. Si on n'apporte pas beaucoup de prudence dans leur administration, ils peuvent occasionner le vomissement, la purgation, l'inflammation de la membrane muqueuse du conduit alimentaire, et tous les phénomènes de l'empoisonnement.

On les emploie dans la plupart des cas que j'ai déjà plusieurs fois indiqués, par exemple, dans les affections lentes des viscères abdominaux, du système lymphatique, des membranes muqueuses, de l'organe cutané, des os, des muscles, etc. On en fait quelquefois usage dans les affections syphilitiques invétérées ; on les administre dans beaucoup de cas de névroses, surtout dans celles qui sont entretenues par des affections lentes des viscères abdominaux.

Corps qui n'exercent d'action tonique évidente que lorsqu'ils sont très-concentrés.

Il est un grand nombre de corps insipides et inodores qu'on serait tenté de regarder comme absolument dépourvus d'action médicale : cependant les

I. 31

observations et les expériences cliniques paraissent démontrer qu'ils exercent une excitation tonique notable lorsqu'ils sont convenablement concentrés.

Ce mode d'excitation ne paraît pas consister dans la mise en jeu de la contractilité insensible ; il est caractérisé par l'augmentation légère de la chaleur animale, de la fréquence du pouls, de la sécrétion urinaire, et de la transpiration cutanée. Ce mode d'action paraît se rapprocher de celui qui est occasionné par les corps qui sont susceptibles d'enflammer et qu'on a convenablemer.t étendus; mais il est moins susceptible de porter atteinte à la nutrition générale. L'emploi continué de ce genre de moyens fatigue facilement l'estomac.

C'est principalement parmi les végétaux qu'on choisit les substances propres à déterminer ce mode d'excitation. On emploie particulièrement les tiges de salsepareille (*smilax sarsaparilla*, L.), la racine de squine (*smilax china*, L.), celle de carex des sables (*carex arenaria*, L.), de bardane officinale (*arctium lappa*, L.), le bois d'astragale sans tige (*astragalus escapus*, L.), les feuilles et la racine de buis vert (*buxus sempervirens*, L.), le roseau à quenouilles ou canne de Provence (*arundo donax*, L.), le roseau à balais (*arundo phragmites*, L.), la racine de saponaire officinale (*saponaria officinalis*, L.), celle de rumex aigu (*rumex acutus*, L.), de patience (*rumex patientia*, L.), etc., etc.

On peut y ranger plusieurs décoctions et extraits aqueux de plantes qui doivent leur odeur et leur saveur à une huile volatile, laquelle a été entièrement dégagée par l'évaporation.

On administre ces végétaux à l'état de décoction
et d'extrait aqueux ; on évapore la décoction aqueuse
de manière qu'elle soit convenablement saturée :
c'est ainsi qu'on prend cinq à dix parties de ces substances végétales coupées menu, pour cent cinquante
à deux cents parties d'eau ; et on réduit à cent
parties par l'évaporation. Lorsqu'on veut extraire
tout ce que le végétal contient de soluble, on décante
l'eau à mesure qu'elle est saturée ; on en verse de
nouvelle sur le résidu jusqu'à ce qu'il cesse de colorer l'eau ; on évapore ensuite tout ce liquide jusqu'à
un certain degré. Lorsqu'on veut convertir ces décoctions à l'état sirupeux (ex. , celui de salsepareille),
il faut augmenter du double au moins leur degré de
saturation ; on les aromatise convenablement ; on y
fait dissoudre partie égale de sucre ; on clarifie, et
on évapore à consistance convenable. On peut,
dans la plupart des cas, se servir de leur extrait
aqueux ; on l'administre sous la forme de bols, ou
en solution dans le moins d'eau possible.

On a recours à ces médicamens dans les affections
lentes des viscères abdominaux, de la peau, du système lymphatique, dans la syphilis invétérée, surtout dans celle qui affecte l'organe cutané et le système osseux.

Je ne vais exposer que les substances le plus fréquemment employées.

Tiges de salsepareille (smilax sarsaparilla, L.).

Elles sont fréquemment altérées ; on se sert particulièrement de leur décoction aqueuse saturée ; on
la prépare dans les proportions que je viens d'établir ;

on en compose aussi un sirop. Le sirop de Cuisinier est fait en grande partie avec la décoction de ce végétal. On l'emploie particulièrement dans les maladies syphilitiques.

Rien n'est plus varié que les opinions des médecins relativement à l'influence que ce médicament peut exercer sur la marche de la syphilis.

Racine d'esquine (smilax china, L.).

On convient généralement de la nullité de son action secondaire.

Racine de carex des sables (carex arenaria, L.).

Des médecins allemands l'emploient de la même manière, à la même dose et dans les mêmes cas que la salsepareille. Lorsqu'ils ne peuvent se la procurer, ils la remplacent par le carex distique (*carex disticha*), et par le carex velu (*carex hirta*, L.). Ils assurent que leurs effets secondaires sont les mêmes que ceux de la salsepareille. Je n'ai aucun fait positif à cet égard.

Racine de bardane officinale (arctium lappa, L.).

On administre sa décoction aqueuse; ses effets secondaires ne présentent rien de particulier; on l'emploie particulièrement dans la gale et dans quelques autres maladies cutanées plus ou moins analogues. Il est difficile d'indiquer quel est son degré d'utilité.

Racines de rumex aigu (rumex acutus , L.), de patience (rumex patientia, L.).

Mêmes réflexions que pour la racine précédente.

Je ne pourrais rien dire de positif sur l'utilité des autres racines que j'ai indiquées plus haut : aussi crois-je devoir m'abstenir d'en parler plus amplement.

RÉSUMÉ.

Nous venons d'examiner successivement la plus grande partie des moyens qu'on met en contact avec la surface muqueuse de l'estomac et de l'intestin grêle, dans l'intention d'opérer une excitation tonique, locale ou générale. Nous avons étudié les particularités que chacun d'eux présente dans son action. Nous avons vu que la surface muqueuse des voies alimentaires ne paraît servir quelquefois que de voie d'absorption ; les effets locaux sont au moins alors si peu perceptibles à nos sens, ou bien ils sont si légers comparativement aux effets généraux et secondaires qui se manifestent, qu'ils ne paraissent point en être la cause : il est des cas dans lesquels on les provoque seulement pour pouvoir être assuré que les moyens qu'on emploie ne sont pas inertes. Il ne s'agit ici que des effets locaux évidens. Nous allons, d'après cela, résumer quelles sont les différentes espèces d'excitation tonique de l'estomac qu'on peut déterminer, selon les moyens qu'on emploie, et selon la manière dont on les administre.

Excitation tonique de l'estomac et de l'intestin grêle sans phénomènes généraux évidens.

Cette médication peut présenter des différences notables, 1° quant à la promptitude avec laquelle elle se manifeste; 2° quant à sa durée; 3° quant aux phénomènes particuliers qui la caractérisent. On y a recours toutes les fois qu'il est inutile ou dangereux d'opérer une excitation générale.

Excitation tonique lente. Pour la produire, on emploie particulièrement les amers, les substances astringentes très-étendues, les oxydes et le carbonate de fer, etc. On ne les aromatise qu'autant qu'il le faut pour les rendre plus faciles à supporter.

Excitation tonique prompte. On emploie spécialement, pour la déterminer, l'alcool, le vin, les huiles volatiles couvenablement étendues, et les susbtances végétales qui les contiennent, surtout l'écorce de cannelle, les gérofles, le café, etc.

Excitation tonique prompte, intense et durable. On réunit les amers, les substances astringentes, les oxydes et le carbonate de fer avec l'alcool, les huiles volatiles, l'éther, etc. Pour obtenir cet effet, on emploie particulièrement les alcools et les vins aromatiques, acides, acerbes, amers, ferrugineux, etc.

Excitation tonique avec astriction notable. Pour la produire, on emploie l'acide sulfurique, l'acide acétique, le vinaigre, le suc de coing, de verjus, l'alun, le sulfate de fer, le cachou, la racine de tormentille, de bistorte, ou l'une des autres substances astringentes. On étend ces différentes substances jusqu'à ce qu'elles aient une saveur acerbe

manifeste : or , cela varie selon la susceptibilité individuelle, et selon le degré d'astriction qu'on veut
produire.

*Excitation tonique dans laquelle on veut dimi-
nuer ou supprimer les sécrétions et les exhalations
qui ont lieu à la surface muqueuse du conduit
alimentaire.* On emploie, en général, les substances
dont j'ai fait mention dans le cas précédent. Néanmoins on observe fréquemment qu'elles ne réussis-
sent point, tandis que l'opium produit souvent l'effet
desiré : aussi les unit-on fréquemment à l'opium. Cet
effet est souvent subordonné à la durée de leur application.

*Excitation tonique dans laquelle on veut favori-
ser modérément la sécrétion muqueuse du conduit
alimentaire.* Lorsqu'on veut favoriser la sécrétion
muqueuse de l'estomac, on emploie particulièrement l'ipécacuanha, le tartrate de potasse antimonié,
le bulbe de scille, les oxydes d'antimoine hydro-
sulfurés brun et orangé. On étend ces différentes
substances de manière qu'elles ne puissent pas provoquer de nausées ni de vomissemens, et on les
administre en petite quantité à-la-fois et à de longs
intervalles.

Lorsqu'on veut favoriser la sécrétion muqueuse intestinale, on emploie plus particulièrement les amers
à grande dose, et surtout la rhubarbe, les sels neutres alcalins convenablement étendus et en petite
quantité. On peut aussi unir ces sels avec les amers
et avec les substances astringentes. En général, il
ne s'agit ici que de faciliter la sécrétion muqueuse, et
non de l'augmenter considérablement ; car cet effet

appartient à un autre ordre de médications qui amènent facilement la débilité.

Excitation tonique dans laquelle on ne veut point augmenter la température du conduit alimentaire , mais produire plutôt un sentiment de fraîcheur. On emploie à cet effet les acides, et surtout le sulfurique, l'acétique, le citrique, les sels neutres convenablement étendus : il faut en excepter les muriates et les carbonates alcalins.

Excitation tonique dans laquelle on veut relever la température du conduit alimentaire. On emploie les huiles volatiles , l'alcool , l'éther , les différens médicamens alcooliques et éthérés , les infusions de substances végétales aromatiques , etc.

Excitation tonique de l'estomac et de l'intestin grêle , avec phénomènes d'excitation générale.

On emploie la plupart des moyens que j'ai indiqués dans les cas précédens, mais à plus forte dose et à des distances plus rapprochées ; on les étend aussi dans une moindre quantité d'intermède que lorsqu'on ne veut obtenir qu'un effet local. Il est cependant des substances qui , même à grande dose, ne paraissent pas produire d'excitation générale évidemment intense : tels sont les amers, les substances astringentes, etc. Aussi beaucoup de médecins croient-ils que les changemens qui surviennent alors dans des organes éloignés sont des phénomènes sympathiques de l'action de l'estomac.

Ce mode de médication peut présenter des différences analogues à celles que j'ai indiquées dans le genre précédent ; il peut même en présenter de relatives à quelque système ou appareil d'organes. Je ne vais indiquer que ces dernières.

Excitation plus particulière de la circulation générale. Elle est produite par l'alcool, l'éther, l'opium, les huiles volatiles.

Excitation plus particulière des organes de la respiration. Elle est déterminée par les moyens précédens, et en outre par les acides, surtout par les acides muriatique, acétique, benzoïque; par le soufre, le muriate de baryte, le bulbe de scille, les composés antimoniaux, le muriate de mercure suroxydé.

Excitation plus particulière du système nerveux en général. Cette variété peut aussi bien consister dans la sédation que dans l'excitation. Elle est produite par l'alcool, l'éther, l'opium, les huiles volatiles, la ciguë, la pomme épineuse, la belladone, la jusquiame noire, la morelle noire, le *phellandrium aquaticum*, la digitale pourprée, le safran, l'absinthe, la muscade, le café, l'acide acétique, le carbonique, etc. Quelques-unes de ces substances produisent la sédation ou l'excitation, selon le mode d'administration et l'état individuel; d'autres seulement l'excitation. Parmi celles qui peuvent produire l'un et l'autre effet, toutes ne produisent pas la sédation avec la même facilité : il suffit d'examiner sous ce rapport l'alcool et l'opium.

Excitation plus particulière des sécrétions et des exhalations. La plupart des substances excitantes qui occasionnent une fraîcheur ou qui déterminent un sentiment de chaleur général, favorisent les sécrétions et les exhalations à un degré modéré ; elles produisent un effet analogue sur toutes les fonctions de cet ordre, ou excitent plus particulierement l'une d'entre elles, selon la manière dont on procède à leur administration.

Il est des circonstances locales et générales qui contre-indiquent l'emploi de certains moyens. Tous ceux qui peuvent produire le vomissement et la purgation ne sauraient convenir lorsqu'on doit craindre l'un ou l'autre de ces effets. Il en est de même de ceux qui peuvent enflammer la vessie urinaire (la térébenthine, les baies de genièvre, les cantharides, etc.), lorsqu'il existe déjà une irritation dans les organes urinaires ; c'est pour des raisons analogues que l'opium, le camphre, etc. , peuvent devenir préjudiciables si on doit craindre d'agir sur l'encéphale, etc. Ce n'est qu'avec prudence qu'il faut employer les substances susceptibles d'enflammer et de cautériser : tels sont les acides sulfurique, nitrique, muriatique, les alcalis fixes, l'ammoniaque, le muriate de baryte, le muriate de mercure suroxydé, etc.

Modification générale lente du ton des organes.

Cette modification est connue sous le nom d'*action altérante*. Elle ne tombe pas immédiatement sous les sens ; on ne connaît que les effets qu'elle introduit à la longue dans l'état des organes, ou on la confond avec les changemens qui surviennent dans le cours des maladies. Pour la déterminer, on a recours à des substances susceptibles d'irriter localement, et on les emploie si étendues et à si petite dose, qu'il n'en résulte ni effet local ni effet général évidens ; ou si on cherche à déterminer une action locale, elle doit être légère et seulement suffisante pour faire juger si la substance qu'on emploie est inerte. C'est le plus souvent avec la membrane muqueuse du conduit alimentaire qu'on met ce: substances en contact; néanmoins on les applique aussi quelquefois sur la surface cutanée, etc. On cherche à déterminer cette espèce de modification de ton, dans les maladies chroniques des viscères abdominaux, du système lymphatique, des muscles, de la peau, etc., et dans les affections nerveuses qui paraissent provenir de l'une ou de l'autre de ces maladies. Les substances qu'on emploie plus particulièrement à cet effet sont les alcalis, les acides, les sels alcalins, les oxydes et sels métalliques, tels que ceux d'antimoine, de mercure, de zinc; l'hydrogène sulfuré, l'opium, la ciguë, la digitale pourprée, l'hellébore noir, la coloquinte, les racines de bardane officinale, de patience, etc. On suit, pour leur préparation et leur administration, les règles que j'ai indiquées plus haut.

FIN DU TOME PREMIER.

TABLE

Des Matières contenues dans le premier Volume.

SECONDE PARTIE.

Fin de la Table du premier volume.

www.ingramcontent.com/pod-product-compliance
Lightning Source LLC
Chambersburg PA
CBHW051012060726
47593CB00016B/18